心律失常诊治精要

Arrhythmia Essentials

（第 2 版）

心律失常诊治精要

Arrhythmia Essentials

（第 2 版）

原　　著　**Brian Olshansky**

Mina K. Chung

Steven M. Pogwizd

Nora Goldschlager

主　　译　吴立群　凌天佑

译者名单（按姓名汉语拼音排序）

包阳扬　胡文瑛　黄尚玮

李晶晶　林长坚　庞　暘

卫　越　叶佳雯　周　建

北京大学医学出版社

XINLÜ SHICHANG ZHENZHI JINGYAO (DI ER BAN)
图书在版编目（CIP）数据

心律失常诊治精要：第2版/吴立群，凌天佑主译. —北京：北京大学医学出版社，2018.12

书名原文：Arrhythmia Essentials
(second edition)

ISBN 978-7-5659-1920-6

Ⅰ. ①心… Ⅱ. ①吴… Ⅲ. ①心律失常—诊疗 Ⅳ. ①R541.7

中国版本图书馆 CIP 数据核字（2018）第275100号

北京市版权局著作权合同登记号：图字：01-2017-8728
ELSEVIER
Elsevier (Singapore) Pte Ltd.
3 Killiney Road, #08-01 Winsland House I, Singapore 239519
Tel: (65) 6349-0200; Fax: (65) 6733-1817

心律失常诊治精要（第2版）

主　　译：吴立群　凌天佑
出版发行：北京大学医学出版社
地　　址：（100191）北京市海淀区学院路38号　北京大学医学部院内
电　　话：发行部 010-82802230；图书邮购 010-82802495
网　　址：http://www.pumpress.com.cn
E - mail：booksale@bjmu.edu.cn
印　　刷：中煤（北京）印务有限公司
经　　销：新华书店
责任编辑：高　瑾　　**责任校对**：靳新强　　**责任印制**：李　啸
开　　本：889mm×1194mm　1/32　**印张**：15.375　**字数**：476千字
版　　次：2018年12月第1版　2018年12月第1次印刷
书　　号：ISBN 978-7-5659-1920-6
定　　价：98.00元

原著者名单

Brian Olshansky, MD
Professor Emeritus of Medicine
University of Iowa Hospitals
Iowa City, Iowa
Cardiac Electrophysiologist
Mercy Hospital, North Iowa
Mason City, Iowa

Mina K. Chung, MD
Professor of Medicine
Cleveland Clinic Lerner College of Medicine
Case Western Reserve University
Cardiac Electrophysiology and Pacing
Department of Cardiovascular Medicine, Heart and Vascular Institute
Department of Molecular Cardiology, Lerner Research Institute
Cleveland Clinic
Cleveland, Ohio

Steven M. Pogwizd, MD
Featheringill Endowed Professor
in Cardiac Arrhythmia Research
Professor of Medicine, Physiology and Biophysics, and
Biomedical Engineering
Director, Center for Cardiovascular Biology
Associate Director, Cardiac Rhythm Management Laboratory
University of Alabama at Birmingham
Birmingham, Alabama

Nora Goldschlager, MD
Professor of Clinical Medicine
University of California, San Francisco
Chief, Clinical Cardiology
Director, Coronary Care Unit
ECG Laboratory and Pacemaker Clinic
San Francisco General Hospital
San Francisco, California

译者前言

随着社会的逐步老龄化，心血管疾病的发病率也逐年攀升，其中心律失常已成为近年来人类死亡的重要原因之一。近年来，我国心律失常诊治领域也取得了长足发展，相关书籍卷帙浩繁，但以系统阐述概念、分类、发生机制及新进展、新成果和新技术等理论层面的专著居多。广大医生需要一本简明扼要、由浅入深、易于携带的心律失常诊治手册，以提高处理心律失常的临床能力。因此，我们精心选择了Brian Olshansky 等主编的 *ARRHYTHMIA ESSENTIALS*（*Second Edition*），翻译为《心律失常诊治精要》一书，与广大医生和同道分享。本书包含了详细注释的心电图，以及系统、实用的诊治策略，并为各类心律失常疾病提供了最新的治疗流程图。我们衷心希望通过阅读本书，能使广大读者的心律失常诊治技术获得更大的提高。

本书在翻译校对的过程中，获得北京大学医学出版社的大力支持，在此表示由衷的感谢。同时要感谢所有参与本书翻译的医生和同道，是他们辛苦及认真的劳动，才使这部优秀的心律失常著作得以在中文版中原汁原味地呈现其价值。

在翻译及校对的过程中，我们力求保持最高的水准，但仍可能存留部分谬误之处，在此恳请读者及时指正并予以谅解。

吴立群
上海交通大学医学院附属瑞金医院

原著序言

我非常欣赏本书，因为它是一批著名的心律失常诊治专家的精心之作。极大的亮点是文中精美而标注清晰的心电图以及系统而又实用的诊断和治疗策略。作者为各类心律失常疾病（包括遗传性心律失常综合征）提供了最新的治疗流程图。

对于繁忙的诊疗此类患者的临床医生以及有兴趣了解这个迅速扩展的医学领域的学生和护士来说，本书便携而有价值。对于经验丰富同时希望获取更多关于心律失常患者管理和治疗的权威性资料的临床医生来说，本书也很有帮助。

Melvin Scheinman，MD，FACC
Professor of Medicine
Walter H. Shorenstein Endowed Chair in Cardiology
Chief of Cardiology Genetics Arrhythmia Program
University of California，San Francisco
San Francisco，California

原著前言

《心律失常诊治精要》是一本全面而实用的手册，为心律失常，包括发生在特定临床环境下的心律失常提供了诊治方法。本书旨在帮助评估和管理几乎所有心律失常和相关症状的患者，并包括可供参考的治疗策略。为此，我们专注于用循序渐进的方法，方便大家使用。本书分为几个章节，内容涵盖窦房结功能，心动过缓，心动过速，心脏传导阻滞，正常和异常起搏器和植入式除颤器功能，以及特殊的心律失常相关主题，如晕厥，心悸，运动员心律失常及其他重要的临床情况。还用了一部分篇幅来总结心律失常的实用治疗药物。第 2 版包括一个关于孕期心律失常管理的全新章节。每章都附有标注清晰的心电图，以及行之有效的流程图来帮助建立一个有条理的心律失常诊断和管理路径。

这是关于心律失常的第一本实用手册，面向所有专业的执业临床医生，在基于目前常用诊治方法的同时，还关注到最新和先进的治疗选择和技术。我们相信读者会时常参考本书，并发现它的引人入胜、简洁、全面而实用特色。衷心希望本书能够出现在临床医生的白大衣口袋里，在病房随时查阅，而不是列于图书馆书架上。

Brian Olshansky，MD

Mina K. Chung，MD

Steven M. Pogwizd，MD

Nora Goldschlager，MD

目　录

第一章
窦房结：正常和异常节律

（叶佳雯　译　凌天佑　校）

正常窦房结

特点

正常窦性心律（NSR）是由电活动引起的心房节律，起始于窦房结——位于右心房和上腔静脉交界处的结构。代表心房去极化（但不是窦房结本身活动）的 NSR P 波在 Ⅰ 和 aVL 导联以及下壁导联（Ⅱ、Ⅲ、aVF）中是直立的，提示由高至低的心房激动模式（图 1.1）。V_1 ～ V_2 导联中的 P 波可以是直立、双相或略微倒置的，而 V_3 ～ V_6 导联中的 P 波一般直立，表示右向左的激动。P 波形态可能随着自主神经张力、心率的变化以及心房异常（如肥大）等而改变。高迷走神经张力可能与窦房结脉冲由较低位置发出相关，而高交感神经张力可能与窦房结脉冲由较高位置发出相关。

临床表现

NSR 时通常心率为 60 ～ 100 次 / 分，尽管 50 次 / 分也是正常的。心率随自主神经张力的变化而变化；休息时，大多数人的心率由迷走神经调节。

具有高迷走神经张力的个体（例如身体状况良好者）可能会存在一种窦性心律失常，这是心率随呼吸而变化的正常节律（图 1.2）。在窦性心律失常中，吸气加快心率而呼气减慢心率。窦性心律失常在睡眠期间和患有阻塞性睡眠呼吸暂停综合征患者中常见，其以心率减慢为主。

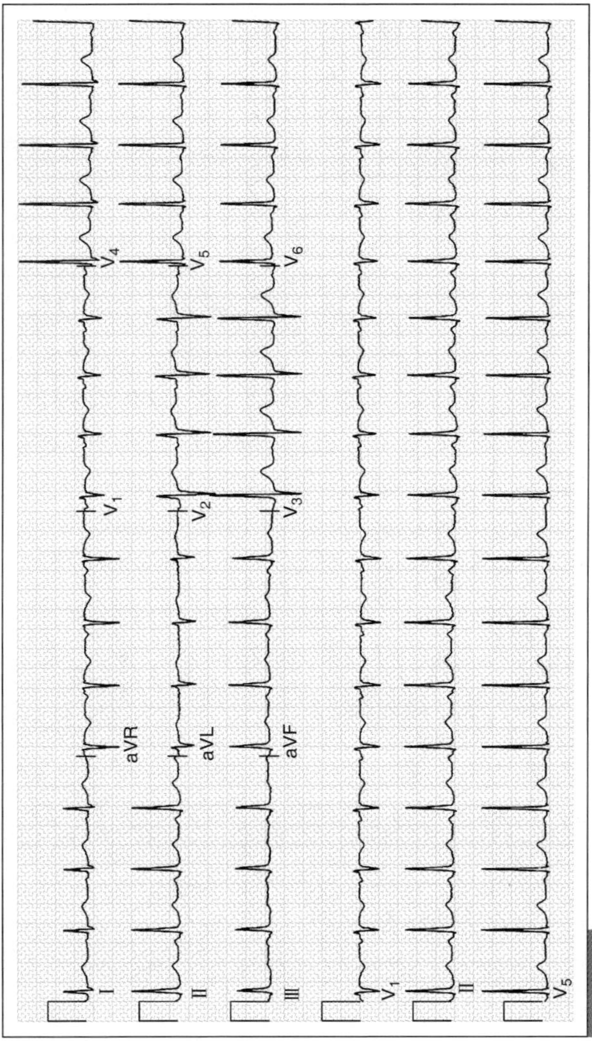

图 1.1 **正常窦性心律。**正常窦性心律的特征是 P 波通常在 Ⅰ、aVL、Ⅱ、Ⅲ、aVF 和 V_3 ～ V_6 导联中直立，心率为 60 ～ 100 次 / 分

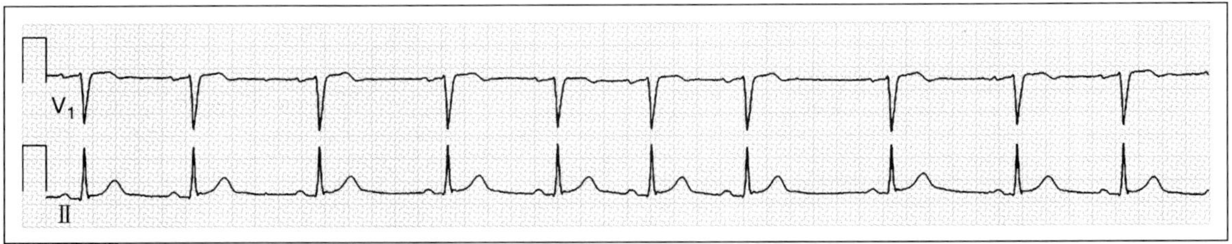

图 1.2

正常窦性心律伴窦性心律失常。 V_1 和Ⅱ导联提示正常窦性心律伴窦性心律失常，其中 PP 间期变化大于 0.16 s。窦性心律失常通常与呼吸周期有关窦性心律失常有各种形式，其中包括非呼吸依赖型，可能提示窦房结功能障碍（SND）。

当房室（AV）传导阻滞引起窦性频率改变时，会出现心室相性窦性心律失常：包含 QRS 波的 PP 间期短于不包含 QRS 波的 PP 间期。

窦性频率的改变可以是渐进或突然的，并可以随着身体位置和运动的变化而发生。相比于身体状况较差或心脏病患者，身体一般状况良好的患者在运动时窦性频率的加快通常更为平缓，而运动结束时窦性频率的减慢更为快速。较高的静息窦性频率与总体死亡风险增加相关。

心房游走节律（WAP）（图 1.3）与高迷走神经张力相关，是一种良性节律。在 WAP 中，窦性心律的起点各不相同，可以是来自窦房结的脉冲，也可以是起源于窦房结后游走至心房低位或后位的窦性脉冲。WAP 在窦性心律失常患者中很常见。WAP 不应与“多源性心房节律”（见图 3.13）混淆。

处理方法

虽然窦性心律通常不需要任何治疗，但是当心率无法根据代谢需求的增加而增加（“变时功能不全”）且出现相应症状时，可能需要永久性心率反应性心脏起搏来适当地加快窦性频率。变时功能不全的定义众多而各异，且关于它的特征还没有普遍共识。

窦房结功能障碍，包括窦性心动过缓和快–慢综合征

特点

窦性心动过缓（SB）（图 1.4）通常定义为频率小于 60 次 / 分

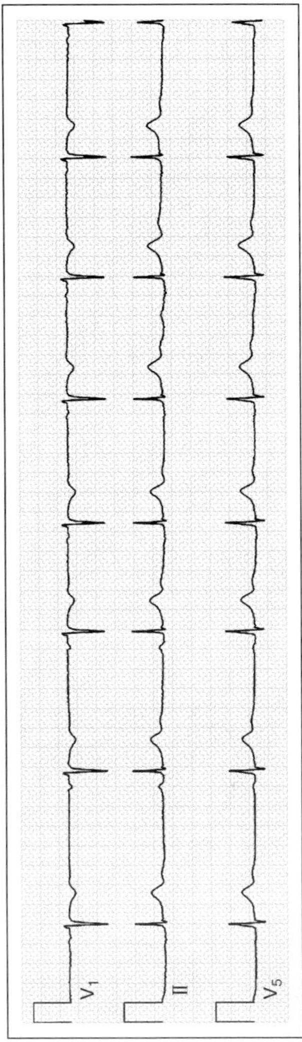

图 1.3 **游走性心房起搏点。** V_1、Ⅱ和 V_5 导联提示游走性心房起搏点。图中至少存在三种 P 波形态

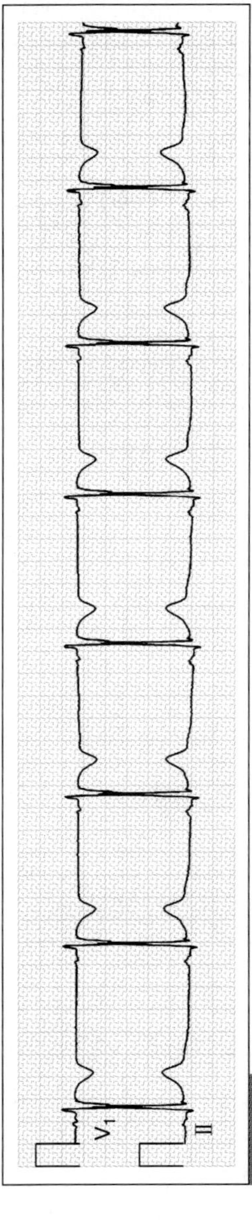

图 1.4 **窦性心动过缓。** Ⅱ导联提示窦性心动过缓，其特征性表现为心率小于60次/分的窦性P波（通常在Ⅱ、Ⅲ、aVF导联中是直立的）

的窦性心律，虽然 50 次 / 分也可能在正常心率范围内。SB 在年轻的健康成年人，特别是在具有高迷走神经张力的运动员中，往往是正常现象。SB 经常在静息和睡眠期间发生。在训练有素的运动员或具有高迷走神经张力的个体中，40 次 / 分或 30 次 / 分的窦性频率并不少见，尤其发生在睡眠期间。SB 可与窄 QRS 波相关，也可与束支传导阻滞（BBB）或室内传导延迟时的宽 QRS 波相关（图 1.5）。

窦性频率往往随着年龄的增长而减慢。窦房结退化所致的窦房结功能障碍（SND）在老年人中更为频发。SND 是一种常见的心律失常，有时也被称为“病态窦房结综合征”，包括窦性停搏、窦性静止、异常的窦性心动过缓、变时功能不全、窦房（SA）传出阻滞、窦房和房室（AV）联合传导异常，以及心动过速-心动过缓（快-慢）综合征（比如，阵发性或持续性房性快速性心律失常后出现一段心动过缓或窦性停搏）（图 1.6）。

病因

SB 通常与窦性心律失常、逸搏节律（交界性及室性）、加速性自主心律（交界性及室性）、房性心律失常、WAP、窦房或房室文氏样周期相关。SB 通常是良性的，但可能与某些症状和疾病相关，包括甲状腺功能减退，迷走神经刺激，颈动脉窦过敏，颅内压升高，心肌梗死（MI），以及某些药物，如 β 受体阻滞剂（包括青光眼用药）、钙通道阻滞剂、胺碘酮、索他洛尔、可乐定、锂剂和拟副交感神经药物。14% ～ 36% 的 MI 有 SB 发生，也可能与房室传导阻滞相关。心动过缓通常不需要长程治疗即可缓解。SB 通常与下后壁心肌梗死相关（由迷走传入神经刺激引起的迷走神经张力增加，称为 Bezold-Jarisch 反射）。临床症状，如神经心源性晕厥和某些特定的节律障碍（如快-慢综合征），可能与症

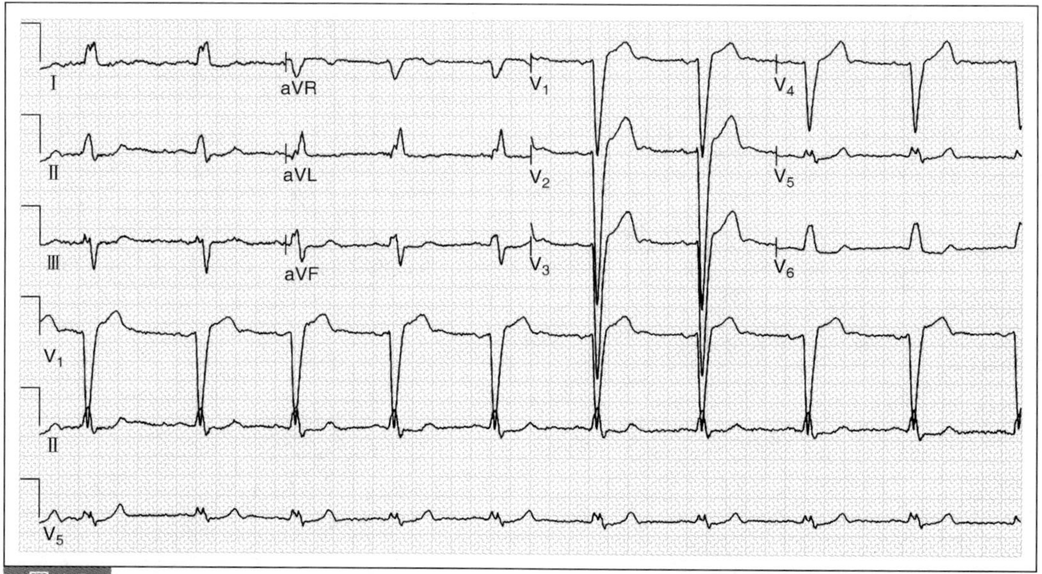

图 1.5

具有宽 QRS 波的窦性心动过缓。虽然 QRS 波通常是窄的（＜ 0.12 s），但 QRS 波可以在束支传导阻滞或室内传导延迟时变宽。该 12 导联心电图带有 V_1、Ⅱ和 V_5 导联的心律条带，提示伴有窦性心律失常（心率为 53 ～ 56 次 / 分）和左束支传导阻滞的窦性心动过缓

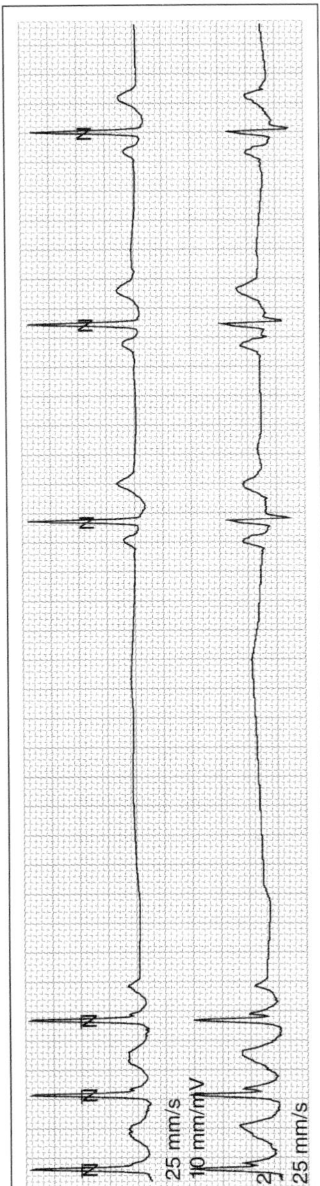

图 1.6

快–慢综合征。显示突然终止的房性快速性心律失常（心房扑动或房性心动过速）。心动过速后出现了一段 3.4 s 的停搏，随后出现窦性心动过缓。心动过速后突然出现心动过缓，是快–慢综合征的特征性表现

状性心动过缓以及心房颤动或扑动时快心室率引起的症状相关；严重的 SB 或窦性静止可以在自发转复之后、窦房结恢复功能之前发生。在房性心律失常中使用减慢房室结传导的药物亦可加重 SB。

临床表现

SB 在绝大多数患者中是无症状性的。如有症状，可能包括疲劳、活动不耐受、心悸、眩晕、头晕、黑矇、晕厥、呼吸困难和心绞痛。SND，包括变时功能不全，可能会减少心排血量或加重心力衰竭，并且可能触发房性心律失常（如心房颤动）和室性心律失常（例如尖端扭转型室性心动过速），或与之相关。血流动力学对于 SB 的耐受性取决于心率（＜ 30 次 / 分的心率通常不能耐受），潜在疾病（心室功能差时耐受性差）和年龄（50 岁以下人群耐受性较好）。快–慢综合征可能表现为房性心律失常时的快速心悸，以及自发转复后停搏时的头晕、眩晕、黑矇和（或）晕厥。SND 和（或）快–慢综合征可由心脏手术引起，尤其与右心房切开术相关。SND 在心脏移植术后相对较为常见，因为供体心房可因缺血及心房吻合术而被损伤。固有心脏的窦房结很少作用于或影响移植心脏的窦性频率。其他造成心脏移植患者发生 SB 和（或）停搏的原因包括药物（罕见）、创伤和排异反应。

处理方法

对于无症状患者，通常不需要评估或治疗。治疗取决于心律失常的性质，且通常用于预防症状。心脏停搏可能危及生命，但更常见的是由于迷走神经兴奋或窦房结功能障碍而引起相应症状。健康年轻人的心脏停搏通常是由于神经心源性反应引起的迷走神经兴奋。老年人或心脏病患者在心脏复律或心动过速后出现停搏反应，往往是由 SND 引起的。因为 SND 可以是亚临床性的，且往往由药物治疗加剧，应尽可能避免使用能够减慢心率的药物。

心率小于 30 次 / 分是进一步评估治疗的指征。SND 引起的症状可能难以评估。运动试验可以帮助区分引起症状的原因（如果先前的运动试验无法显示恰当的心率反应，可以使用临时起搏器协助）。如果怀疑严重的 SND（即与窦房传导阻滞相关的 SB，窦性停搏和窦性静止），但无法通过体格检查、遥测心电监护或心电图（ECG）记录时，则可使用动态心电（Holter）监测仪（灵敏度低）、事件监视器、植入式循环记录仪或电生理测试（灵敏度及特异度低）来进一步评估。

停搏或心动过缓发生的时机很重要。患者在睡眠期间发生 SB 或停搏事件并不罕见。虽然这往往是由于迷走神经张力增高而引起的，但在某些患者中，也可与睡眠呼吸暂停有关。如在患者睡眠期间从遥测或 Holter 监测仪中观察到停搏，应考虑并排除睡眠呼吸暂停。

短期监测可应用于医院急诊。这类监测能够检测到一段时间内的所有心律失常。接诊有症状的疑诊心动过缓患者后，再应用心电监护仪，通常是徒劳的步骤，除非该患者发作极为严重且频繁。因此，一线方法是长期监测，只要这种方法是安全的。外部事件记录器可以记录症状性 SB 的发作，但其效果仍取决于发作频率。由于心律失常发作性质的不同，决定了在某些情况下它们可能难以被捕获；在这些情况下，可连续记录和消除心律（但具有记忆功能）的植入式循环记录仪可能是最佳的选择。这种无线植入器可以自动或手动记录和保存心律片段。

24 h 持续动态监测的 Holter 监测仪可以在记录期间检测所有心律，无论有无症状，因而有助于诊断 SND；然而，有关心律失常与症状发生间的关联信息往往缺如。

电生理检查可用于检测 SND。该检查包括窦房传导时间和窦房结恢复时间的检测。这些检测的灵敏度都极低，且特异性基本未知。因此，电生理检查的效用相对不确定，不常规用于诊断或排除心律失常。

通常不进行自主神经功能检查来确定交感神经和副交感神经兴奋是否是引起心率变化的原因。在怀疑但没有确诊有神经心源性反射的晕厥患者中，倾斜试验可能有助于确诊。倾斜试验的特异度和灵敏度还没有定论，且没有金标准来确诊神经心源性反射及其与 SB 或停搏的关系。该试验预测晕厥原因的准确性取决于试验的过程和患者本身。怀疑因 SND 引起明显停搏的患者，倾斜试验可能有助于鉴别诊断自主神经反射与 SND。

对于近期出现晕厥或严重症状且考虑 SND 的患者，特别是那些有多种合并症、外伤以及高龄患者，需要入院治疗。对于那些症状严重或有重度心动过缓后遗症的患者，则需要紧急治疗（表 1.1 和表 1.2）。

如果没有暂时性（如血管迷走性心动过缓）或可逆性原因，或者是由于药物治疗而引起的 SB，则永久性心脏起搏是治疗症状性 SB（包括变时功能不全）的选择。快-慢综合征的患者可能需要植入永久起搏器以协助其房性心律失常的药物治疗，因为用于快速性房性心律失常治疗的药物可能加剧缓慢性心律失常。

起搏器也适用于心动过缓和血流动力学改变之间有明确关系的特定患者。

心脏手术后，窦房结功能如无法恢复也可能需要永久起搏器。窦房结功能全面恢复需要 5 ～ 6 周的时间，但通常在出院前的术后 5 ～ 7 天就已做出植入起搏器的决策。最好在临时起搏线仍然存在时做决定，以便在必要的情况下植入临时起搏器。

表 1.1

窦房结功能障碍和窦性心动过缓管理

临床情况	治疗
无症状性	• 不需要治疗。睡眠呼吸暂停与窦房结功能障碍之间存在一定关联；一些文献表明，即使在无症状的患者中，永久起搏也可能有益于改善睡眠呼吸暂停 • 诊断并治疗相关的内外科疾病，如甲状腺功能减退 • 如果可以，避免应用减慢心率的药物
症状性——急性	• 治疗可逆原因，如药物原因［β 受体阻滞剂，钙通道阻滞剂和地高辛，抗心律失常药物（索他洛尔、胺碘酮、氟卡胺和普罗帕酮）］，某一种药物可能是病因，但直到问题解决，治疗仍必须持续 • 阿托品每隔 5 min 静脉注射 0.6 ～ 2 mg，最多达 2 mg。低剂量及缓慢输注可能导致窦性心律及房室传导阻滞程度增加，而引起反常性心动过缓。阿托品不适用于心脏移植患者。这只是一个短期解决方案 • 异丙肾上腺素 1 ～ 5 μg/min 有效，但可加重心肌缺血，勿应用于不稳定型冠状动脉疾病患者。异丙肾上腺素很少被提及，只有在极端条件下无条件应用临时起搏器时才考虑使用 • 安装临时起搏器（如果房室传导完整且心动过缓不是由迷走神经张力升高而引起时，优选心房起搏）。当发作不稳定及发作时间延长、持续、症状明显、复发或对急诊药物治疗（如阿托品或异丙肾上腺素）无效，或有与心动过缓相关的室性心律失常（如尖端扭转型室性心动过速）时应当应用临时起搏器。如无条件、无指征应用永久起搏器或存在风险（如存在持续感染）时，则可以使用临时起搏。临时起搏可以通过心外膜导线（心血管手术后）来实现，在透视或非透视下经皮置入临时球囊漂浮导管（不很可靠）或更可靠的临时双极电极导管（有或没有螺纹）。临时起搏器的安装可造成不良事件的发生。只有需要长期起搏，且不具备直接植入永久起搏器

表 1.1

窦房结功能障碍和窦性心动过缓管理（续表）

临床情况	治疗
	指征时（如持续监测的反复晕厥患者发生 5 s 及以上引起或不引起症状的间歇），才考虑安装临时起搏器。如果由于神经心源性因素（如血管迷走性晕厥，抽吸，内窥镜检查，呕吐和咳嗽）等引起停顿间歇延长时，则不适宜安装临时起搏器 • 经皮起搏可以在安装临时起搏器导线之前紧急使用。这是非常不可靠且痛苦的。随着时间的推移经皮起搏并不是很有效，也几乎没有被推荐过。它可以用于由于持续或反复发作的心动过速引起的急性血流动力学不稳定患者。这种方法并不能降低死亡风险，但在安装临时起搏器之前可以偶尔使用。大多数发作性心律失常不归为危及生命的心律失常类别，但长时间和反复心脏停搏应该归入这一类别，尤其是年龄较大和有潜在心脏病的患者。由于大电极和心肌之间的阻抗变化，经皮起搏不稳定；此外，通常需要适当的镇静来预防疼痛
症状性——慢性	• 永久起搏器： • Ⅰ类（ACC/AHA 推荐）适应证：记录到的症状性 SB，包括引起症状的频繁停搏；必须长期使用一定剂量的药物，该药物的使用导致症状性心动过缓，且没有其他替代药物可选；有症状的变时功能不全患者 • Ⅱ a 类（ACC/AHA 采纳，非强制性，得到充分证实）适应证：心率＜ 40 次 / 分的窦房结功能障碍需要药物治疗，即便心动过缓与症状之间的明确联系尚未被证实；不明原因晕厥且电生理（EP）检查中发现窦房结功能障碍为主要异常 • Ⅱ b 类（ACC/AHA 采纳，非强制性，较不完善）适应证：慢性清醒时心率＜ 40 次 / 分的轻微症状患者

表 1.1

窦房结功能障碍和窦性心动过缓管理（续表）

临床情况	治疗
	• 应用临时静脉起搏器，心率＜30 次 / 分引起的严重症状，紧急药物治疗（如阿托品、异丙肾上腺素）无效或与心动过缓相关的室性心律失常（如尖端扭转型室性心动过速）。临时起搏器很少应用于慢性症状性问题，除非出现频繁的症状性暂停或心动过缓反复发作

ACC，美国心脏病学会；AHA，美国心脏协会；SB，窦性心动过缓

表 1.2

特定临床情况下的窦房结功能障碍治疗

临床情况	治疗
MI	• 急性 MI 患者 SB 的常见原因：β 受体阻滞剂、钙通道阻滞剂、胺碘酮、吗啡、利多卡因、慢性抗心律失常药物、疼痛、迷走神经张力增加（特别是下壁 MI）、心房缺血。这些因素往往可逆 • 除症状性 SB 之外，治疗 SB 的其他适应证包括复发或恶化的心肌缺血（ECG 中 ST 段明显变化）、心排血量不足、低血压或心动过缓相关室性心律失常。这些在 MI 后的前 3 ～ 5 天更为常见 • 安装临时起搏器，如症状性 SB（停药后仍发作，包括停用 β 受体阻滞剂），长间歇（反复＞3 s 或偶见＞5 s），低血压，心力衰竭相关症状。永久起搏极少应用。在某些情况下，为了解心动过缓是否可以完全缓解，5 ～ 7 天的等待时间可能不够长。在持续性窦性停搏或心率＜40 次 / 分时，适于植入永久起搏器。运动平板试验可用于确定 MI 后的心肌变时能力

表 1.2

特定临床情况下的窦房结功能障碍治疗（续表）

临床情况	治疗
术前	• 应使用阿托品，尤其是诱导麻醉以及迷走神经张力较高的插管时应用 • SB 在手术中非常常见，因为诸如插管类操作可以增加迷走神经张力。如预期术中低温，则 SB 是可以预见的。不需要干预 • 即使无症状，因 SB 而不能增加心排血量的患者可能需要临时起搏
术后	• SB 是常见的，通常是由于疼痛、阿片类或手术本身的影响，并且通常不需要治疗 • 在血流动力学失代偿的情况下，可以使用 80 ~ 100 次 / 分的临时起搏（如果存在迷走神经因素，最好是以心房起搏但有心室起搏备份）。如果 SB 在术后 3 ~ 5 天内仍无法缓解，则应考虑应用永久起搏器
心脏移植	• 移植后 1 ~ 3 周，包括 SB 在内的 SND 可以缓解并且不需要慢性治疗 • 紧急情况下，异丙肾上腺素是一线治疗，而非阿托品，其在去神经支配的心脏中无效 • 茶碱 150 ~ 200 mg PO bid 可能在亚急性发作中起作用。虽然在短期内有效，但在长期治疗中的疗效并没有被证实 • 10 ~ 20 天后，如果 SND 持续，有症状且没有缓解趋势，可能需要植入永久起搏器来治疗。需应用心房起搏装置以避免损伤三尖瓣（患者可能需要重复活检，会导致起搏电极脱落），但要确保其在移植的供体心房（而不是受体）中牢固，这样才能使得心房起搏波直接传导进心室

bid，每日 2 次；ECG，心电图；MI，心肌梗死；PO，口服；SB，窦性心动过缓；SND，窦房结功能障碍

窦房传导阻滞

特点

窦房传导阻滞指从窦房结传导到心房通路的阻滞。在 ECG 上的表现为 P 波缺失，暂停间歇是基本 PP 间期的倍数。在一度窦房传导阻滞中，窦性脉冲向心房的传导被延迟，但保持 1∶1 的反应；因为窦房结中的脉冲形成在 ECG 上是不可见的，（在心电图上表现）如同窦性心律一样，所以不可能诊断。二度窦房传导阻滞分为Ⅰ型和Ⅱ型（类似于房室传导阻滞）；有些窦性脉冲无法使心房去极化（即间歇性 P 波缺失）。Ⅰ型（Wenckebach 模式）窦房传导阻滞（图 1.7）的特征在于正常 P 波的形态和轴向与窦房结起源一致，并且有成组心搏表现：①逐渐缩短的 PP 间期导致 P 波缺失，②固定的 PR 间期，③ PP 暂停间歇小于正常 PP 间期的 2 倍。

Ⅱ型窦房传导阻滞（图 1.8）的特征在于具有恒定的 PP 间期，随后是正常 PP 间期倍数（如 2 倍、3 倍）的暂停。暂停间歇可能略小于正常 PP 间期的 2 倍，但（误差）通常在 0.1 s 内。三度窦房传导阻滞表明窦房传导完全性阻滞，但不能与窦性停搏区分。

病因

窦房传导阻滞通常与药物治疗（地高辛、钙通道阻滞剂、β 受体阻滞剂），迷走神经刺激，窦房结和心房退行性疾病导致的 SND 或高钾血症相关。其较少出现在心肌梗死后，但可因下后壁 MI 引起迷走神经过度紧张（Bezold-Jarisch 反射）而引起。如果与可逆或短暂的急性原因无关，则窦房传导阻滞可能导致进行性心动过缓。

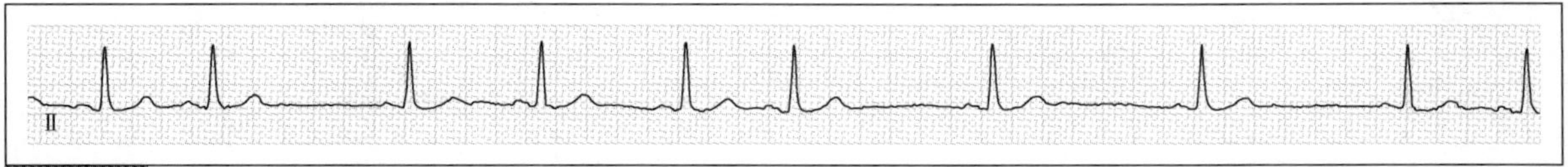

图 1.7

Ⅰ型窦房传导阻滞。Ⅱ导联窦性心律中，PP 间期轻度缩短，此后出现一个暂停，间歇不到基础 PP 间期的 2 倍。在这名窦房结功能障碍患者中提示Ⅰ型窦房传导阻滞

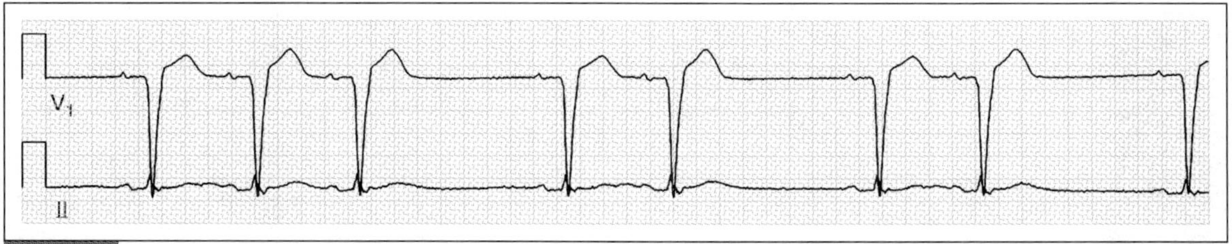

图 1.8

Ⅱ型窦房传导阻滞。V_1 和Ⅱ导联显示窦性心律（心率 67 次 / 分），窦性停搏间歇是基础 PP 间期的 2 倍。同时还伴有左束支传导阻滞

临床表现

窦房传导阻滞可能是无症状的，或因窦性停搏和心律不齐而伴有轻度心悸；然而，大多数症状类似于前文提到的 SB 的临床症状。

处理方法

应对患者进行潜在可逆原因（如药物）的评估，然后进行监测，并应去除任何诱发因素。如无症状，则无需进行治疗，但应保持对进行性心动过缓的紧密随访。仅在有症状以及避免了诱发因素时才需要治疗，有持续症状的患者可能需要心房起搏（表 1.3，流程图 1.1）。

表 1.3

窦房传导阻滞和窦性停搏的治疗

临床情况	治疗
二度Ⅰ型或Ⅱ型窦房传导阻滞	• 如无症状，无需治疗 • 若为症状性心动过缓，对于急性患者，使用阿托品；对于慢性患者（罕见），使用永久单腔频率适应性起搏器或双腔频率适应性起搏器（见窦性心动过缓） • 如果可能，停用诱发本病的药物（如地高辛）。如无法停用，并且出现症状性心动过缓发作，则有永久起搏器植入适应证 • 排除高钾血症
心肌梗死	• 若为症状性心动过缓，对于急性患者，使用阿托品；但需要注意阿托品偶尔会产生升高窦房结发放电刺激频率的作用，使得窦房传导阻滞加重，心房及心室率反常地减慢 • 通常是短暂的。如果暂停时间延长并造成血流动力学紊乱，应用外部起搏器
术前	• 如无症状，无需特殊治疗。可应用外部起搏器 • 如为择期手术且症状没有可逆的原因，在手术前可使

表1.3

窦房传导阻滞和窦性停搏的治疗（续表）

临床情况	治疗
	用心房或双心室［AAI（R）或DDD（R）］起搏器 • 如果急诊手术且有症状，应用阿托品，并确保应用临时外部或经静脉心内膜起搏器的可行性 • 由于插管、放置Foley导管等操作引起的迷走神经刺激，可能会加重传导阻滞，但可能对阿托品反应良好
术后	• 通常不需要干预，但如果出现症状或低血压，则需要临时起搏

窦性停搏/静止

特点

窦性停搏或窦性静止在心电图上表现为伴或不伴逸搏的P波缺失，是由于在窦房结或出口处的暂时性脉冲形成失败而引起的（图1.9）。

病因

最常见的相关条件包括迷走神经阵发性紧张，内源性SND和药物治疗。抗心律失常药物，包括奎尼丁、普鲁卡因胺、地高辛、普罗帕酮、氟卡胺、胺碘酮、β受体阻滞剂、钙通道阻滞剂和索他洛尔，可能会使SND恶化（ECG初期往往表现隐匿）。窦性停搏或静止可能由窦房结退行性病变、急性心肌梗死、迷走神经过度紧张或刺激、洋地黄毒性（罕见）、睡眠呼吸暂停、卒中、神经心源性晕厥、颈动脉窦过敏或快–慢综合征引起。

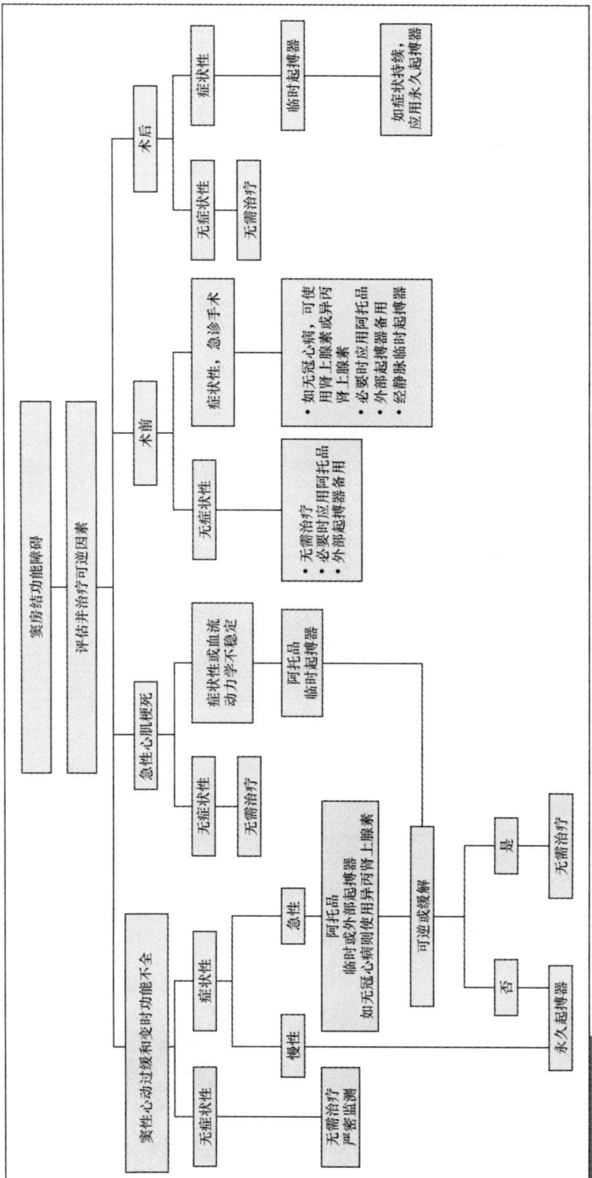

流程图 1.1
窦房结功能障碍

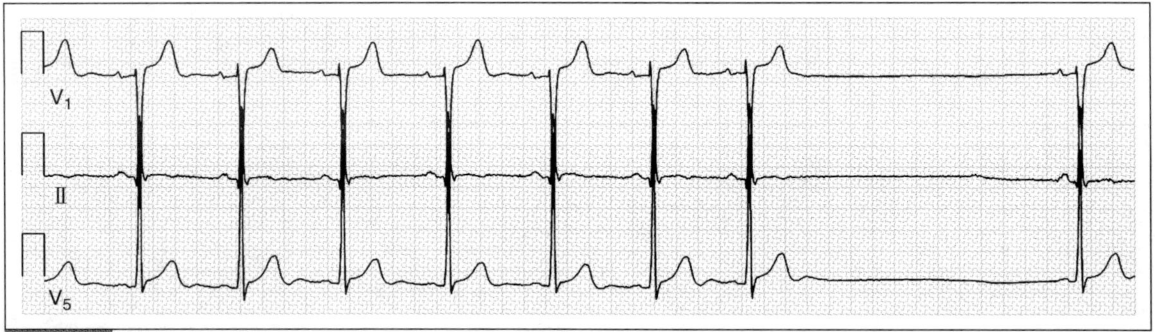

图 1.9

窦性停搏。窦性停搏可以延长，在这种情况下，可以将其称为窦性静止。V_1、Ⅱ和 V_5 导联中，在 7 次窦性心律后（心率约 68 次 / 分），有 3 s 的窦性停搏，紧接着是窦性心律

临床表现

症状包括晕厥、心力衰竭、心绞痛、乏力、疲劳、头晕、意识模糊或气促。将症状与心律失常对应起来至关重要，因为症状可能是由于其他原因引起的。如果不是由于可逆原因引起的，窦性停搏会趋于进展。

处理方法

应评估患者是否患有睡眠呼吸暂停，颈动脉窦过敏和迷走神经亢奋（如果缺乏证据，可以考虑行直立倾斜试验）。任何可能加重窦性停搏的潜在原因都应予以治疗。包括药物，缺血，神经心源性因素和高钾血症。当患者症状严重，并且通过解除刺激也无法治疗潜在原因，或停搏时间延长且频繁发作时，应当应用起搏器（流程图 1.2）。

窦性心动过速

特点

窦性心动过速（ST）的特征是每分钟超过 100 次的窦性 P 波，一般情况下后面往往紧跟较窄的 QRS 波群（但存在潜在束支传导阻滞时可能很宽）（图 1.10）。ST 是常见和普遍存在的。它在运动过程中存在，但在很多条件下，在休息时也会出现。房性心动过速或心房扑动 2∶1 房室传导时可能被误认为 ST，但在Ⅱ、Ⅲ、aVF 导联上通常没有明显的直立 P 波（图 1.11）。由于窦性 P 波可被掩盖在 T 波中，所以一度房室传导阻滞的 ST 可能难以诊断（图 1.12）。窦房结内折返性心动过速，是一般不常见的室上性心动过速，可与 ST 时的 P 波形态相仿。可以按摩颈动脉窦或用腺苷区分窦房结内折返性心动过速（通常会终止）和 ST（仅变慢而不会终止）。

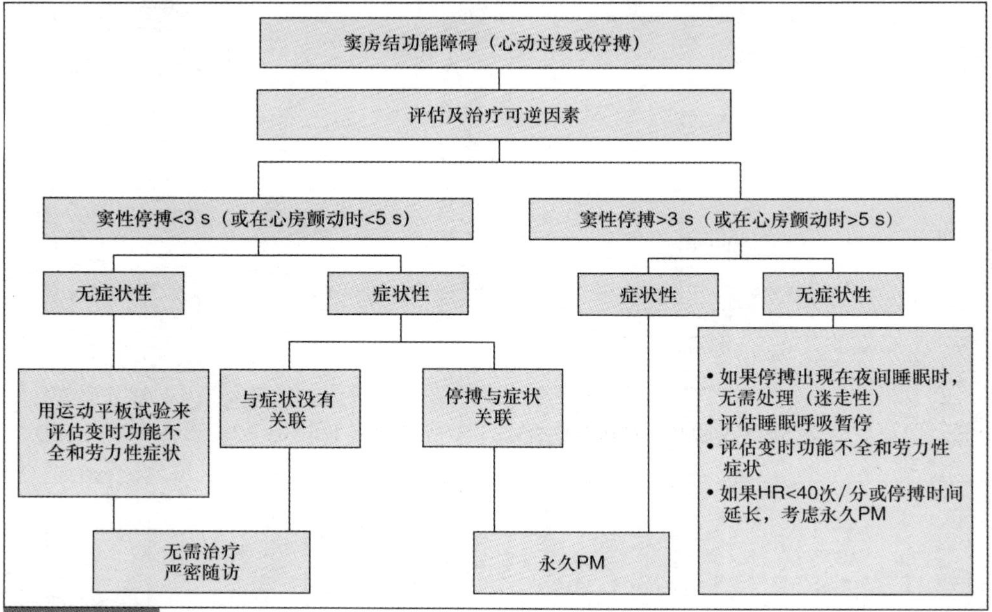

流程图 1.2

窦房结功能障碍（心动过缓和停搏）。HR，心率；PM，起搏器

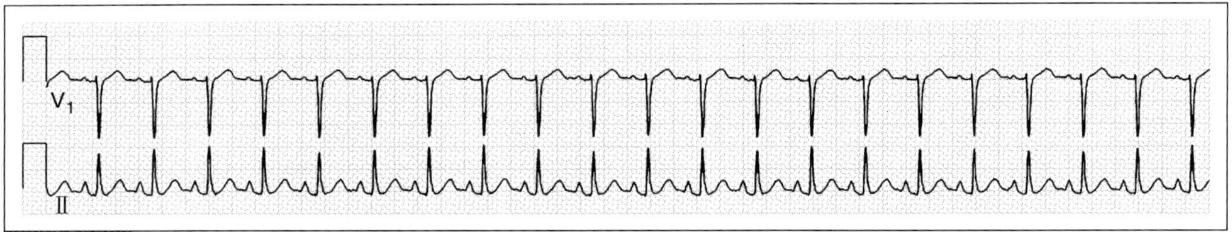

图 1.10

窦性心动过速。窦性心动过速的 V_1 和Ⅱ导联，显示心率接近 130 次 / 分的窄 QRS 波心动过速，其中每个 QRS 波前均有窦性 P 波

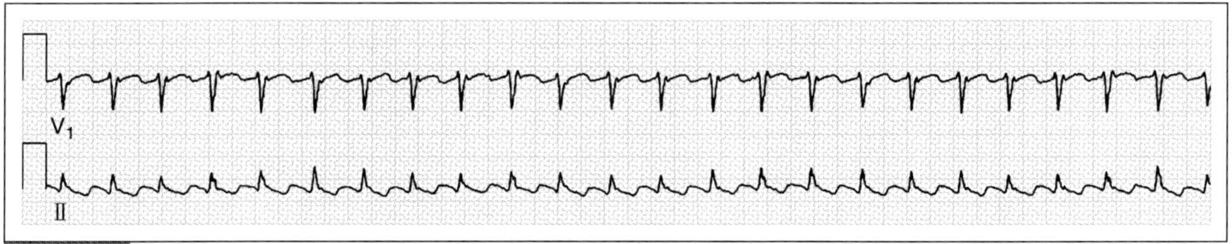

图 1.11

伪窦性心动过速：大面积心房扑动 2∶1 房室传导。具有 2∶1 房室传导的心房扑动可能被误认为窦性心动过速。在 V_1 和Ⅱ导联节律条中，P 波在Ⅱ导联中并不是直立的。Ⅱ导联中的心房扑动明显，可以通过每个 QRS 波前深倒的扑动波，以及叠加在前一搏动的 ST 段上相似的扑动波来判断

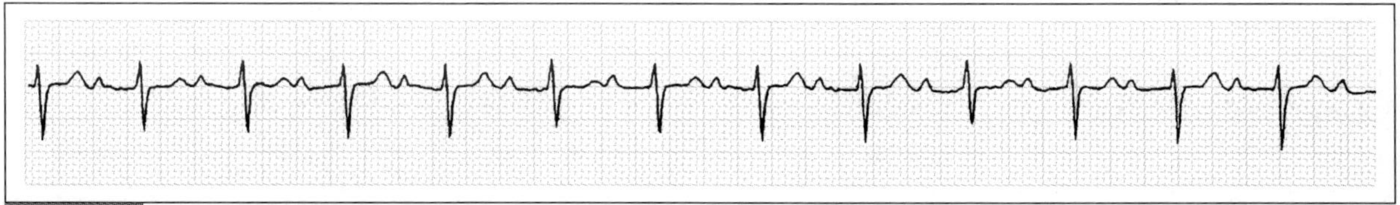

图 1.12

一度房室传导阻滞伴窦性心动过速。P 波和 T 波彼此靠近相连，但通过仔细观察前一个 T 波仍可看到明显的 P 波和一度房室传导阻滞

病因

ST 的鉴别诊断广泛，其中包括一些严重并潜在危及生命的疾病。可能的致病因素包括可卡因、苯丙胺类（以及苯丙胺类药物如哌甲酯）、儿茶酚胺（异丙肾上腺素、肾上腺素、多巴胺、麻黄碱）、β 受体阻滞剂撤药反应和抗胆碱能药物（阿托品、东莨菪碱）、烟草、咖啡因、酒精、发热、感染、贫血、血容量不足、肺栓塞、甲状腺功能亢进、充血性心力衰竭（CHF）、低血糖、气胸，或持续疼痛。ST 也可能由自主神经功能异常、直立性心动过速综合征（POTS）和焦虑引起。约三分之一的急性心肌梗死（前壁最常见）患者中有 ST 发生，可能是由于左心室（LV）功能障碍、持续疼痛、肺水肿引起的低氧血症、血容量不足、心房梗死、儿茶酚胺类药物的输注、心包炎、肺栓塞、心包破裂和心脏压塞、主动脉瓣关闭不全或乳头肌功能障碍导致的二尖瓣反流引起。ST 可以发生在房室结折返性心动过速消融后，这是由于迷走神经去神经过度引起的，并可持续数月。焦虑是静息 ST 的排除诊断。

不到 5% 的 ST 源于异常或不适当的 ST（IST），目前没有明确或合理的病因。IST 是一种心率比预期快的情况。静息甚至仰卧位时的心率可能大于 100 次 / 分，而在部分患者中，最小的活动量便会导致心率快速且显著的增加。患者可能会出现明显症状，并且进行任何体力活动都会受到限制。IST 的发生机制尚未完全明确。将 IST 与适当的 ST 和 POTS 区分开来很重要，并注意排除心动过速的可逆原因。IST 可能是由于窦房结交感神经过度兴奋或窦房结电生理特性异常所致。这种疾病的遗传学和家族史还不清楚。治疗可以很简单比如进行体育锻炼，但也可能需要药物治疗，如 β 受体阻滞剂；但是，即便是很高剂量，β 受体阻滞剂通常也是无效的［I_f 通道阻滞剂（伊伐布雷定）已被证明有效］。在某些情况下，可能需要窦房结修复，但是这种方法功效有限并且可能导致停搏事件发生，通常不予推荐。

临床表现

心悸是最常见的症状，但也可能会发生眩晕、头晕、黑矇。很多患者无症状。ST 通常是自限性的；然而，ST 在二尖瓣狭窄（舒张期充盈降低可能会引起肺水肿），肥厚型心肌病（左心室充盈时间减少导致左心室容积降低从而加重左心室流出道梗阻）和心肌缺血（舒张期冠状动脉灌注降低会加剧缺血）的患者中可能特别危险。IST 患者可能出现长时间的持续性心动过速。持续高频心率可能造成左心室功能障碍，引起心动过速性心肌病，但发病率较低。

处理方法

仔细寻找潜在原因是很重要的，因为这个病因可能是持续存在的、严重的，并且需要治疗的。在疑似 IST 的情况下，应进行排除高 β 肾上腺素能状态的评估，包括甲状腺功能检查；24 h 尿儿茶酚胺、去甲肾上腺素、香草扁桃酸（VMA）、5- 羟吲哚乙酸（5-HIAA）的检验；如果可能，同时进行药物筛选。应用中草药也应作为隐匿性刺激的潜在原因进行检查。治疗应针对潜在病因。对于 IST 症状严重的患者（在针对潜在病因治疗起效前）以及有其他症状的患者，可以采用一些直接减慢窦性心律的治疗。对于具有严重症状且为药物难治性的 IST 患者，用导管消融术进行窦房结修复 / 消融可能是有益的（表 1.4）。

表 1.4

窦性心动过速的治疗

临床情况	治疗
无症状性	• 无特殊治疗。治疗应针对根本原因 • 在 IST 中，未发现特定病因，无症状且为慢性的，对心脏功能没有任何可以监测到的影响，通常不需要特殊治疗
症状性	• 在排除所有的生理原因前，无特殊治疗方法 • 如果 IST 症状影响患者的正常工作能力，就应当干预。初步治疗：β 受体阻滞剂（优选心脏选择性的 β_1 受体阻滞剂）。缓慢滴定数日。可能需要大剂量（如阿替洛尔 200 mg/d，美托洛尔 200 mg bid，或醋丁洛尔 400 ～ 800 mg/d）。如果 β 受体阻滞剂无效或不耐受，可以尝试钙通道阻滞剂（如地尔硫䓬、维拉帕米）。I_f 通道阻滞剂伊伐布雷定 5 ～ 7.5 mg bid 单独使用或与 β 受体阻滞剂联用均有效。如果药物治疗和体育锻炼无效，对于有严重症状的难治性病例，可以应用导管消融或修复部分窦房结。在考虑消融前须排除 POTS
心肌梗死	• β 受体阻滞剂可能会降低 MI 患者的心率，还可以降低心肌耗氧量并改善预后；但当存在肺水肿，严重的 LV 功能障碍或 AV 传导阻滞时，可能要延缓或避免使用 β 受体阻滞剂 • 纠正液体容量的改变（容量不足，容量过多）。右心室梗死可通过降低 LV 灌注引起 ST，静脉输液治疗常常有效 • 正性肌力药物（如米力农、多巴胺）可引起 ST，在发生心率升高时都应当鉴别（无论心力衰竭的体征和症状是否有改善）。在这种情况下，降低用药剂量或停止使用正性肌力药物可能有效 • 如果 ST 发生在使用溶栓药物或进行血管成形术后，要考虑其他原因（如 LV 衰竭或出血）。β 受体阻滞剂可能加重心力衰竭并恶化 LV 功能障碍，应谨慎使用

表 1.4

窦性心动过速的治疗（续表）

临床情况	治疗
	• 与严重肺水肿、低血压或反复缺血相关的持续性 ST，应考虑评估血运重建的可能或机械并发症
术前	• ST 在术前很常见，通常由焦虑引起，不需要治疗；然而，重要的是要考虑到可能干扰外科手术麻醉诱导和术后麻醉恢复的引起 ST 的器官状况。排除肺水肿和急性心肌缺血也是非常重要的
术后	• ST 常见于非心脏及心脏手术后。约 15% 的患者在 CABG 术后出院时会出现持续性 ST • 术后出现 ST 的常见原因为疼痛、血容量不足、贫血、肺水肿、心肌缺血、气胸、血胸、肺栓塞、败血症和感染 • 如果找不到任何原因，则不需要进行治疗。如果 ST 在出院前持续存在，且没有找到病因，则可给予 4 ～ 6 周 β 受体阻滞剂
妊娠	• ST 是妊娠期的常见生理反应，心率从妊娠早期至妊娠晚期逐渐增加。因此，妊娠期的 ST 通常不需要特殊治疗 • 有 ST 并发现心力衰竭证据的妊娠妇女应评估潜在的围产期心肌病风险。提示心脏病的证据包括阵发性夜间呼吸困难，颈静脉扩张，肝大，啰音，RV 抬举以及异位且持续的异常心搏 • β 受体阻滞剂可以考虑治疗有症状的 ST，但还是尽量避免使用，特别是临近分娩时

AV，房室；bid，每日 2 次；CABG，冠状动脉旁路移植术；IST，异常或不适当的窦性心动过速；LV，左心室；MI，心肌梗死；POTS，直立性心动过速综合征；RV，右心室；ST，窦性心动过速

直立性心动过速综合征

特点

POTS 是一种从仰卧位到坐立位或站立位时，心率迅速而持续地增加，且血压变化极小的情况。它存在各种定义，但一般为心率增加至少 30 次 / 分（或者窦性频率增加至 120 次 / 分以上），血压变化极小，并且都是在从仰卧位至站立位的几分钟后发生。这可能是由与外周或内脏血管张力变化相关的自主神经反射引起的，心率的增加是为了防止血压下降；但确切的机制尚未完全明确。由于可能存在可逆的原因，例如脱水或出血，POTS 在某些条件下可能被过度诊断。因此，POTS 是排除性的诊断。

临床表现

POTS 可以发生在各种不同的临床情况下。常见于年轻女性，并与头晕、心悸、疲劳、神志不清、胸痛和头痛有关。很少发生晕厥。

POTS 分为原发性和继发性。原发性指的是一种部分去自主神经情况，这可能与病毒感染后综合征有关，也可能仅与年龄有关；还有一种属于交感神经兴奋类型。糖尿病、副肿瘤综合征和关节过度活动综合征被认为是继发性 POTS 的可能病因。在 POTS 的个别患者中，可能存在定义不清的精神类疾病问题，包括焦虑性神经症。

在原发性自主神经功能障碍性 POTS 中，存在立位应激时血管阻力不足。女性比男性更常见。这在病毒性疾病、妊娠、手术、脓毒症和创伤后容易发生。它急性发作且一般能缓解。交感神经兴奋性 POTS 是由于过量的去甲肾上腺素分泌且有不适当的交感神经刺激证据，常见偏头痛，有发生直立性高血压的倾向。有家族史且缓慢起病。目前已提出很多

POTS 的病因假设，包括外周神经损伤引起过敏感，病毒感染后疾病引起乙酰胆碱受体自身抗体生成，中枢性交感神经过度兴奋状态，去甲肾上腺素转运蛋白缺乏症，压力感受器传入信号增益降低和特发性血容量不足（由于醛固酮、肾素和血管紧张素Ⅱ活性的改变）。POTS 也与肥大细胞活化有关。

继发性 POTS 是由于外周失自主神经支配而引起，可发生于糖尿病，淀粉样变性，结节病，狼疮，重金属、酒精中毒，化疗和 Sjögren 综合征。它可能发生在单纯自主神经衰竭或多系统萎缩和副肿瘤综合征。在后者中，这可能是由于类似于病毒感染后 POTS 中出现的神经节乙酰胆碱受体自身抗体。

鉴别诊断包括脱水、甲状腺功能亢进、药物、某些添加成分如巴西可可、咖啡因、IST、室上性心动过速、嗜铬细胞瘤、贫血、肺栓塞和惊恐障碍。

处理方法

治疗前提是首先需要确定综合征确实是 POTS。必须排除可逆原因。应确定 POTS 的类型（原发或继发性）。考虑非药物干预措施，如生活方式的变化，必要时采取药物治疗。

没有任何治疗被证明是有效的。治疗策略可以包括简单地避免刺激，运动（特别是仰卧起坐），增加水分的摄入，使用预防血栓栓塞的长筒袜，氟氢可的松，米多君，甚至 β 受体阻滞剂。已经试用过的其他药物包括 5- 羟色胺再摄取抑制剂、可乐定、促红细胞生成素、口服加压素、育亨宾、哌甲酯、甲基多巴、苯巴比妥、奥曲肽、吡斯的明、莫达非尼（用于“脑雾”）和伊伐布雷定（未被批准列入该适应证）。适用于神经源性的直立性低血压但在 POTS 中未经严格测试的屈西多巴，可能也适用于这种情况。

避免使用的药物包括血管扩张剂、利尿剂、阿片类药物、硝酸酯类、三环类抗抑郁药、吩噻嗪、酒精、血管紧张素转化酶（ACE）抑制剂、β 受体阻滞剂、α 受体阻滞剂、钙通道阻滞剂、神经节阻滞剂、肼屈嗪、西地那非、单胺氧化酶（MAO）抑制剂和溴隐亭。

第二章
缓慢性心律失常——传导系统相关异常

（卫越　译　凌天佑　校）

房室传导异常

房室传导阻滞是指心房激动未下传至心室或伴随延迟下传至心室。而这里所指的未下传的心房激动，是基于正常的传导及不应期特性、理论上应该下传的激动。房室传导阻滞需要心房率处于正常的范围内，并具有规律性。例如，一个房性期前收缩（早搏）激动未下传（或称为“被成功阻滞”）并不被认为是房室传导阻滞。房室传导阻滞根据严重程度分为以下三种类型：一度房室传导阻滞是指所有窦性激动皆下传至心室，但是 PR 间期延长至 0.20 s 以上的情况。二度房室传导阻滞是指间歇性的房室传导阻滞，表现为部分 P 波未下传或被阻滞而其他 P 波下传至心室的情况。二度房室传导阻滞可以再进一步分类为莫氏（Mobitz）Ⅰ型、莫氏Ⅱ型、2∶1 或是高度房室传导阻滞。三度房室传导阻滞是指心房与心室间完全不存在传导的情况。

一度房室传导阻滞

特点

一度房室传导阻滞（图 2.1）代表心房与心室之间存在传导延迟，以 PR 间期延长至 0.20 s 以上为特点，伴随所有心房激动下传至心室。PR 间期代表从窦房结活动引起的心房去极化的起始直至心室去极化的起始之间的时间（即：心

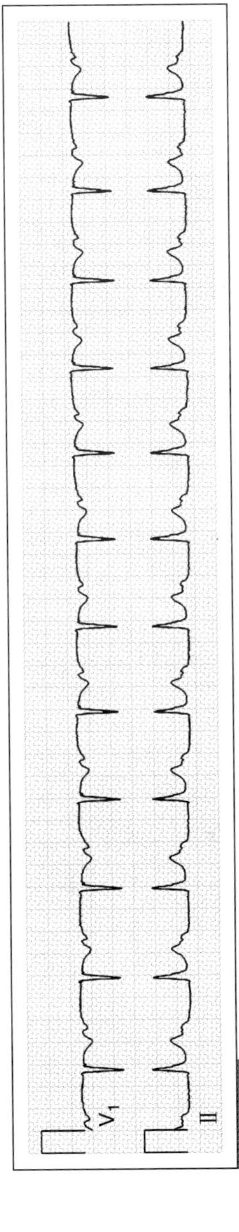

图 2.1 **窦性心律合并一度房室传导阻滞。**在 V_1 及 II 导联上，P 波与 T 波似乎融合为一体，但仔细观察后发现 T 波中重叠有 P 波，由此诊断一度房室传导阻滞

房→房室结→希氏束→浦肯野纤维→心室的传导时间）。然而，PR间期并不反映从窦房结到心房组织的传导时间。传导延迟可能发生于心房、房室结、希氏束、浦肯野纤维。如果QRS波无增宽且形态正常，最主要的房室传导延迟主要发生在房室结。若QRS波增宽，比起窄QRS波的情况，房室传导延迟更可能发生在希氏束-浦肯野纤维系统（希浦系统）中。但是，房室结内的阻滞在预先存在束支传导阻滞或是心率依赖性的传导异常时，可表现为延长的PR间期合并宽QRS波形态。诊断一度房室传导阻滞通常比较容易，通过观察体表心电图上是否存在延长的PR间期即可。一度房室传导阻滞的心电图上，P波可能隐藏在之前QRS波（特别是在窦性心律下）或是之前T波的内部，以至于难以与交界性心律进行鉴别。如果阻滞存在于希浦系统中，一度房室传导阻滞通常与束支传导阻滞合并存在。

病因

一度房室传导阻滞的原发性因素包括房室结和（或）希浦系统的内在病变、高迷走神经张力或是房室结双径路（可见两种不同长度的PR间期）。其他因素包括减缓房室结传导的药物，例如钙通道阻滞剂、β受体阻滞剂或洋地黄类。单独的一度房室传导阻滞可发生于前壁或下壁心肌梗死。一度房室传导阻滞通常具有自限性，不易进展为完全性心脏传导阻滞，但在合并心脏基础疾病的患者中，一度房室传导阻滞与不良预后相关。一度房室传导阻滞并发于风湿热（存在心脏炎症的标志）和心内膜炎（提示存在瓣膜，特别是主动脉瓣的化脓性炎症）预示其可能转化为更严重的房室传导阻滞。

临床表现

一度房室传导阻滞通常不引起症状。然而，当PR间期显著延长（300～600 ms），心房与心室的失同步化可能导致心室充盈不足，进一步引起心排血量减少，特别是在舒张性心功能不全的患者，会诱发心力衰竭的症状。极端延长的PR间期导致心房与心室同时收缩的情况十分罕见，其可能导致起搏器综合征样表现（例如疲劳、气短、近乎晕厥样表现、颈部肿胀、胸痛）。

处理方法

一度房室传导阻滞无特定治疗方法，除非PR间期的延长已导致相关症状。如果考虑通过永久起搏器治疗症状性、极端延长的一度房室传导阻滞，程控为DDD模式、合并或不合并频率应答的双腔起搏器是被推荐的治疗措施。若阻滞部位在房室结时，希氏束起搏是合理的选择。右心室起搏应该尽量避免，因其可能导致左右心室失同步化；然而比起右心室心尖部或右心室流出道起搏，希氏束起搏在部分患者中由于技术问题难以实现，而且并非所有心脏临床中心都掌握希氏束起搏技术。如果阻滞水平处于希氏束以下，则不考虑希氏束起搏。另一选择为心脏再同步化治疗（CRT），即双心室同步起搏，其尚未在单纯一度房室传导阻滞患者中进行广泛测试使用。CRT尤其适用于需要长期改善血流动力学或是存在心室功能障碍的患者（表2.1，流程图2.1）。

二度房室传导阻滞——莫氏Ⅰ型

特点

间断性心房激动无法下传心室（伴随规律的心房激动）是二度房室传导阻滞的特点。典型的二度Ⅰ型房室传导阻滞（文氏房室传导阻滞）中PR间期逐渐延长并最终存在一个P波无法下传（P波后无跟随的QRS波）。二度Ⅰ型房室传导阻滞通常存在固定的PP间期与变化（通常是缩短的）的RR间期，并且最后的P波后无下传的QRS波。未下传P波前

表 2.1

一度房室传导阻滞的治疗

临床情况	治疗
无症状性	• 通常为良性，无需处理 • 如果由药物引起，无需停药
症状性，PR 间期较长（300 ～ 400 ms）	• 如果症状为头晕或是眩晕等非特异性表现，特别是在老年患者中，必须在排除其他因素的条件下才能将症状归因于一度房室传导阻滞 • 植入 DDD 模式的双腔起搏器的罕见指征。通过缩短 PR 间期至 150 ～ 200 ms 以改善房室同步可能改善乏力、疲劳、气短。若传导延迟处于房室结水平，考虑希氏束起搏 • 若患者在住院期间合并有难治性低心排血量，考虑临时房室序贯起搏以改善血流动力学及症状，并进一步判断永久起搏的获益程度
心肌梗死	• 通常不需要治疗（除非 PR 间期极度延长） • 可能由于治疗心肌梗死的药物（如 β 受体阻滞剂、钙通道阻滞剂或洋地黄类）引起。若患者无症状，无需改变用药。若患者有症状或 PR 间期极度延长，考虑药物减量 • 考虑心房梗死或心房压升高为诱因，并进行对应的治疗
术前	• 无特定治疗 • 无需预防性安置临时起搏，因本病并不预示高度房室传导阻滞 • 若由于非必需性药物引起，考虑术前药物减量或停药
术后	• 若 PR 间期显著延长（300 ～ 400 ms）且怀疑血流动力学存在代偿性改变，进行双腔起搏（程控 PV 或 AV 间期在 150 ～ 200 ms）有助于改善血流动力学 • 上述操作可以在心脏术后存有临时起搏导线的患者中实施 • 若一度房室传导阻滞首次在主动脉瓣手术术后出现，其可能提示手术损伤希浦系统（通常合并左束支传导

表 2.1

一度房室传导阻滞的治疗（续表）

临床情况	治疗
	阻滞） • 心脏手术术后，延长的 PR 间期可能导致血流动力学障碍，这可能是由于该阶段潜在的心脏舒张期功能失调，导致心房主动收缩对心排血量的影响起到较为重要的作用
心内膜炎	• 详细评估主动脉瓣关闭不全的情况，考虑行经食管超声心动图检查 • 急性进展的一度房室传导阻滞，特别是合并新发的束支传导阻滞（间歇的或持续的），必须高度怀疑瓣环化脓性炎症 • 必须手术治疗 • 考虑行经食管超声心动图检查 • 转运患者至带有心电监测的病房（若患者此刻无此监测），由于该类患者可能进展为高度房室传导阻滞
风湿热	• 为风湿性心内膜炎的表现，预示可能进展为高度房室传导阻滞，包括完全性心脏传导阻滞 • 可能是糖皮质激素治疗的指征
浸润性或限制型心肌病	• PR 间期显著延长（＞ 300 ms），双腔起搏（程控 PV 或 AV 间期在 150 ～ 200 ms）可改善血流动力学与症状 • 合并严重舒张功能障碍的心室特别依赖于心房的主动收缩以加强心排血量 • 若传导延迟处于房室结水平，考虑希氏束起搏

后两个 R 波之间的 RR 间期通常短于之前 RR 间期的 2 倍。经典的二度Ⅰ型房室传导阻滞的房室传导直至阻滞的周期通常较短（如 4∶3 传导、3∶2 传导），而不典型的可以有更长的周期（如 9∶8 传导、10∶9 传导）。文氏房室传导阻滞可发生于静息心率或是较快的窦性频率时。所有房室结在快速

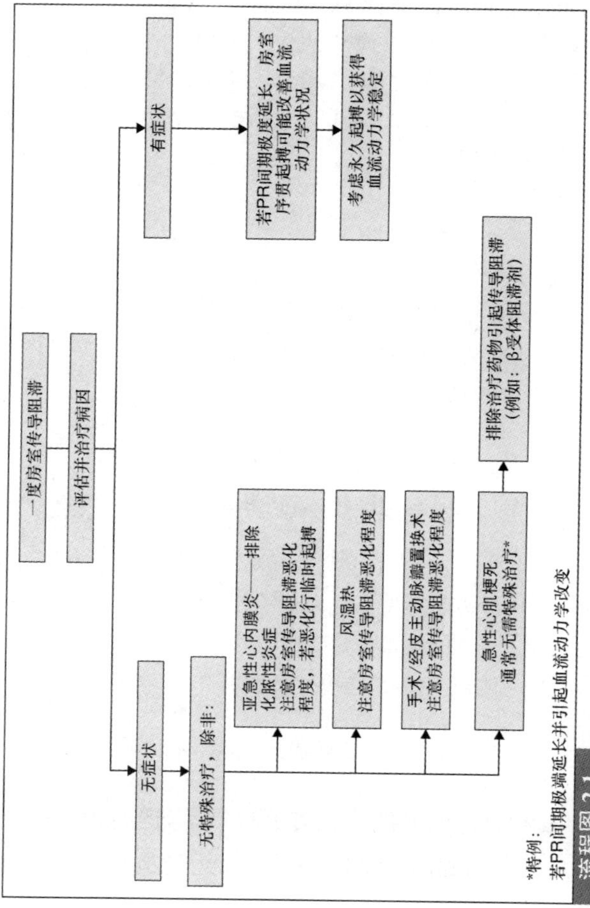

流程图 2.1
一度房室传导阻滞

的心率（如 180 ～ 200 次 / 分）时会呈现这一生理现象。二度Ⅰ型房室传导阻滞几乎总是发生在房室结内。而希氏束或希浦系统病变很少表现出此类传导阻滞。

希氏束水平以下的文氏阻滞可能在文氏房室传导合并宽 QRS 波（＞ 120 ms）时出现（图 2.2）。希氏束水平以下的传导阻滞可能进展为更高危的完全性传导阻滞，但典型的二度Ⅰ型房室传导阻滞合并窄 QRS 波（图 2.3）很少进展为高度或完全性传导阻滞。颈动脉窦按摩可以帮助鉴别传导阻滞发生于房室结水平抑或是希氏束水平以下：颈动脉窦按摩可加重房室结水平的文氏传导阻滞，而对希氏束水平以下的传导阻滞则呈现相反的作用。反之，通过增加交感神经张力或是减弱迷走神经张力（如行走、运动、静脉注射阿托品）可以加强房室结的正常传导、加重希氏束水平以下的传导阻滞。

病因

间歇性二度Ⅰ型房室传导阻滞可以发生在 6% 的正常个体中。心房起搏至 180 ～ 200 次 / 分可以导致 90% 的正常个体出现文氏房室传导现象。二度Ⅰ型房室传导阻滞在老年人群中更为常见，而这可能是一个孤立的现象。迷走神经功能亢进所引起的房室传导阻滞可以呈现类似二度Ⅰ型房室传导阻滞的表现，但这并不是真正的文氏传导阻滞现象，因为在迷走神经功能亢进所引起的房室传导阻滞中窦房结的频率不规律且在未下传的 P 波之前呈现下降的激动频率。迷走神经功能亢进所引起的房室传导阻滞在运动员及健康人群的睡眠中更常见。睡眠中时常发生较长时间的心室率大幅度下降，而这并不需要治疗。这种心律在睡眠呼吸暂停的患者中并不罕见，特别是这些患者合并有肥胖时。病理性的因素包括房室结传导系统内在病变（几乎全部是房室结），阻断房室结或延长房室结不应期的药物（洋地黄类药物且可能在正

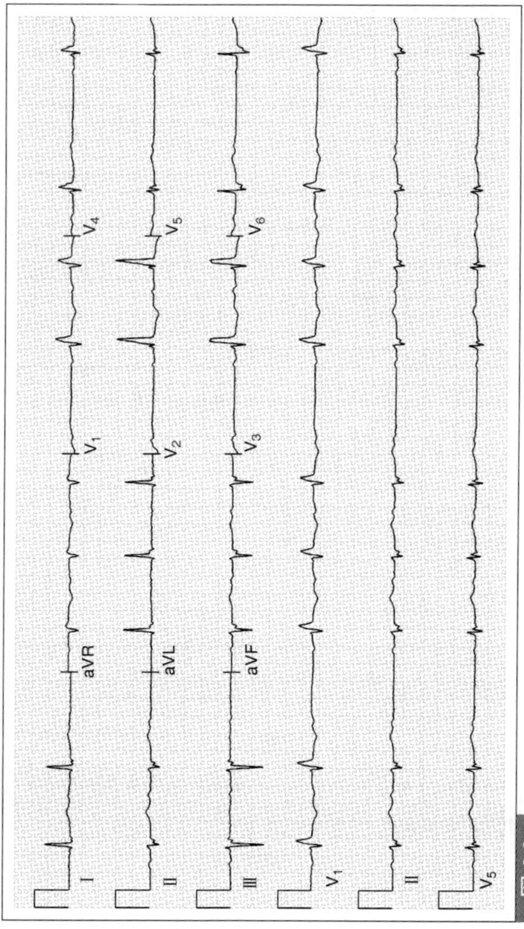

图 2.2

二度房室传导阻滞——莫氏 I 型合并宽 QRS 波。此心电图呈窦性心律（心率 76 次 / 分），伴随成组出现的 QRS 波、逐渐延长的 PR 间期（直至出现未下传的 P 波）以及增宽的 QRS 波（存在右束支传导阻滞以及左前分支阻滞）。传导比例为 4：3（4 个 P 波对应 3 个 QRS 波）。莫氏 I 型最可能是由于房室结水平的阻滞，但当存在束支传导阻滞时，房室传导阻滞水平可能处于房室结以下水平（希氏束或希氏束以下水平阻滞）

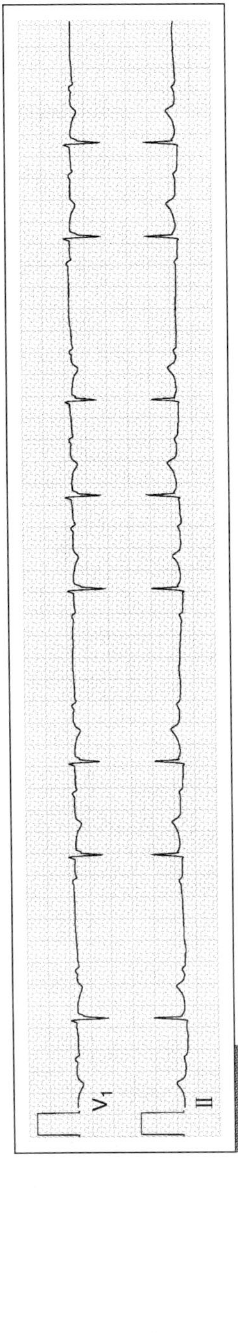

图 2.3

二度房室传导阻滞——莫氏 I 型合并窄 QRS 波。 V_1 及 II 导联上呈现二度房室传导阻滞——莫氏 I 型以及窄 QRS 波，该心电图片段来自于一位心脏手术术后患者。II 导联 ST 段抬高，反映患者术后并发急性心包炎

常剂量的情况、β 受体阻滞剂、钙通道阻滞剂），莱姆病，Bezold-Jarisch 反射（血管–迷走神经反射，可能由于下壁心肌梗死或是迷走神经张力增高所导致的房室结功能异常），心肌炎以及射频消融治疗房室结内折返性心动过速术后（较罕见）。

临床表现

此类患者通常无症状；但也可能在静息时导致严重的症状，包括晕厥、疲劳、虚弱、头晕或心悸等类似起搏器综合征的表现，特别是房室传导比例较低（如房室 3∶2 传导）的患者。

处理方法

由房室结阻滞所引起的无症状性二度 Ⅰ 型房室传导阻滞通常不需要任何治疗，该情况通常无植入永久心脏起搏器的指征，因为其进展为高度或完全性房室传导阻滞以及心搏骤停的可能性较低。然而，若二度 Ⅰ 型房室传导阻滞合并存在宽 QRS 波时，阻滞水平可能在希浦系统并且最终导致完全性传导阻滞。症状性的二度 Ⅰ 型房室传导阻滞可能需要治疗，措施包括停用相关药物或是等待心肌缺血、心肌梗死及其他心脏损伤因素缓解或消失。若确认患者症状或血流动力学改变源于二度 Ⅰ 型房室传导阻滞，建议植入永久起搏器进行治疗（表 2.2）。

二度房室传导阻滞——莫氏 Ⅱ 型

特点

二度房室传导阻滞——莫氏 Ⅱ 型（二度 Ⅱ 型房室传导阻滞）的特点为单个未下传（或阻断）P 波以及在未下传 P 波前后呈现固定的 PP 间期和 PR 间期（PR 间期改变＜ 0.025 s）。

表 2.2

二度房室传导阻滞——莫氏 I 型的治疗

临床情况	治疗
门诊患者无症状性	• 运动负荷试验可以帮助评估变时性（在非心肌缺血相关的情况下）同时加强房室结正常传导以降低房室结文氏阻滞程度（如从 5∶4 至 8∶7 或是变为一度房室传导阻滞） • 动态心电图监测以评估房室传导阻滞的等级与程度，以及在日常活动中或是昼夜间传导阻滞是否持续 • 若心电图显示 QRS 波增宽且 Holter 监测 / 运动负荷试验提示房室结以下水平阻滞，行电生理检查可以明确房室传导阻滞程度 　• 若阻滞水平在希氏束或希氏束以下，植入永久起搏器是合理的，即使在无症状患者中 　• 行运动负荷试验时，部分呈正常 QRS 波形态的患者可罕见地在心率增快时呈现希氏束水平的阻滞 • 无特殊治疗 　• 若非可逆性因素（如药物或由于莱姆病造成的一过性房室结损伤）且 QRS 波宽度正常时，高度或完全性房室传导阻滞不易发生 　• 患者将来发生晕厥及出现相关症状的风险增加
门诊患者症状性	• 部分阻断房室结传导的药物（地高辛、β 受体阻滞剂、钙通道阻滞剂）可能是导致其发生的因素，在允许的条件下、或是出现严重的症状性心动过缓时，予以减量或停用 • 若是老年患者或存在心血管疾病高危因素时，建议行超声心动图评估左心室功能（即使在体格检查未见明显异常时） • 若是存在可逆性因素（如阻断房室结传导的药物），条件允许时停用药物 • 若是合并 QRS 波增宽或束支传导阻滞，文氏传导可能与房室结以下水平（希浦系统）的传导阻滞有关 　• 在此情况下，存在植入永久起搏器的指征

表 2.2

二度房室传导阻滞——莫氏 I 型的治疗（续表）

临床情况	治疗
	• 静脉注射阿托品或口服氨茶碱类药物可在短期内增加房室结正常传导 • 若阻滞水平处于希浦系统，使用以上药物可能反常性地降低心室率并加重阻滞程度 • 若症状性二度房室传导阻滞不存在可逆性因素，存在植入永久起搏器的指征

心肌梗死	• 常在支架置入或是溶栓后缓解
	  • 也可能在上述操作过程中首次出现
	  • 实质上呈一过性
	• 在以下情况下行临时 DDD 模式双腔起搏
	  • 持续性低心室率（< 40 次 / 分）
	  • 心排血量低下
	  • 心肌缺血
	  • 药物治疗无效的低血压
	  • 头晕及眩晕症状
	• 阿托品或氨茶碱类药物可能具有改善传导阻滞的作用，但在用药过程中可能出现心动过速的副作用
	  • 上述药物谨慎使用，通常仅在患者出现症状时使用
	• 典型的房室传导阻滞在下后壁心肌梗死中更常见，这是由于血管-迷走神经反射以及迷走神经功能亢进所产生的现象
	  • 通常为一过性表现，并且仅在血流动力学不稳定的情况下存在临时起搏的指征
	  • 极少需要植入永久起搏器——甚至在一过性三度房室传导阻滞发生的情况下也无须即刻植入，因为高度房室传导阻滞在心肌梗死发生 5 ～ 7 天后可自行缓解
	• 如果房室传导阻滞不缓解但心室率> 40 次 / 分，且患者无症状时无需治疗

表 2.2

二度房室传导阻滞——莫氏Ⅰ型的治疗（续表）

临床情况	治疗
	• 如果房室传导阻滞在 7 天后不缓解和（或）心室率 ＜ 40 次 / 分，或者患者存在症状，则存在永久起搏器植入指征
术前	• 评估正在服用的药物及其必要性，若条件允许，停用可能加强迷走神经张力的药物 • 若无症状，无需治疗 • 若存在症状且不存在可逆性因素，术前予以临时起搏保护 　◦ 若需永久起搏，可在当前手术术后完成 • 若患者症状明显或血流动力学受影响，阿托品或异丙肾上腺素可用于加强房室结正常传导
术后	• 偶见于冠状动脉旁路移植术后，可能由药物作用或是一过性房室结缺血造成 　◦ 无需特殊药物治疗 • 若合并 QRS 波增宽，考虑希氏束以下水平阻滞 　◦ 如果持续存在该情况，可考虑行电生理检查明确阻滞水平 • 若患者无症状并且阻滞水平高于希氏束，无永久起搏器植入指征 • 如果患者有症状或阻滞位于希氏束以下水平，存在植入永久起搏器指征 • 若传导阻滞与瓣膜手术相关（特别是主动脉手术），考虑房室结直接损伤 　◦ 若传导阻滞持续不缓解，出现症状或心室率低下（＜ 40 次 / 分或运动时无心率增快），存在永久起搏器植入指征

这是由于阻断水平处于房室结水平之下的希氏束水平（希氏束内阻滞）或是处于更低的希浦系统（希氏束以下水平阻滞），而不是处于房室结水平。因为阻滞通常在希氏束以下

水平，二度Ⅱ型房室传导阻滞进展为高度或者完全性房室传导阻滞的比例较高。在二度Ⅱ型房室传导阻滞中，QRS 波增宽（图 2.4）并呈现束支传导阻滞，然而在少数患者中可见窄 QRS 波。在 2∶1 房室传导阻滞或者间歇性 P 波不下传的患者中，当 QRS 波无增宽时，我们应该在连续记录的心电图条带中寻找 PR 间期逐渐延长直至脱落（如二度Ⅰ型房室传导阻滞）的文氏传导的证据，因为出现文氏传导说明病变水平位于房室结，具有更加良好的预后。相比之下，二度Ⅱ型房室传导阻滞的患者在按压颈动脉窦时可能出现反常性房室传导功能的增强（可能由于按压减慢窦性频率造成）；然而，窦性频率增快（如步行、运动或者静脉使用阿托品）可能恶化二度Ⅱ型房室传导阻滞的希氏束以下水平的传导阻滞，提前到来的心房激动下传时希浦系统仍处于不应期，最终导致 2∶1 房室传导阻滞。

病因

病因包括希浦系统退行性病变、导致希浦系统传导减慢的药物（如普罗帕酮、氟卡胺、普鲁卡因胺、奎尼丁、丙吡胺）、冠状动脉疾病（包括心肌梗死）、心肌炎、浸润性心脏病（如心肌淀粉样变性）、心脏结节病、莱姆病、神经肌肉疾病、房室结消融术后。在运动、增强房室结传导与窦性频率的药物（如阿托品）作用下传导阻滞可能会恶化。在急性心肌梗死发生时，二度Ⅱ型房室传导阻滞通常是由于左前降支或其室间隔分支阻塞所致的前壁心肌梗死所导致的。

临床表现

症状包括头晕、晕厥及近乎晕厥样表现，但许多患者无症状，这取决于房室传导比例。然而二度Ⅱ型房室传导阻滞进展为完全性房室传导阻滞的比例较高（＞ 50%），而这可能导致突然的、无法预测的症状发作。

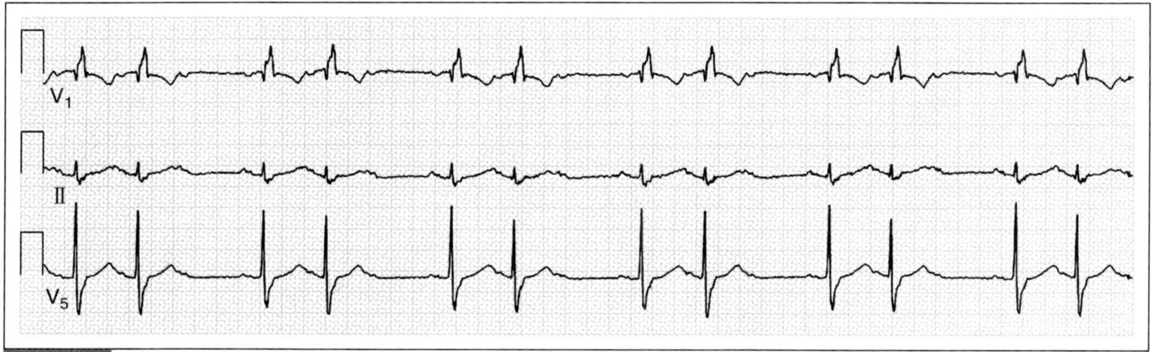

图 2.4

二度房室传导阻滞——莫氏Ⅱ型合并宽 QRS 波。V_1、Ⅱ、V_5 导联显示窦性心律合并二度Ⅱ型房室传导阻滞 3：2 房室传导（3 个 P 波对应 2 个 QRS 波）。在未下传 P 波前，PR 间期无进行性延长。传导阻滞来源于房室结以下水平

处理方法

首先排除迷走神经功能亢进及二度Ⅰ型房室传导阻滞。若患者 QRS 波无增宽，仔细观察长程心电记录十分重要，因为存在房室结水平阻滞的无症状患者不需要治疗，而存在希浦系统内阻滞的患者存在永久起搏器植入指征。合并宽 QRS 波或束支传导阻滞支持希浦系统水平阻滞的诊断。颈动脉窦按摩或运动可以帮助鉴别诊断。若难以鉴别，电生理检查可以明确传导阻滞水平。由于二度Ⅱ型房室传导阻滞进展为完全性房室传导阻滞的风险较高，故需要植入永久起搏器（表 2.3，流程图 2.2）。

二度房室传导阻滞——2∶1 房室传导阻滞

特点

2∶1 房室传导阻滞的特点在于每两个 P 波中有一个下传心室，而另一个 P 波则不下传。传导阻滞的水平可能在房室结、希氏束或者希浦系统。如果 QRS 波形态正常且无增宽（图 2.5），则阻滞水平可能在房室结（良性病变）；如果 QRS 波形态由于束支传导阻滞或其他非特异性的室间传导延迟而增宽（图 2.6），虽不能排除房室结水平的阻滞，但相较于窄 QRS 波形态，宽 QRS 波形态来源于希浦系统（房室结以下水平）阻滞的可能性更大。由于 2∶1 房室传导阻滞常常不持续，因此，为了鉴别阻滞水平，观察长程心电监护结果非常有意义。若房室传导比例改变，其他类型的房室传导阻滞（二度Ⅰ型或二度Ⅱ型）则更容易被鉴别。在患者做运动（如手臂运动、站立、行走）时，行心电监测也对鉴别阻滞水平有一定帮助。迷走神经张力降低或交感神经张力增高时，房室结水平的阻滞会改善；而在房室结以下水平、希浦系统水平的阻滞则会引起心室率逐渐降低，传导阻滞进一步

表 2.3

二度房室传导阻滞——莫氏Ⅱ型的治疗

临床情况	治疗
门诊患者——无症状性	• 进展为完全性房室传导阻滞或心搏骤停的风险较高（约 50%） 　• 建议植入双腔心脏起搏器 • 收治入院行起搏器植入术，并进行心电监护 　• 若患者无症状或未进展为高度房室传导阻滞，植入永久起搏器前无需安置临时起搏器 • 避免使用阿托品 • 评估潜在心脏疾病，例如浸润性心脏病（心肌淀粉样变性）、心肌梗死
门诊患者——症状性	• 存在双腔永久起搏器植入指征 • 收治入院并进行心电监护 • 若存在症状或心室率过低所引起的血流动力学改变，同时短时间内无法植入永久起搏器，存在安置临时起搏器指征 • 不使用阿托品，以免其恶化房室传导阻滞，降低心室率 　• 运动、窦性心动过速及儿茶酚胺可通过加强房室结传导，使心房刺激落入希浦系统不应期，从而恶化房室传导阻滞
心肌梗死	• 安置临时起搏器 　• 心肌梗死合并二度Ⅱ型房室传导阻滞易引起心力衰竭 　• 如二度Ⅱ型房室传导阻滞持续，则存在双腔心脏起搏器植入指征，因其进展为完全性房室传导阻滞的风险＞ 50% 　• 心肌梗死远期预后不会改善 • 安置心脏起搏器前，除非出现持续性室性心动过速（室速），不建议使用抗心律失常药物（包括利多卡因）以免使传导阻滞恶化 • 避免使用阿托品

表 2.3

二度房室传导阻滞——莫氏Ⅱ型的治疗（续表）

临床情况	治疗
	• 二度Ⅱ型房室传导阻滞在心肌梗死血运重建后早期发生率较低，但若出现或新发则可能会随时间而改善，尽管这种情况十分罕见。如果传导阻滞持续，可能需要植入永久起搏器
术前	• 植入永久起搏器 　• 若为急诊手术，安置临时起搏器后进行急诊手术，并安排术后植入永久起搏器 • 冠状动脉旁路移植术中可安置心外膜心房及心室起搏导线，临时起搏系统备用，直至永久起搏器植入 • 永久起搏器植入的最佳时机是冠状动脉旁路移植术后或其他心脏手术之后，否则电极导线容易移位 • 若出现心内膜炎，安置临时起搏器直至感染痊愈或心脏手术之后 　• 避免使用抗心律失常药物或阿托品
术后	• 若心室率偏慢，行临时心脏起搏（心脏术后若存有心外膜电极导线，则通过心外膜导线起搏） • 一过性二度Ⅱ型房室传导阻滞可在心脏术后缓解 　• 这可能与希浦系统附近的损伤有关（例如主动脉瓣手术，可能伴高度左束支传导阻滞） • 若二度Ⅱ型房室传导阻滞持续大于 3 ～ 5 天，可能需要植入永久起搏器 • 不建议使用抗心律失常药物，除非存在临时起搏保护的情况 • 心内膜炎伴室间隔附近的脓肿可能破坏希浦系统 　• 手术治疗后仍可能需要植入永久起搏器 • 三尖瓣瓣膜置换术后：行生物瓣膜置换的患者可偶尔将心内膜电极导线通过三尖瓣环植入心室而不引起三尖瓣反流；行金属瓣膜置换的患者应当避免植入心室电极导线 　• 三尖瓣修复手术不影响右心室电极植入

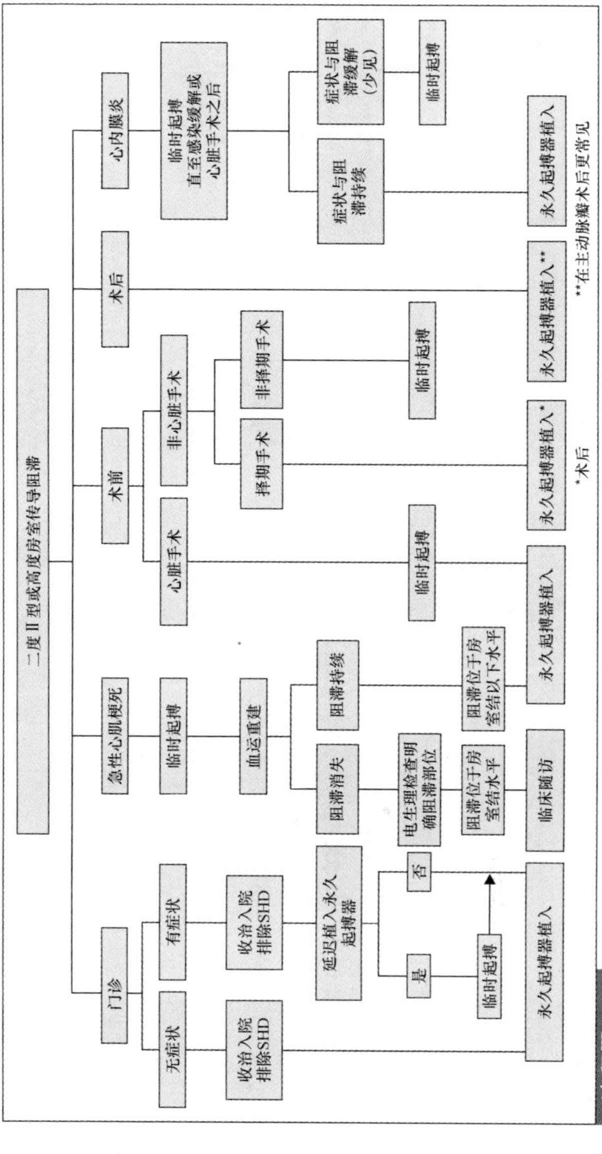

流程图 2.2

二度II型或高度房室传导阻滞。SHD，结构性心脏病（没有明显的心肌病、瓣膜病、先天性心脏病或是冠心病）

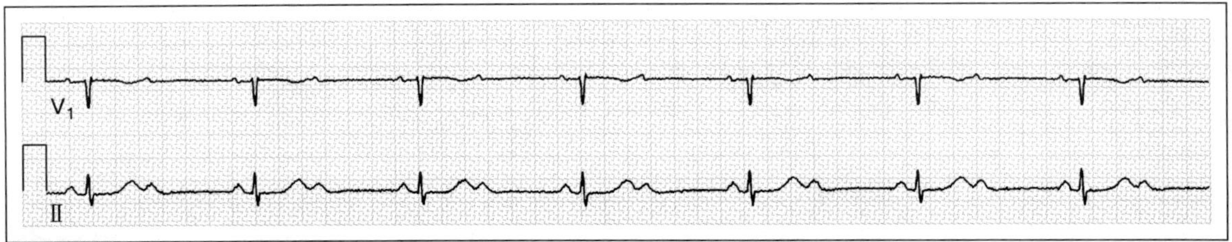

图 2.5

2∶1 房室传导阻滞合并窄 QRS 波。V_1 及Ⅱ导联呈窦性心律（心率 84 次 / 分）合并 2∶1 房室传导阻滞（心室率 42 次 / 分），这可能是二度Ⅰ型或者二度Ⅱ型房室传导阻滞。窄 QRS 波形提示阻滞水平可能位于房室结水平，因此 2∶1 房室传导阻滞更可能是二度Ⅰ型房室传导阻滞。通常而言，2∶1 房室传导阻滞合并窄 QRS 波更可能是二度Ⅰ型房室传导阻滞，而 2∶1 房室传导阻滞合并宽 QRS 波更可能是二度Ⅱ型房室传导阻滞（房室结以下水平的阻滞）。通过改变房室结传导比例（如使用阿托品）有助于判断阻滞部位。另一种判断阻滞部位的方法是令患者运动和（或）进行长时间心电监护以观察其是否合并其他类型的房室传导阻滞（如二度Ⅰ型或二度Ⅱ型房室传导阻滞）

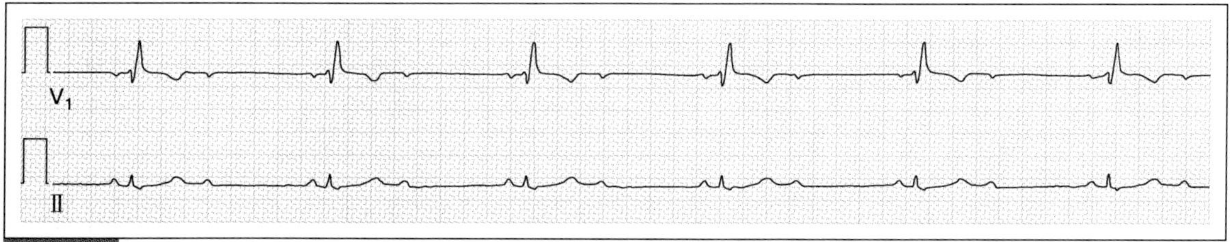

图 2.6

2∶1 房室传导阻滞合并宽 QRS 波。V_1 及 II 导联呈窦性心律合并 2∶1 房室传导阻滞。QRS 波宽度 > 0.12 s，呈右束支传导阻滞形态，提示二度 II 型房室传导阻滞可能。这一节律可被简单称为 2∶1 房室传导阻滞恶化（由于房室结传导能力以及心房激动频率的增加）。同时，阿托品和异丙肾上腺素可以改善房室结水平的阻滞而恶化房室结以下水平的阻滞。颈动脉窦按摩同样有助于鉴别阻滞水平，其可恶化房室结水平的阻滞，而改善房室结以下水平的阻滞（降低窦性频率并延长激动下传至希浦系统的时间，致使希浦系统从其不应期恢复）。

病因

2∶1 房室传导阻滞的致病因素与二度房室传导阻滞莫氏Ⅰ型（文氏传导）及莫氏Ⅱ型相同。

临床表现

症状包括头晕、晕厥及近乎晕厥样表现，部分患者可能无症状，这取决于患者的窦性频率以及其心室率快慢。

治疗方法

阿托品和异丙肾上腺素可以改善房室结水平的阻滞而恶化房室结以下水平的阻滞。因此，在怀疑希浦系统的传导阻滞时，不推荐使用阿托品。治疗策略取决于房室传导阻滞的水平，可参考二度Ⅰ型或二度Ⅱ型房室传导阻滞的治疗推荐与指南。在急性心肌梗死合并房室传导阻滞时，不推荐使用异丙肾上腺素，以避免其导致的窦性心动过速以及心室异位激动（表 2.4，流程图 2.3）。

高度房室传导阻滞

特点

高度房室传导阻滞特点在于连续的两个或两个以上 P 波不能下传至心室，但是仍有部分 P 波可下传至心室（并非完全性房室传导阻滞）。当存在房性心动过速时（如心房颤动），大于 5 s 的长间歇可认为存在高度房室传导阻滞。

表 2.4

2∶1 房室传导阻滞的治疗

临床情况	治疗
怀疑房室结水平的阻滞（通常呈窄 QRS 波，形态正常）	• 若患者无症状，通过动态心电图和运动负荷试验评估心率情况及昼夜变化；不需要治疗 • 运动负荷试验可帮助判断阻滞位置：运动后房室传导比例由 2∶1 演变为 3∶2 或更高的话，则可能为房室结水平阻滞 • 反之，运动后出现高度房室传导阻滞，则阻滞水平在希氏束内或希氏束以下 • 若房室传导阻滞与药物相关（如洋地黄类、β 受体阻滞剂、钙通道阻滞剂、胺碘酮等），必要时停用此类药物 • 可行电生理检查，置参考电极于希氏束观察阻滞水平，然而在房室结水平阻滞的患者电生理检查并无必要 • 在大部分情况下，经过长时间的观察后 2∶1 房室传导阻滞通常会转变为二度Ⅰ型或二度Ⅱ型房室传导阻滞，提示阻滞水平 • 阿托品或异丙肾上腺素可以增强房室传导，有助于鉴别阻滞水平 • 房室结内阻滞通常是良性的，但当其导致心脏停搏 3 s 以上或完全性房室传导阻滞且逸搏心率＜40 次 / 分、在清醒患者中引起症状时，具有永久起搏器植入指征 • 2∶1 房室传导阻滞合并血流动力学不稳定或是症状性心动过缓，且无明显可逆因素时，具有永久起搏器植入指征
怀疑房室结以下水平的阻滞（通常呈宽 QRS 波）	• 若血流动力学不稳定，建议安置临时起搏器 • 若存在束支传导阻滞，则怀疑房室结以下水平的传导阻滞，但仍不能排除房室结内的阻滞，可行电生理检查，置参考电极于希氏束观

表 2.4

2∶1 房室传导阻滞的治疗（续表）

临床情况	治疗
	察阻滞水平 • 若条件允许，观察长程心律监测结果，例如动态心电图 • 尝试颈动脉窦按摩和（或）静脉阿托品及运动负荷试验以帮助判断阻滞部位 • 偶尔情况下，可放置心外膜电极 • 若阻滞水平在希浦系统，具有永久双腔起搏器植入指征
无法通过心电图或是刺激/诱发操作判断阻滞水平	• 通过电生理检查评估阻滞水平，但实际操作极少运用 • 若阻滞位于希氏束内或更低水平，具有永久起搏器植入指征
心肌梗死	• 若是前壁心肌梗死，阻滞很可能位于希浦系统 • 安置临时起搏：通常在血运重建时安置 　• 由于90%以上的患者通常在数日内恢复为1∶1房室传导，永久起搏器仅在确定阻滞持续的情况下植入 • 若是下壁心肌梗死，阻滞很可能位于房室结内 　• 临时起搏的安置仅在患者出现症状或血流动力学不稳定的情况下，并在短时间内完成且不影响血运重建 　• 另外，短时间内血运重建后静脉使用阿托品一般可以缓解阻滞 　• 不需要植入永久起搏器，传导阻滞几乎都可恢复
术前	• 通过刺激/诱发操作或长程心电监护明确患者房室传导阻滞水平 • 若阻滞水平位于房室结，停用可能引起传导阻滞的药物

表 2.4

2：1 房室传导阻滞的治疗（续表）

临床情况	治疗
	● 一个例外情况是使用 β 受体阻滞剂的冠状动脉病变患者，术前继续使用存在降低死亡率及并发症的优势 ● 对于心脏手术而言，在以下情况可通过心外膜电极进行房室序贯起搏： 　● 心率＜ 40 次 / 分 　● 由于心室率过低导致的血流动力学不稳定 　● 房室分离 　● 出现症状 ● 对于非心脏手术且阻滞水平位于希浦系统，安置临时起搏（若是急诊手术）或植入永久起搏器（非急诊或择期手术）
术后	● 确定阻滞水平 　● 心脏手术（例如冠状动脉旁路移植术或瓣膜手术）后的数日内出现阻滞，即使阻滞在希浦系统内，一般也会在术后自然缓解 　● 房室传导阻滞通常是由于房室结或希氏束的损伤造成的，具有一定的可逆性；然而，若损伤位于希浦系统，损伤恢复则不完全可逆 ● 若阻滞与心内膜炎、主动脉瓣膜手术相关，并且阻滞位于希浦系统，则阻滞很难恢复并且通常需要植入永久起搏器

高度房室传导阻滞可以合并窄 QRS 波（图 2.7）或宽 QRS 波（图 2.8）。

病因

高度房室传导阻滞可能是良性病变（如迷走神经张力

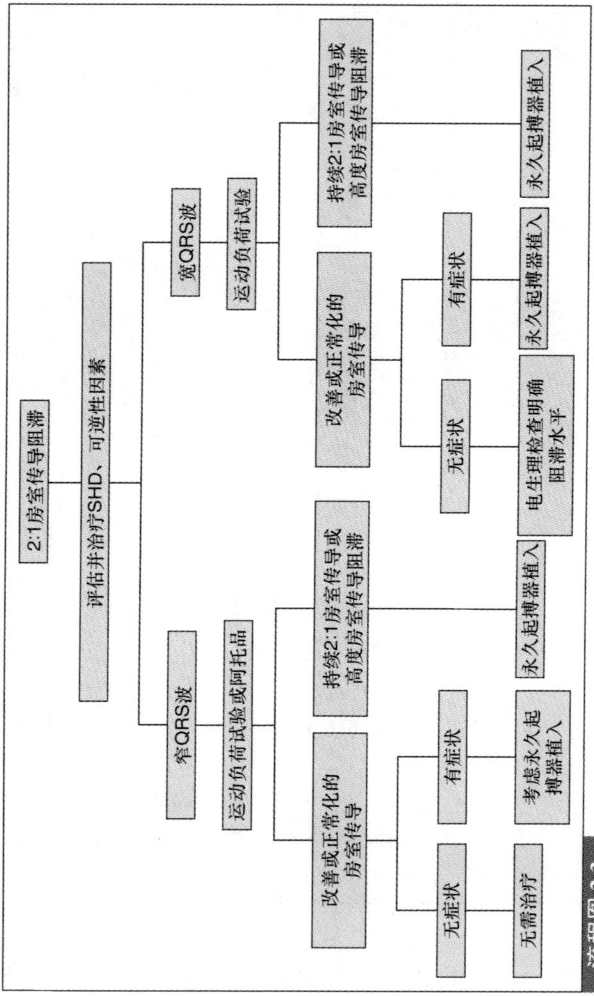

流程图 2.3

2：1 房室传导阻滞。SHD，结构性心脏病（没有明显的心肌病、瓣膜病、先天性心脏病或冠心病）

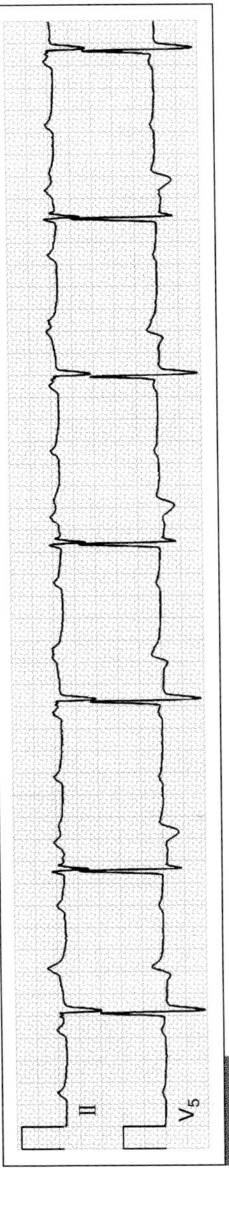

图 2.7 **高度房室传导阻滞合并窄 QRS 波。**Ⅱ和 V_5 导联呈快速的窦性频率（约 105 次 / 分）合并高度房室传导阻滞以及交替出现的交界性逸搏和窦性夺获。窦性夺获的心搏较交界性逸搏表现为更短的 RR 间期

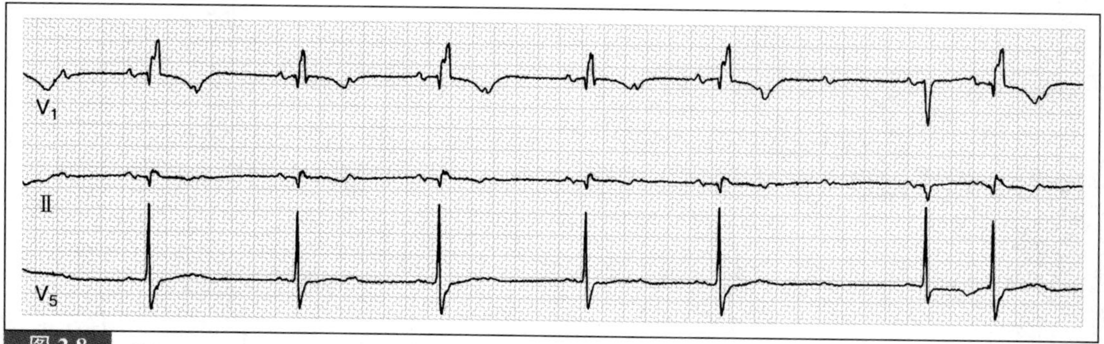

图 2.8

2：1 房室传导阻滞进展为高度房室传导阻滞。第一部分展示 2：1 房室传导阻滞伴右束支传导阻滞。QRS 波宽度逐渐变窄伴 PR 间期缩短，提示这些心跳的右束支传导功能部分恢复。在第 5 个 QRS 波之后，出现高度房室传导阻滞合并窄 QRS 波，提示心房激动下传或是交界性逸搏合并右束支传导功能完全恢复，并在下一跳时再次出现右束支传导阻滞。此心电图同时存在心室相的窦性心律失常现象：没有 QRS 波出现的 PP 间期更长

增高的情况，包括呕吐、插管、吸痰等，可认为是迷走神经相关性房室传导阻滞），或可能演变为严重抑或致命性的缓慢心律或心脏停搏。病因可能为原发性的传导系统退行性病变、心肌梗死、心脏手术、外伤、心肌炎、浸润性心肌病（如心肌淀粉样变性）、结节病、莱姆病、神经肌肉疾病（如强直性肌营养不良、肢带型肌营养不良、卡恩斯-塞尔综合征、腓骨肌萎缩症）、胶原血管病或是肿瘤转移。希浦系统内的阻滞导致高度房室传导阻滞时，窦性频率可能加快；若传导阻滞的同时窦性频率减慢，那么迷走神经张力增高则可能是导致传导阻滞的原因。有时，需行电生理检查明确阻滞部位。

临床表现

患者可能无症状，但大部分患者具有明显症状，例如晕厥及近乎晕厥样表现、头晕、虚弱、疲劳、心悸、呼吸困难、胸部不适、慢心室率相关的室性心律失常（特别是慢心室率或心脏停搏相关的多形性室速）。

处理方法

当高度房室传导阻滞患者出现慢心室率及慢心室率相关的室速所导致的症状，且无药物等可逆性因素，抑或导致传导阻滞的药物治疗不可中断（如冠心病、心力衰竭、快速性心律失常患者所需的 β 受体阻滞剂）时，具有永久心脏起搏器植入指征。对于无症状患者，高度房室传导阻滞合并 3 s 及以上心脏停搏、逸搏心率＜40 次 / 分、出现房室结以下逸搏心律或是束支传导阻滞时，提示希浦系统内存在病变，具有永久起搏器植入指征。然而，多数情况下，这些患者并非真的无症状，需要通过一定的负荷（如运动负荷试验）排除患者是否存在症状（表 2.5，流程图 2.4）。

表 2.5

高度房室传导阻滞的治疗

临床情况	治疗
无症状性	• 高度房室传导阻滞可能为阵发性，原因在于迷走神经张力增高，因此通常不需要植入永久起搏器，除非具有以下因素： 　• 临床表现显著 　• 反复发作 　• 对其他治疗无效 • 永久起搏器在以下情况具有植入指征 　• 高度房室传导阻滞引起 3 s 以上心脏停搏 　• 逸搏心率 < 40 次 / 分，心房颤动时心脏停搏 5 s 以上 　• 房室传导阻滞水平低于房室结 • 对于高度房室传导阻滞合并神经肌肉疾病的患者，具有永久起搏器植入指征
症状性	• 若高度房室传导阻滞引起症状性慢心室率或慢心室率相关性室速，具有永久起搏器植入指征 • 无可逆因素引起的房室传导阻滞或是由于必要药物治疗引起的传导阻滞，具有永久起搏器植入指征
心肌梗死	• 若发生症状性慢心室率，安置临时起搏 　• 急性心肌梗死时高度房室传导阻滞相对不常见 • 若前壁心肌梗死合并高度房室传导阻滞并持续数日，具有永久起搏器植入指征 • 若下壁心肌梗死合并高度房室传导阻滞，阻滞部位通常位于房室结；其通常呈一过性，不需要植入永久起搏器 　• 在及时血运重建的情况下，传导阻滞持续 1 ～ 2 周（极不常见），此时具有永久起搏器植入指征 　• 在做出起搏器植入决定前，可行运动负荷试验判断静息状态下的传导阻滞在运动引起交感神经张力增高的情况时是否好转

表 2.5

高度房室传导阻滞的治疗（续表）

临床情况	治疗
术前	• 除非急诊手术，术前应植入永久起搏器 • 永久起搏器植入应延期至心脏手术后，因心脏手术可能导致电极移位 • 若为急诊手术，术前安置临时起搏，并在术后安排永久起搏器植入术
术后	• 心脏手术过程中，安置临时腔内电极或心外膜电极作起搏备用 • 若手术过程（例如主动脉瓣手术）中存在对传导系统的损伤，导致房室传导阻滞 5 ～ 7 天内无改善，具有永久起搏器植入指征

三度房室传导阻滞（完全性房室传导阻滞）

特点

三度房室传导阻滞，或完全性房室传导阻滞的特点在于心房激动完全无法下传至心室（除去偶然的机会性传导）。三度房室传导阻滞可发生于窦性心律及其他房性心律，例如心房颤动、心房扑动。它可能是暂时的，也可能是持续的。三度房室传导阻滞时 QRS 波间隔规律，源自于交界区或心室。虽然三度房室传导阻滞是房室分离的一种，但不是所有房室分离都代表三度房室传导阻滞。房室分离（图 2.9）可能源于干扰，心房与心室竞争性并行心律，加速性交界性心律或是室性心律（包括室性心动过速合并独立的心房节律），或是窦性心动过缓合并逸搏心律。在这些形式的房室分离中，心房在一定条件下可以夺获心室，而不像三度房室传导阻滞那样完全无法夺获。

三度房室传导阻滞中，心房率一般快于心室率。逸搏心

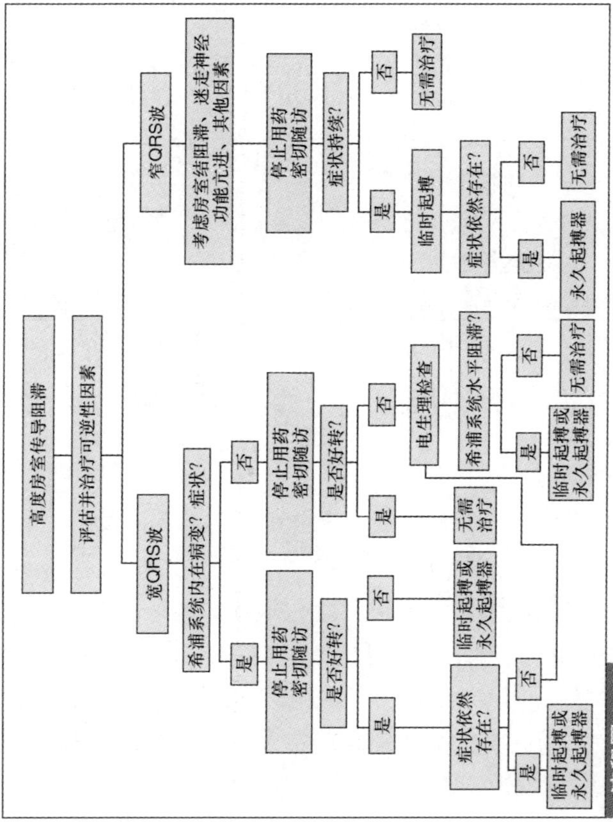

流程图 2.4
高度房室传导阻滞

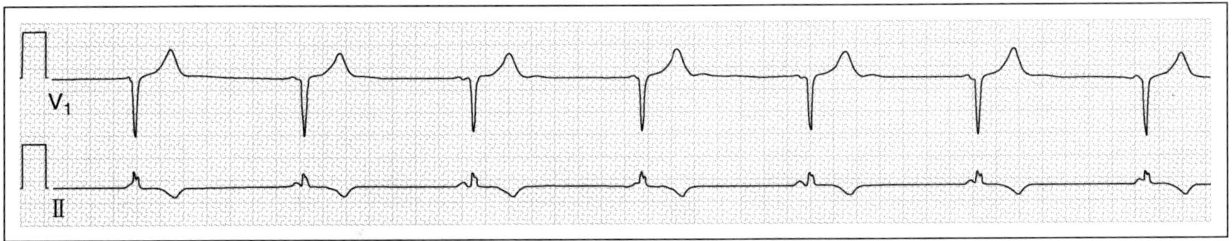

图 2.9

并行心律性房室分离（窦性心动过缓合并交界性逸搏及夺获心搏）。V_1 及Ⅱ导联呈房室分离及交界性心律（在下壁心肌梗死的情况下）。窦性频率和交界性心率非常接近。窦性频率约为 40 次 / 分，交界性心率约为 41 次 / 分

律可以是交界性（窄 QRS 波或宽 QRS 波）（图 2.10）或是室性（宽 QRS 波）（图 2.11）；在后一种情况，逸搏心律起源水平更低因此节律相对不可靠，其不能对自主神经张力改变进行应答且频率更慢（＜ 40 次 / 分）。三度房室传导阻滞在心房颤动时表现为窄 QRS 波或宽 QRS 波的逸搏心律并且 RR 间期一致（图 2.12）；然而，心房扑动时，心室律可能是规律的，存在固定房室传导比例（如 4∶1）。这种情况属于不典型的房室传导阻滞。

病因

三度房室传导阻滞可能是先天性，更多是获得性的。先天性三度房室传导阻滞通常会出现窄 QRS 波逸搏心律（交界性逸搏心律）。先天性三度房室传导阻滞与母源性的红斑狼疮及 SS-A（Ro）抗体、SS-B（La）抗体相关。获得性房室传导阻滞可呈阵发性或持续性，传导阻滞可在任意时刻恢复，或是在快速心室起搏或室性期前收缩后出现。主动脉瓣狭窄可能与三度房室传导阻滞相关。在一部分情况下，获得性三度房室传导阻滞与抗心律失常药物（如 I 类抗心律失常药物或胺碘酮）、钙通道阻滞剂、β 受体阻滞剂、地高辛或是高钾血症相关。当传导阻滞由药物引起时，患者本身一定存在潜在的心脏传导系统病变或是药物剂量极高。获得性三度房室传导阻滞可以发生于二尖瓣和（或）主动脉瓣修复或置换术后。若主动脉瓣修复手术后传导阻滞不改善，说明传导延迟或传导阻滞可能发生于希浦系统。三度房室传导阻滞可在室间隔手术修复后发生。心肌梗死后发生三度房室传导阻滞属于比较特殊的情况。在下壁心肌梗死中，通常逸搏心律为交界性（呈窄 QRS 波），较为可靠；三度房室传导阻滞通常是一过性的，并且可能是由于对房室结的直接损伤或是 Bezold-Jarisch 反射。若前壁心肌梗死合并三度房室传导

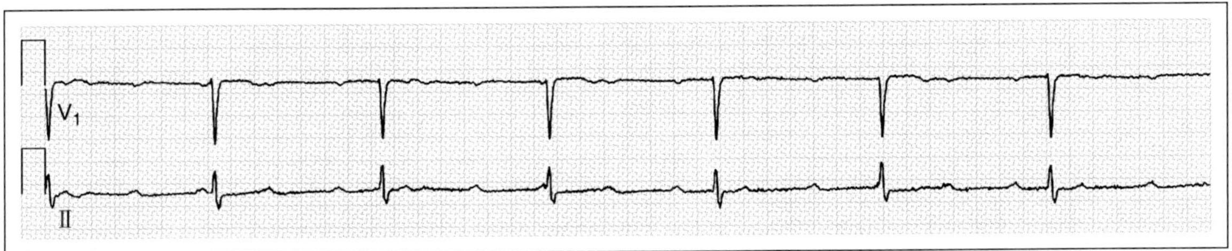

图 2.10

先天性三度房室传导阻滞合并窄 QRS 波交界性逸搏心律。这份心电图来自一位先天性三度房室传导阻滞的患者。Ⅱ和 V_1 导联上窦性频率为 103 次 / 分，窄 QRS 波节律与窦性节律无关，呈交界性节律（逸搏可能），心率为 43 次 / 分。房室分离，正如上图所示，并不一定说明房室传导阻滞；然而，在这位患者中，心室从未被夺获，房室传导阻滞诊断明确

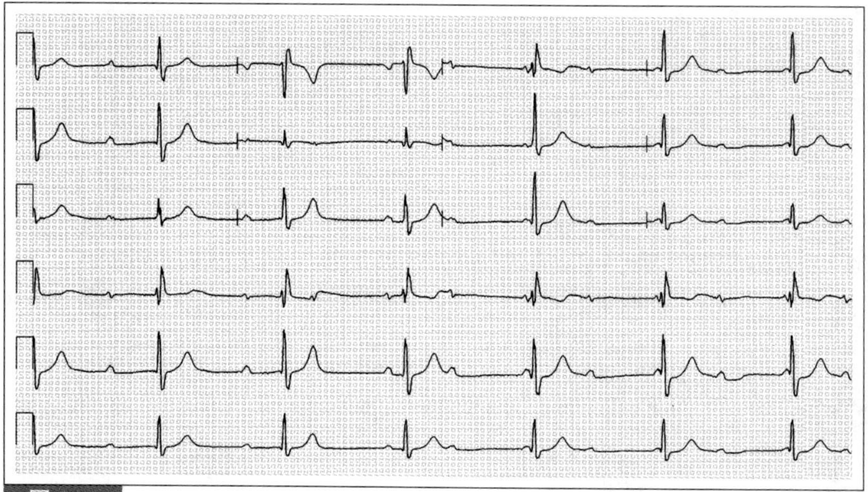

图 2.11

获得性三度房室传导阻滞合并宽 QRS 波逸搏心律。心电图示 P 波与 QRS 波无关的三度房室传导阻滞，PP 间期与 RR 间期固定但 PR 间期不固定。窦性节律（频率 74 次 / 分）与逸搏节律（频率 40 次 / 分）完全分离。宽 QRS 波形态及较慢的心室率提示逸搏节律来源于心室。然而，QRS 波形呈典型的右束支传导阻滞形态，提示该逸搏节律更可能是交界性心律。同时，此心电图存在心室相的窦性心律不齐现象：PP 间期内出现 QRS 波时长度更短，PP 间期内不出现 QRS 波时长度更长

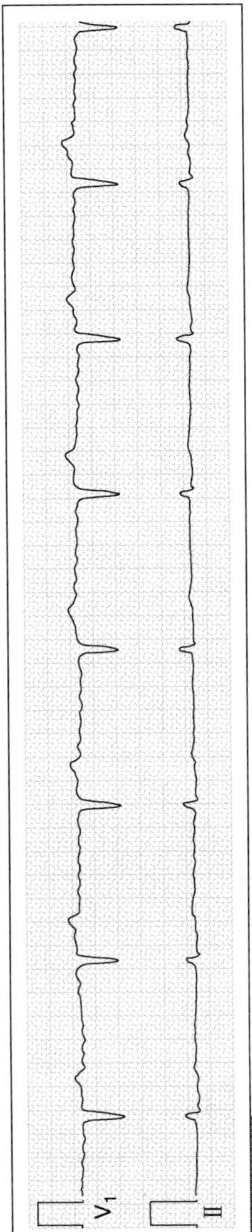

图 2.12

三度房室传导阻滞合并心房颤动。V_1 及 II 导联呈心房颤动合并三度房室传导阻滞（较慢的、规律的宽 QRS 波波形）。支持三度房室传导阻滞的证据是完全规律的心室节律

阻滞，通常是在广泛前壁心肌梗死的情况下发生，并且呈宽QRS波逸搏，住院期死亡率较高，远期预后差。传导阻滞通常不恢复，患者一般需要植入永久起搏器或埋藏式心脏复律除颤器（ICD）。三度房室传导阻滞可能与传导系统钙化或退行性病变、心内膜炎合并传导系统内化脓性炎症、莱姆病（通常呈一过性）以及房室结消融（以达到快速性房性心律失常时控制心室率的目的）相关。三度房室传导阻滞还可能与心肌病、心肌炎、急性风湿热、心脏传导系统肿瘤、高迷走神经张力和胸腔内肿瘤放疗相关。

临床表现

先天性三度房室传导阻滞呈窄QRS波逸搏心律，心室率高于40次/分，患者通常无症状；然而，心脏变时功能不全会时常发生，可导致疲劳、头晕、虚弱等症状。获得性三度房室传导阻滞可能也无症状，但更可能出现晕厥及近乎晕厥样表现、头晕、虚弱、疲劳、呼吸困难、心绞痛及气短等。心室率缓慢可能导致室性心律失常。据报道，获得性三度房室传导阻滞还可能导致心脏性猝死。

处理方法

先天性三度房室传导阻滞导致心脏停搏的风险尚不明确，然而最近报道称这一情况并非完全良性病变，特别是在心室率低于40次/分时。症状性的先天性三度房室传导阻滞存在永久起搏器植入指征，通常症状是由于心脏变时功能不全引起。对于无症状的先天性三度房室传导阻滞，是否植入永久起搏器存在争议。在获得性三度房室传导阻滞中，逸搏心律并不可靠，因为其起源于心室；此时具有永久起搏器植入指征，以改善症状并防止三度房室传导阻滞所导致的心脏停搏。较少的情况下，获得性三度房室传导阻滞由抗心律失常药物或高钾血症引起。在与电解质紊乱、抗心律失常药及其他药物或其他可逆性因素相关的三度房室传导阻滞中，纠正代谢紊乱或消除相关影响因素可使传导阻滞恢复，无需植入起搏器。下壁心肌梗死合并三度房室传导阻滞并非永久起搏器植入指征，除非患者三度房室传导阻滞持续时间超过 1 ～ 2 周，无论是否存在症状。下壁心肌梗死合并三度房室传导阻滞及宽 QRS 波逸搏心律时，安置临时起搏或植入永久起搏器在出现慢心室率相关症状时存在指征，然而其对远期预后作用甚微。尽管如此，在临床实践中，对于症状性或持续性三度房室传导阻滞，通常推荐植入永久起搏器（表 2.6，流程图 2.5）。

注意事项：

1. 判断先天性或获得性三度房室传导阻滞十分关键。

2. 若为获得性三度房室传导阻滞，确定心室功能及进行介入治疗必要性十分重要。冠状动脉旁路移植术或是其他心血管手术术前，永久起搏器应当推迟至术后完成，避免外科手术致使起搏器电极移位，而术中可通过放置心外膜电极做临时起搏，通常可坚持数日。

3. 若存在心功能不全，植入 ICD 而非单纯起搏器是更好的选择。

4. 若存在心功能不全，心脏再同步化治疗（CRT，包括 CRT-P 及 CRT-D）是更好的选择。在左心室射血分数（LVEF）≥ 35% 的患者中，CRT-P 相比 CRT-D 是更好的选择。

5. 临时起搏的适应证包括：间歇性心脏停搏、症状严重且反复发作三度房室传导阻滞、三度房室传导阻滞合并血流动力学紊乱、可逆性因素导致的症状性三度房室传导阻滞。

6. 经皮安置心外膜临时起搏的电极导线，其可靠性不及经静脉植入腔内的电极导线，因此，当患者出现症状性三度房室传导阻滞或三度房室传导阻滞引起间歇性心脏停搏时，不能完全依赖于心外膜临时起搏。

表 2.6

三度房室传导阻滞的治疗

临床情况	治疗
无症状获得性	• 排除可逆性因素，包括： 　• 高钾血症 　• 急性下壁心肌梗死 　• 地高辛中毒 　• 过量应用钙通道阻滞剂 　• 莱姆病 • 若心室率低于 40 次 / 分，一线治疗为植入 DDD 模式永久起搏器 • 临时起搏指征： 　• 心室率低于 40 次 / 分 　• 无法短时间内植入永久起搏器，且患者血流动力学不稳定 　• 三度房室传导阻滞具有明确的可逆因素，并且正在恢复阶段 • 临时起搏在逸搏心律患者中谨慎使用，特别是缓慢性的宽 QRS 波逸搏心律患者 　• 超速抑制可在短时间内发生 • 若逸搏心率高于 40 次 / 分，永久起搏器植入指征存在争议 　• 心室率高于 40 次 / 分的无症状患者应避免植入永久起搏器，特别是窄 QRS 波 • 为控制快心室率心房颤动行房室交界区消融后进展为三度房室传导阻滞的患者，存在永久起搏器植入指征 　• 此类患者可稳定保持慢心室率（＜ 40 次 / 分），并可能不出现症状 • 获得性三度房室传导阻滞的预后较差（在诊断后的 6 ～ 12 个月内死亡率＞ 50%） 　• 若不存在可逆因素，存在永久起搏器植入指征

表 2.6

三度房室传导阻滞的治疗（续表）

临床情况	治疗
有症状性	• 有永久起搏器植入指征 • 若短时间内无法植入永久起搏器，或患者存在一定可逆因素（如药物过量），建议立即安置临时起搏
先天性	• 通常呈窄 QRS 波、交界区（房室结区）逸搏心律 　• 患者通常无症状 • 无症状先天性三度房室传导阻滞患者，起搏器植入指征存在争议 　• 患者至少需要每年 1 次的紧密随访，评估是否存在心脏变时功能不全引起的症状 • 若存在症状性慢心室率表现，具有永久起搏器植入指征 • 若心室率低于 50 次 / 分，且不随运动负荷增加而改变（心脏变时功能不全），此时具有永久起搏器植入指征
心肌梗死	• 若存在症状性慢心室率表现，安置临时起搏 • 若前壁心肌梗死合并三度房室传导阻滞且三度房室传导阻滞持续不缓解，具有永久起搏器植入指征 • 下壁心肌梗死合并三度房室传导阻滞时，阻滞水平通常在房室结内 　• 传导阻滞通常可自行缓解，不需要植入永久起搏器 　• 在部分患者中三度房室传导阻滞不缓解，此时需要植入永久起搏器
术前	• 首先植入永久起搏器，除非为紧急手术 • 若为急诊手术，术前安置临时起搏，并于术后安排永久起搏器植入术
术后	• 安置临时起搏 • 若手术造成房室传导系统损伤（如主动脉瓣手术或房间隔修补手术），具有永久起搏器植入指征

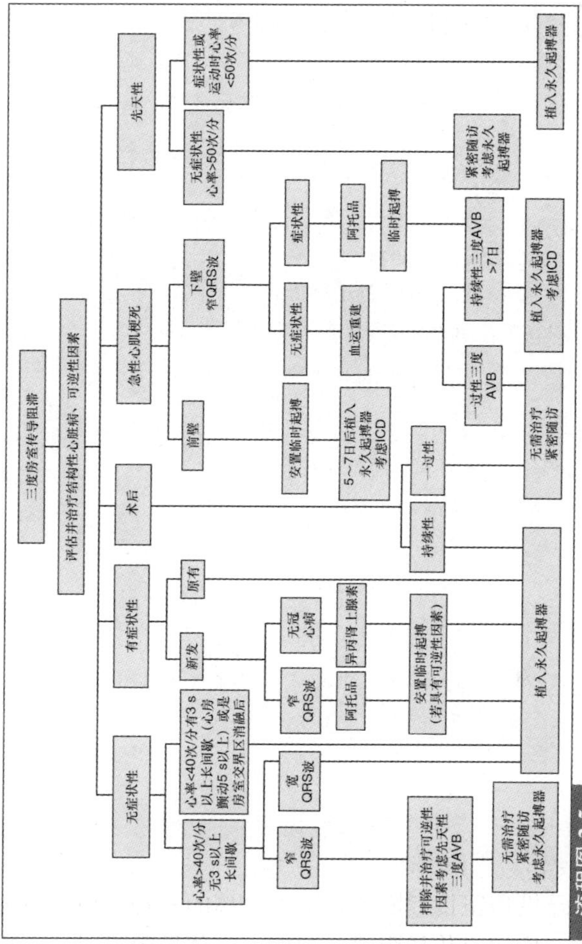

流程图 2.5
三度房室传导阻滞（Ⅲ° AVB）

7. 若三度房室传导阻滞与地高辛中毒相关，地高辛特异性抗体尽管价格不菲也应当使用。

8. 轻中度左心室功能不全合并三度房室传导阻滞的患者，行右心室心尖部起搏后可能出现左心室功能进行性下降；此时可行双心室起搏改善左心室功能不全的状况。

9. 三度房室传导阻滞的患者推荐植入双腔永久起搏器，其可减少心房颤动发作频率，特别是对于年轻患者。

房室分离

房室分离是指心房激动（通常来源于窦房结）与心室激动（通常来源于房室交界区、希浦系统或是心室）相互独立。当心室率快于心房率时所造成的房室分离与三度房室传导阻滞无关。当心房率和心室率接近时，似乎两者存在一定关系时，此类房室分离可称为并行心律。若异位房性心动过速与次级起搏点导致的加速性室性节律同时出现，此现象称为双重心动过速。

心室激动的出现可源于自律性增强的异位局灶（加速性室性心律）、室内折返（结构性心脏病引起的室速）或是由心房率低于交界性或室性逸搏心律频率所引起。引起次级起搏点频率增快的原因有心肌缺血、高儿茶酚胺状态、地高辛中毒或是应用阿托品后。引起心房率低下致次级起搏点出现逸搏心律的因素包括以窦性心动过缓为代表的窦性心律失常、迷走神经功能亢进、药物（β 受体阻滞剂和减慢心率的钙通道阻滞剂）。

尽管三度房室传导阻滞是房室分离的一种，但房室分离并不代表三度房室传导阻滞。三度房室传导阻滞时，心房激动基本上无法下传至心室；相反，某些房室分离时，基于心房激动的时机与心室肌的不应期，心房激动可以夺获（即下传并激动）心室。

心室夺获，指次级起搏点的冲动发放前出现 QRS 波，是房室分离的特征。心室夺获的 QRS 波形态常介于心房下传至心室的 QRS 波与异位灶（无论是加速性心律还是逸搏心律）激动心室引起的 QRS 波之间。这些 QRS 波又被称为融合波。因为融合波的出现代表心室被室上性激动所夺获，所以融合波也是房室分离的特征。通常需要观察长程心电记录以判断室性融合波等是否存在。

室内传导异常

左束支传导阻滞

特点

左束支传导阻滞（LBBB）（图 2.13）在心电图上具有以下特征：宽 QRS 波（＞ 120 ms），V_1 导联 QRS 波以负向为主，Ⅰ、aVL、V_6 导联以正向为主，呈大 R 波或 RR′ 波，继发性 ST-T 改变（前侧壁导联 ST 段压低，右胸导联 ST 段抬高）。由于 LBBB 时左心室除极异常，左心室肥大等形态学特征此时在心电图上无法辨别。LBBB 合并心肌梗死的诊断也比较困难，判断方法为：QRS 波正向的导联 ST 段抬高≥ 1 mm，而在 V_1、V_2、V_3 导联 ST 段压低≥ 1 mm。这一方法具有较好的特异度，但敏感度较差。

病因

虽然总体发病率为 0.02% ～ 0.05%，LBBB 主要并发于结构性心脏病（如扩张型心肌病）、冠状动脉粥样硬化性心脏病、心脏瓣膜疾病、传导系统退行性病变（Lev 病、Lenegre 病）和外伤。莱姆病、结节病或其他浸润性心脏病可能导致包括 LBBB 的传导障碍。LBBB 形态 QRS 波型由不典型旁路（房室旁路，例如 Mahaim 纤维）所导致者极为少见。若无其他心脏病变，LBBB 患者的预后较好；然而，若

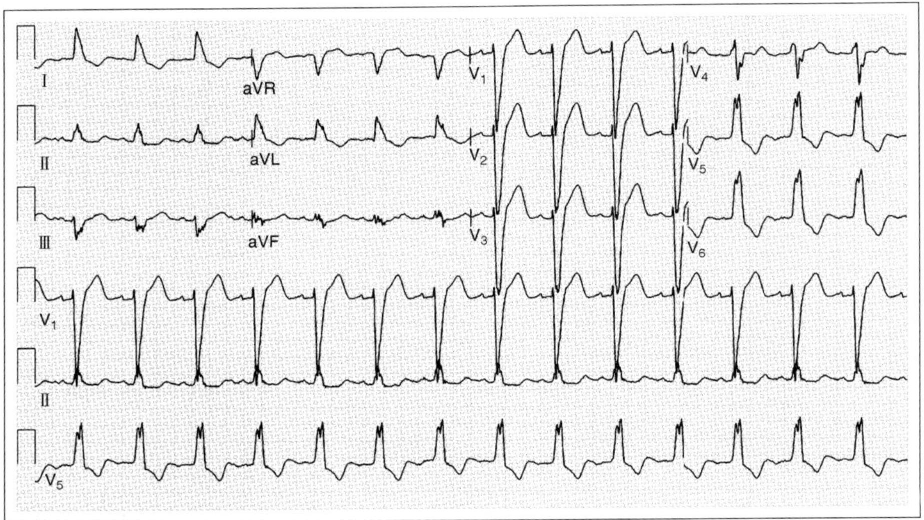

图 2.13

左束支传导阻滞。12 导联心电图呈现左束支传导阻滞，并存在以下特点：QRS 波增宽超过 120 ms；V_5、V_6、Ⅰ导联 R 波增宽并且普遍存在切迹；右胸导联呈 rS 或 QS 型；ST 段及 T 波继发性改变，方向与 QRS 波主波方向相反。QRS 波平均额面电轴正常，但通常存在电轴左偏

是存在心脏基础病变，合并LBBB患者10年内死亡率高达50%，是同类不存在LBBB患者的5倍之多。LBBB可导致患者心源性死亡率增加，特别是由于心室颤动引发的猝死。其因果关系尚不明确，但极可能由基础心脏病变所引起。LBBB进展至三度房室传导阻滞较为罕见（约1%）；但若电轴左偏合并LBBB，据报道患者具有更高的死亡率，同时三度房室传导阻滞远期发病率约为6%。这些患者的死亡通常与基础心脏疾病相关，或由心律异常所致。

临床表现

LBBB患者通常无症状，除非存在房室传导阻滞导致的心动过缓，可引起晕厥及近乎晕厥样表现、头晕、眩晕等；然而，部分获得性LBBB患者可进展为心肌病，以及左心室失同步化引起的收缩功能异常及二尖瓣反流所导致的心力衰竭表现。部分患者可由于左心室失同步化而出现症状。

处理方法

对于大部分患者不需要特殊治疗，除非合并存在房室传导阻滞或是心肌病引起的充血性心力衰竭。若计划放置右心导管（如Swan-Ganz导管），导管物理损伤右束支时可出现三度房室传导阻滞，此时需要临时起搏。如果存在LBBB相关的症状（例如晕厥），可行电生理检查排查希氏束以下水平传导阻滞，以判断是否需要植入永久起搏器。希氏束至浦肯野纤维传导时间（HV间期）在LBBB的情况下延长至60～80 ms，但这不是植入起搏器的指征。如果HV间期超过100 ms，此时具有起搏器植入指征。如果LBBB合并有左心室射血分数（LVEF）≤35%并且纽约心脏病协会（NYHA）心功能分级为Ⅱ、Ⅲ、Ⅳ级，植入CRT-D不仅能改善左心室功能与患者症状，降低心力衰竭住院率，同时亦可降低患者猝死风险（表2.7，流程图2.6）。

表 2.7

左束支传导阻滞的治疗	
临床情况	治疗
无症状性左心室功能正常	• 无需治疗——排除结构性心脏病及缺血性心脏病 • 需要长期随访 • 若患者右心室安置有导管或器械，临时起搏备用（优选通过腔内临时电极或心外膜电极），以免右心室导管或器械机械性损伤右束支导致房室传导阻滞 　• 右束支的机械性损伤可维持数分钟至 24 小时以上
症状性（晕厥、头晕）	• 收治入院，心电监护并排查评估结构性心脏病 • 若发生晕厥，存在电生理检查指征 • 如果 HV 间期≥ 100 ms 或者心房起搏＜ 160 次 / 分存在希氏束以下水平阻滞（应用或不应用普鲁卡因胺的情况下），存在永久起搏器植入指征
症状性（充血性心力衰竭表现）	• LVEF ≤ 35%，NYHA 分级为Ⅱ、Ⅲ、Ⅳ级，LBBB 且 QRS 波宽度＞ 130 ms 的患者，存在 CRT-D 植入指征；其不仅能改善左心室功能与患者症状，降低心力衰竭住院率，同时亦可降低患者猝死风险
心肌梗死	• 新发（或首次发现）LBBB：直接 PTCA 伴或不伴支架置入以进行血运重建 • 若存在二度或三度房室传导阻滞，安置临时起搏 • 新发 LBBB 提示广泛心肌缺血或梗死，提示预后较差 • 若无房室传导阻滞，将安置的临时起搏器调整至备用状态
术前	• 若患者无症状则无需治疗，无论患者有无冠心病或心脏收缩功能不全病史 • 若存在症状，进行超声心动图、运动负荷试验排查结构性心脏病 • LBBB 不是运动负荷试验的指征。若行运动负荷试验，需同时行心脏影像学检查以排查患者是否存在冠心病；若仅为评估患者运动耐量，则无需同时行心脏影像学检查

表 2.7

左束支传导阻滞的治疗（续表）

临床情况	治疗
术后	• 无症状则无需治疗 • 通常出现在主动脉瓣置换术后（一般为持续性）或是冠状动脉旁路移植术后（一过性，由心脏停搏引起）
左束支传导阻滞与右束支传导阻滞交替出现	• 交替出现的房室传导阻滞可能是由于三分支阻滞引起的（见三分支阻滞章节） • 三分支阻滞进展为三度房室传导阻滞比例较高，建议植入永久起搏器 • 交替出现的房室传导阻滞亦可由洋地黄中毒导致，虽然临床实践中十分罕见

PTCA，经皮腔内冠状动脉成形术

右束支传导阻滞

特点

右束支传导阻滞（RBBB）（图 2.14）在心电图上具有以下特征：宽 QRS 波（> 120 ms），V_1 导联呈 RSR′ 型，Ⅰ、aVL、V_5 和 V_6 导联出现宽大的 S 波，提示 QRS 波结束段激动向量朝向右心室。继发性 ST 段的方向与 QRS 波结束段方向相反。RBBB 与左侧旁路的预激综合征在心电图上表现类似，但左侧旁路的心电图 V_1 导联上 R 波起始部存在顿挫（Delta 波）和非典型的 RSR′ 波。RBBB 本身在 V_1 和 V_2 导联上不出现大 R 波，但当它们存在时，通常与去极化异常相关而与其他因素无关。V_1 和 V_2 导联出现大 R 波（非典型 RBBB 形态）的情况包括后壁心肌梗死、右心室肥大以及强直性肌营养不良。Brugada 综合征可引起右胸导联出现传导延迟，但其特征性的 ST 段抬高及 T 波倒置可以鉴别该诊断。

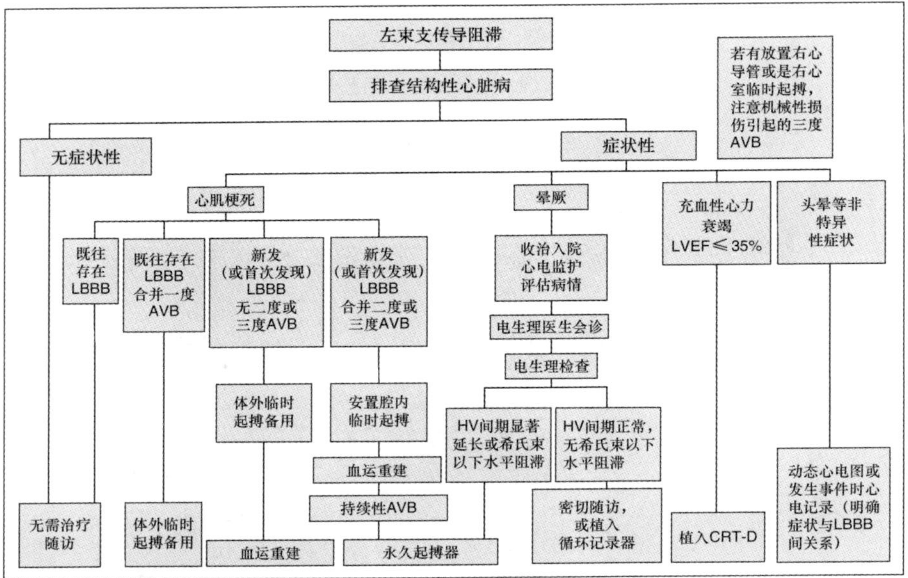

流程图 2.6
左束支传导阻滞。AVB，房室传导阻滞

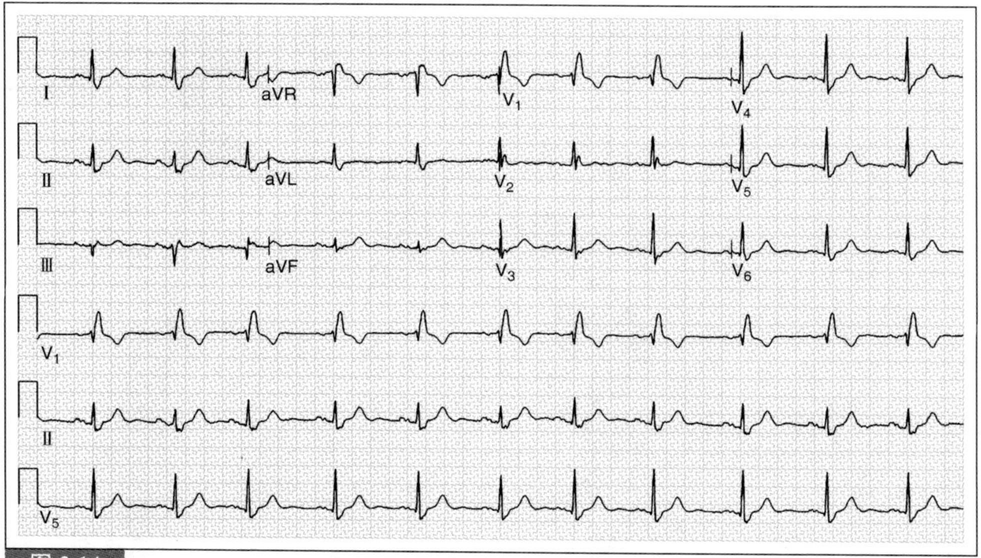

图 2.14

右束支传导阻滞。12 导联心电图呈现右束支传导阻滞，并存在以下特点：QRS 波增宽超过 120 ms；V_1 及 V_2 导联的 QRS 波中出现第二个 R′ 波（呈 rsR′ 或者 rSR′ 型）且高度比 QRS 波起始部位的 R 波高；V_5、V_6、Ⅰ导联可见增宽的 S 波；在右胸导联上 ST 段及 T 波继发性改变，方向与 QRS 波终末方向相反。QRS 波平均额面电轴正常

病因

在健康人群中 RBBB 的发病率约为 0.16%，但其随年龄增长，在老年患者中发病率为 2.4%。RBBB 与患者基础心脏疾病有关，可在心肌梗死、心脏手术（特别是涉及右心室的手术）、肺动脉栓塞、心肌炎以及放置右心导管时出现一过性机械损伤时出现。同时，肺动脉高压、先天性心脏病、心力衰竭的情况下也可出现 RBBB。频率相关的（通常是心动过速相关）RBBB 很常见，其并无临床意义。在 Framingham 研究中，RBBB 与心房颤动、房性期前收缩、高胆固醇血症、糖尿病、脑血管意外、一过性脑缺血、吸烟、肥胖和高血压相关（但并非由其引起）。为预防束支折返性室性心动过速而进行射频消融时，消融右束支可导致 RBBB。RBBB 可引起死亡率增高，但这可能是由于患者基础心脏疾病导致。存在基础心脏疾病的 RBBB 患者 10 年死亡率高达 33%，而在没有基础心脏疾病的 RBBB 患者 10 年死亡率仅为 9%（死亡率类似于不存在 RBBB 的患者）。根据征兵数据统计，无症状 RBBB 患者（平均年龄 42 岁）共 37 名中仅有 1 名（2.7%）患者存在冠心病。

临床表现

RBBB 本身不引起症状。症状由基础心脏疾病引起，或是由于其他心律失常（房室传导阻滞、室上性心动过速和室性心动过速）而引起晕厥等症状。

处理方法

无症状患者无需处理，然而 RBBB 患者（特别是 65 岁以上患者）通常需要排查心脏疾病，包括冠心病、心肌病、右心室肥大、右心室功能不全等。若急性心肌梗死患者合并双分支阻滞（RBBB 合并左前分支阻滞或左后分支阻滞），此时通常为广泛心肌梗死累及前壁及间隔，如果出现二度或三度房室传导阻滞，需行临时心脏起搏（表2.8，流程图2.7）。

表2.8

右束支传导阻滞的治疗

临床情况	治疗
无症状性 门诊患者	• 无需治疗 • 右心室安置有导管或器械（如Swan-Ganz导管）时可导致右束支机械性损伤 　• 右束支的机械性损伤最长可维持至24 h
症状性（晕厥）	• 收治发生晕厥的RBBB患者 • 住院期间发生晕厥（可能与房室传导阻滞或是室性心动过速相关），尝试将症状与症状当时的心电记录结果进行匹配 • 排查、评估基础心脏结构性病变 • 考虑行电生理检查，评估房室传导功能及是否可诱发室性心动过速（在症状性RBBB中，30%患者可诱发室性心动过速）
心肌梗死	• 孤立性RBBB：无需治疗 • RBBB合并左前分支阻滞或左后分支阻滞（新发或首次发现）或是交替性束支传导阻滞 　• 安置临时起搏 　• 或者安置腔内起搏系统 • 3%～7%的心肌梗死患者出现RBBB，通常伴有左前分支阻滞，通常由于前壁或前间壁梗死 　• 目前RBBB合并左前分支阻滞的患者趋于减少，这一现象可能与早期血运重建相关
术前	• 无需治疗，无需临时起搏 • 排查基础心脏病变
术后	• 无治疗 • 最为常见的心脏传导系统异常

表 2.8

右束支传导阻滞的治疗（续表）

临床情况	治疗
左束支传导阻滞与右束支传导阻滞交替出现	• 若无可逆性因素，植入心脏永久起搏器

频率相关性束支传导阻滞

特点

频率相关性束支传导阻滞（图 2.15）时 QRS 波可呈现 LBBB、RBBB 或兼具两者特点的形态；频率相关性分支传导阻滞较为罕见。

心动过速相关性（依赖性）（“3 相”）束支传导阻滞通常涉及右束支。这一现象可发生于正常患者中，通常呈 RBBB 是由于右束支不应期长于左束支的生理现象。因此，在房性期前收缩或是心房率偏快的情况下，室内传导阻滞通常先累及右束支而非左束支。希浦系统不应期与之前联律间期呈比例：在短 RR 间期或是较快的心室率之后，其不应期较短；而在长 RR 间期或是较慢的心室率之后，其不应期较长。因此，房性早搏发生在长 PP 间期后的短 PP 间期时，希浦系统的不应期更长，更易出现传导阻滞。由于右束支不应期长于左束支，在短 PP 间期时 RBBB 出现的概率更高。这一现象是心房颤动时 Ashman 现象的本质，即长 RR 间期后的短 RR 间期可出现 RBBB。首个传导阻滞的 QRS 波其后的若干 QRS 波也可存在束支传导阻滞，此现象称为蝉联现象，即激动连续从一侧心室隐匿性地跨间隔传导至右束支（心电图上不可见），致使右束支连续出现功能性传导阻滞（隐匿性传

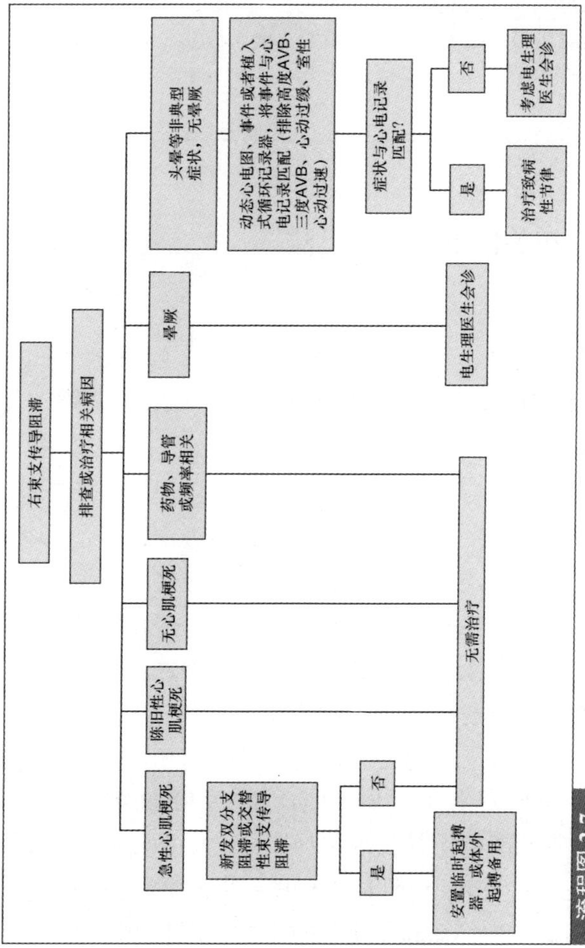

流程图 2.7 右束支传导阻滞。AVB，房室传导阻滞

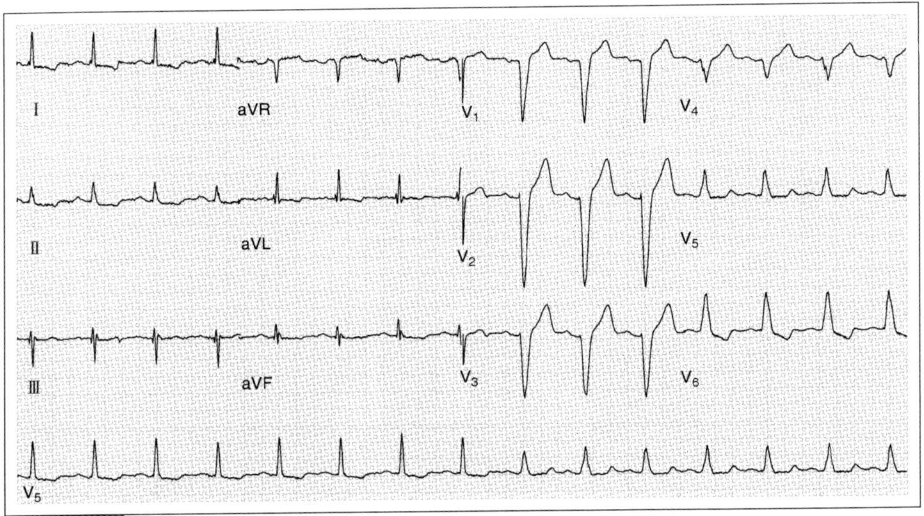

图 2.15

频率相关性束支传导阻滞。12 导联心电图的前一半呈窦性心律合并窄 QRS 波。但在其后半部分呈现左束支传导阻滞，并存在以下特点：QRS 波增宽超过 0.12 s；V_1 导联呈 rS 型。出现左束支传导阻滞时窦性频率略微加快

导异常）。虽然频率相关性 RBBB 发生于心动过速或较为提早出现的心房异位激动被认为是生理现象，但是，频率相关性 LBBB 通常与结构性心脏病相关，并且其发生时的心室率也慢于频率相关性 RBBB。同一患者可同时存在频率相关性 LBBB 及 RBBB，两者交替出现。频率相关性束支传导阻滞不代表三分支阻滞。

心动过缓相关性传导阻滞（“4 相”）相对少见，特点是在房室传导正常、正常心房率下正常 QRS 波的基础状态，心脏停搏或心房率减慢时出现的束支传导阻滞。这通常是由于希浦系统的损伤所导致的心动过缓过程中 4 相除极，引起其中一分支缓慢除极，使激动能沿着另一分支传导。心动过缓相关性传导阻滞通常与心脏疾病的进展相关。

病因

频率相关性 RBBB 通常是正常的生理现象。然而，LBBB、频率相关性 LBBB 几乎总是发生于基础结构性心脏病的患者，例如扩张型心肌病、冠心病、心脏瓣膜疾病、传导系统退行性病变（Lenegre 病）、心脏纤维支架硬化症（Lev 病）和外伤。莱姆病、结节病或其他浸润性心脏病可能导致传导异常，例如频率相关性 LBBB。

临床表现

频率相关性束支传导阻滞通常无症状，除非存在 LBBB 合并显著的左心室失同步化。频率相关性束支传导阻滞通常在运动负荷试验或动态心电图中被发现。

处理方法

对大部分患者无特殊治疗，除非存在相关房室传导阻滞或合并心力衰竭的心肌病。如果左心室功能不全，LVEF ≤ 35% 且 NYHA 心功能分级为 Ⅲ 或 Ⅳ 级，植入

CRT-D 可改善症状。如果 LVEF ≤ 45% 且 NYHA 心功能分级为Ⅱ或Ⅲ级，植入 CRT-P 可改善症状（表 2.9）。

分支阻滞

分支阻滞是指室内传导系统的三支（右束支、左前分支与左后分支）中的一支出现传导延迟或阻滞。QRS 波宽度通常轻度增宽（≥ 100 ms 但< 120 ms）。右束支形态呈束支状而非分支辐射状，其血供主要来源于房室结支（90% 患者的血供来自于右冠状动脉、10% 患者的血供来自于回旋支）或左前降支近端以及前降支远端。左前分支的血供主要来源于左前降支和房室结支。左后分支由更广泛的束支纤维网络组成，其血供主要来源于右冠状动脉及回旋支。

单分支阻滞

特点

累及右束支引起的单分支阻滞不改变 QRS 波额面电轴，QRS 波轻度增宽并呈 RBBB 形态。单独累及左束支的分支

表 2.9

频率相关性束支传导阻滞的治疗

临床情况	治疗
无症状 左心室功能正常	• 无需治疗
症状性（充血性心力衰竭）	• LVEF ≤ 35%，NYHA 分级为Ⅲ、Ⅳ级，LBBB 且 QRS 波宽度> 130 ms 的患者，植入 CRT-P 或 CRT-D 不仅能改善左心室功能与患者症状，同时亦可降低患者猝死风险

阻滞时，QRS 波增宽不超过 120 ms，QRS 波额面电轴左偏。左前分支阻滞（LAFB）（图 2.16）的心电图特点为 QRS 波宽度＞ 100 ms，电轴左偏＞－ 30°，Ⅱ、Ⅲ、aVF 导联呈 rS 型，Ⅰ、aVL 导联呈小 Q 波，并且 QRS 波起始至 R 波波峰间隔＞ 40 ms。LAFB 中，胸导联 R 波递增不良（R 波在 V_4 导联或之后移行），V_2 ～ V_6 导联普遍存在小 Q 波（非陈旧性心肌梗死引起）。这些心电图特征以及电轴左偏在左心室肥大中都可见，并非 LAFB 独有。通过 aVL 及 aVR 导联中 R 波时间可将 LAFB 区别于其他引起电轴左偏的原因：LAFB 在 aVL 导联中 R 波先于 aVR 导联终末段 R 波。左后分支阻滞（LPFB）（图 2.17）的心电图特点包括 QRS 波宽度＞ 100 ms，电轴右偏，Ⅰ导联呈 rS 型，Ⅱ、Ⅲ、aVF 导联呈小 Q 波（非陈旧性心肌梗死引起）。由于孤立性 LPFB 很罕见，排除电轴右偏的其他原因后方可诊断 LPFB。

病因

单分支阻滞通常是在心电图上偶然发现的，不提示存在基础心脏疾病。最常见的相关因素是冠心病，但两者不一定存在因果关系。孤立的分支阻滞通常是良性的。正常人群中，分支阻滞的发生率为 2% ～ 5%，并随年龄增长而升高。

临床表现

孤立的单分支阻滞患者无症状。如果出现症状，说明存在相关心脏疾病。

处理方法

孤立的单分支阻滞无需治疗，需进一步排查、评估心脏基础病变（表 2.10）。

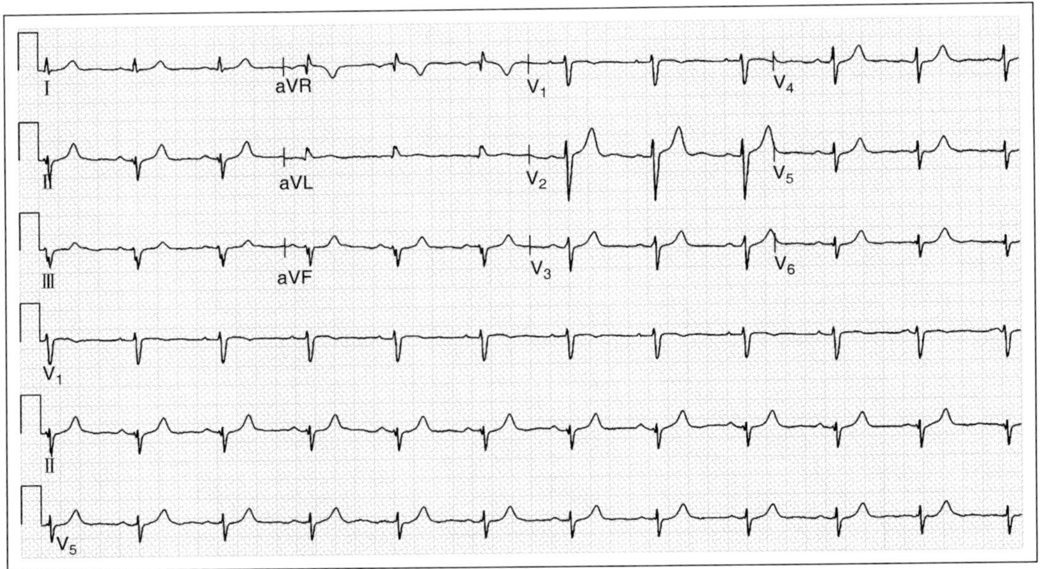

图 2.16

左前分支阻滞。12 导联心电图呈左前分支阻滞，并存在以下特点：电轴左偏（平均 QRS 波电轴位于－45° 和－90° 之间）；Ⅰ和 aVL 导联呈 qR 型，Ⅱ、Ⅲ和 aVF 导联呈 rS 型；QRS 波宽度位于 80 ～ 110 ms 之间；胸导联 R 波递增不良

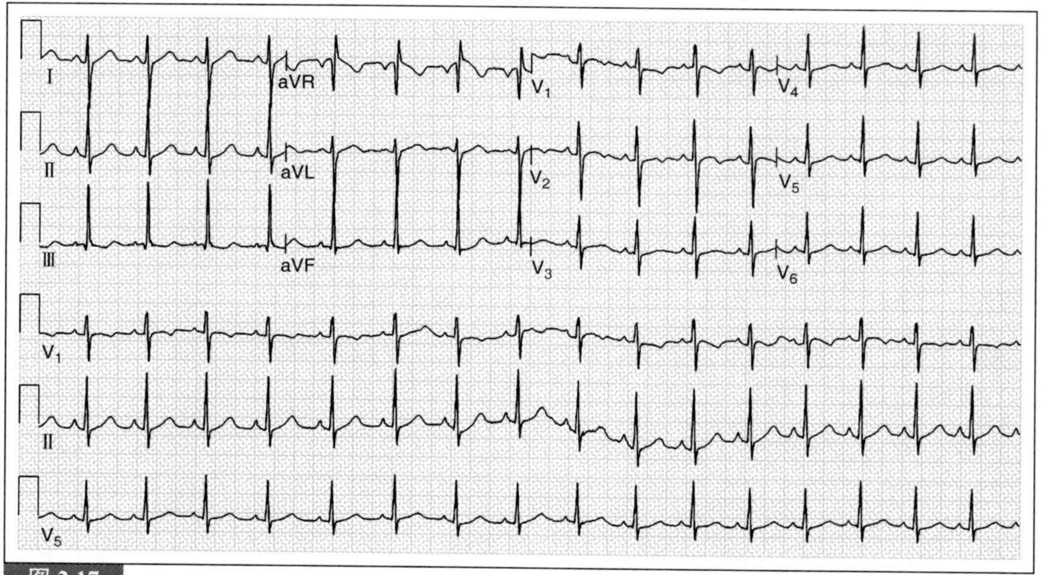

图 2.17

左后分支阻滞。12 导联心电图呈左后分支阻滞，并存在以下特点：电轴右偏（平均 QRS 波电轴位于 + 101° 和 + 180° 之间）；S_1Q_3 图型（Ⅰ导联深 S 波、Ⅲ导联 Q 波）；正常或轻度增宽的 QRS 波（QRS 波宽度位于 80 ～ 100 ms 之间）。孤立出现的左后分支阻滞少见，是电轴右偏的不常见原因

表 2.10

单分支阻滞的治疗

临床情况	治疗
左前分支阻滞	• 无需治疗 • 排除其他电轴左偏的原因，例如： 　• 肺气肿 　• 左心室肥大 　• 下壁心肌梗死 　• 先天性心脏病
左后分支阻滞	• 正常患者罕见 • 无需治疗 • 排除其他电轴右偏的原因，例如： 　• 右心室肥大 　• 侧壁心肌梗死 　• 悬垂心 • 通常与 RBBB 同时存在（双分支阻滞）
心肌梗死	• 无特殊治疗 • 监测是否进展为双分支、三分支阻滞或是房室传导阻滞。若有进展，提示梗死面积广泛，可能需要预防性临时起搏
术前	• 无需治疗
术后	• 无需治疗 • 若为新发病变，考虑心动过速相关性传导延迟或是急性缺血为可能原因

双分支阻滞

特点

双分支阻滞是指室内传导系统的三支（右束支、左前分支与左后分支）中的两支出现传导延迟或阻滞。RBBB 通常与 LAFB 并存（图 2.18）或与 LPFB 并存（图 2.19）。孤

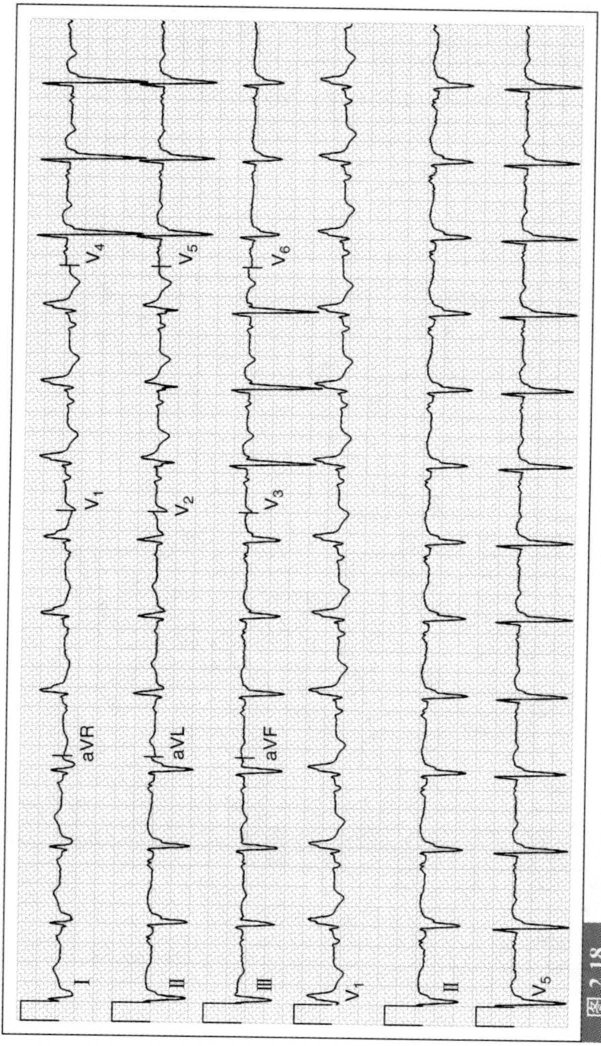

图 2.18　右束支传导阻滞合并左前分支阻滞——双分支阻滞。 12 导联心电图呈窦性心律，左前分支阻滞合并右束支传导阻滞图形

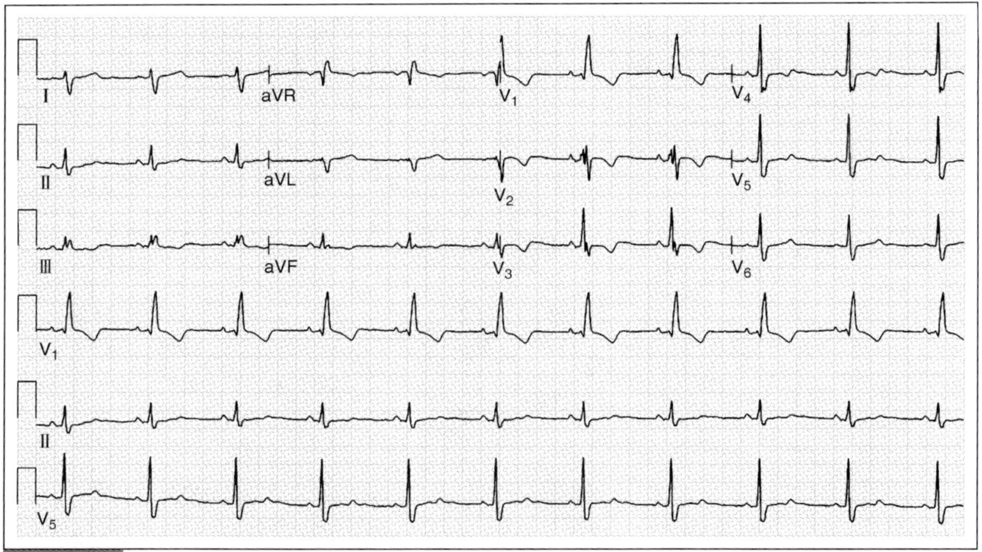

图 2.19

右束支传导阻滞合并左后分支阻滞——双分支阻滞。12 导联心电图呈窦性心律以及右束支传导阻滞（V_1 导联呈宽大的 rsR′ 型，V_5 和 V_6 导联呈深宽的 S 波）和左后分支阻滞（电轴＞＋ 100° 且 Ⅰ 和 aVL 导联无提示侧壁心肌梗死的病理性 Q 波）

立 LBBB 不被认为是双分支阻滞（LAFB ＋ LPFB），然而解剖学认为这种可能性存在。双分支阻滞在成人中发生率为 1% ～ 2%。

病因

双分支阻滞通常与结构性心脏病相关，并很可能进展为三度房室传导阻滞。双分支阻滞每年有 1% ～ 4% 进展为房室传导阻滞，并且每年有 17% 的患者发生晕厥。双分支阻滞出现晕厥的患者更容易产生恶性室性心律失常（然而两者无因果关系）。当一度房室传导阻滞合并出现双分支阻滞时，有 20% ～ 40% 存在症状的患者为三分支阻滞（即双分支病变中剩余的第三支同样存在病变），虽然在大部分病例中 PR 间期的延长是由于房室结内传导阻滞（而非剩余的第三支病变）。LAFB ＋ RBBB 的双分支阻滞较 LPFB ＋ RBBB 更为常见。其原因在于左前分支仅有前降支供血，并且其与左心室流出道的相对位置关系导致其更容易受到机械性损伤。而左后分支有双重血供（右冠状动脉与回旋支），因此 LPFB ＋ RBBB 的情况与心脏广泛病变相关。LPFB ＋ RBBB 进展为三度房室传导阻滞的概率更高，2 年死亡率高达 15% 并且猝死率为 9%。

临床表现

无特殊临床表现，除非出现房室传导阻滞引起的心动过缓。

处理方法

仅当进展为房室传导阻滞（如二度或高度房室传导阻滞）时出现症状的情况下进行对应的处理（表 2.11，流程图 2.8）。

表 2.11

双分支阻滞的治疗

临床情况	治疗
无症状性	• 无需治疗 • 评估心脏结构性病变 • 首次发现时，筛查心脏病变 • 新发则提示快速进展的心脏疾病
症状性	• 探索症状发生的原因 • 若原因不明，请电生理医生会诊或行电生理检查评估房室传导情况
心肌梗死	• 若前壁心肌梗死时出现二度Ⅱ型及以上的房室传导阻滞时，安置临时起搏 • 避免使用抗心律失常药物，以免恶化传导阻滞 • 传导阻滞并非使用 β 受体阻滞剂治疗心肌梗死的禁忌证 • 提示预后不良，特别是在急性广泛前壁心肌梗死的情况下 　• 心肌梗死致死率更高，无论双分支阻滞发生于心肌梗死前或心肌梗死后。死亡原因未知
术前	• 评估心脏结构性病变（超声心动图、运动负荷试验） • 并非手术禁忌证
术后	• 瓣膜术后可发生持续性双分支阻滞 • 以下情况存在永久起搏器植入指征 　• 反复发作或持续性二度Ⅱ型房室传导阻滞 　• 高度或三度房室传导阻滞 • 若有一过性二度、高度或三度房室传导阻滞，行电生理检查明确 HV 间期，确定房室传导阻滞水平 • HV 间期＞ 100 ms 或阻滞水平低于房室结，存在永久起搏器植入指征

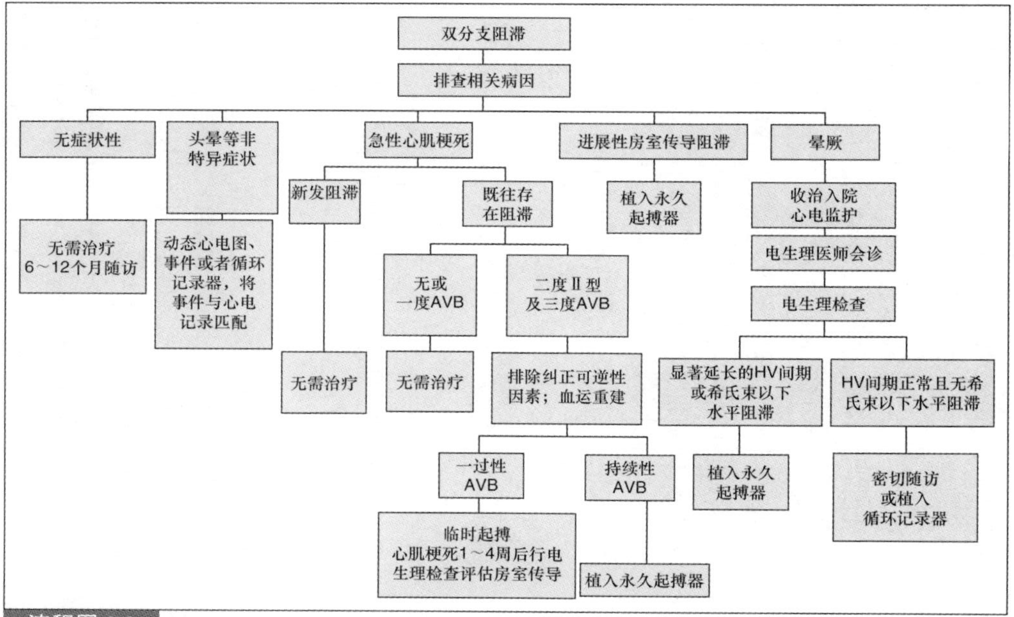

流程图 2.8
双分支阻滞。AVB，房室传导阻滞

三分支阻滞

特点

三分支阻滞的特点在于所有分支均存在传导延迟或阻滞。一种三分支阻滞的形式是交替性的束支或分支阻滞，阻滞在左前分支与左后分支间交替（LAFB 及 LPFB）。三分支阻滞时，三条分支同时阻滞的情况一般并不存在，房室传导比例仍为 1∶1；若三条分支同时阻滞，便会引起三度房室传导阻滞。三分支阻滞中，可表现为分支的不应期延长或仅仅是分支内的传导时间延长。另一种可能则是存在分支隐匿性逆传，三分支前传功能并非完全阻滞，无需治疗，特别是间歇性阻滞、无症状性且电生理检查证实存在充分传导的情况。另一种被广泛认同的三分支阻滞是指一度房室传导阻滞（PR 间期延长）合并双分支阻滞，但这并不正确，因为一度房室传导阻滞可能代表的是房室结水平的阻滞。静脉阿托品或是运动负荷试验可以帮助判断阻滞水平：若一度房室传导阻滞缓解，则阻滞水平在房室结；但如果窦性频率加快而房室传导阻滞加重，阻滞水平可能在房室结以下水平。

病因

三分支阻滞通常与基础结构性心脏病相关，例如冠心病（包括陈旧性心肌梗死）、传导系统退行性病变（Lenegre 病），心脏纤维支架硬化症（Lev 病）或其他可引起房室传导阻滞的原因。三分支阻滞可进展为高度或三度房室传导阻滞。

临床表现

仅在出现房室传导阻滞引起的心动过缓时出现症状。

处理方法

出现房室传导阻滞引起的症状或心肌梗死急性期出现

分支阻滞时采取治疗措施。若存在症状与交替性束支传导阻滞，间歇性二度、高度或三度房室传导阻滞时，具有永久起搏器植入指征。存在症状但无房室传导阻滞表现的患者，可行电生理检查评估房室传导状况；无症状患者则紧密随访，必要时也可行电生理检查。HV间期＞100 ms具有永久起搏器植入指征（表2.12，流程图2.9）。

表2.12

三分支阻滞的治疗

临床情况	治疗
门诊 无症状性	• 若是存在交替性束支传导阻滞、间歇性高度或完全性房室传导阻滞的三分支阻滞 　• 收治入院，心电监护，电生理检查，植入永久起搏器 • 若存在交替性分支或束支传导阻滞，行电生理检查明确房室传导状况 • 基线状态、心房起搏或普鲁卡因胺刺激下，HV间期＞100 ms或希氏束以下水平阻滞，则具有永久起搏器植入指征
症状性	• 存在二度或三度房室传导阻滞，具有永久起搏器植入指征
心肌梗死	• 前壁心肌梗死急性期存在二度或三度房室传导阻滞，安置临时起搏 • 植入永久起搏器不改善生存率 • 下壁心肌梗死时传导阻滞水平通常在房室结，一般可自行恢复 • 临时腔内起搏随时备用
术前	• 患者无一般状况改变、无症状，则无需治疗 • 临时腔内起搏随时备用
术后	• 新发病变提示心肌损伤 • 排除心肌梗死，持续心电监护 • 若与术前心电图对比无改变，则无需特殊治疗

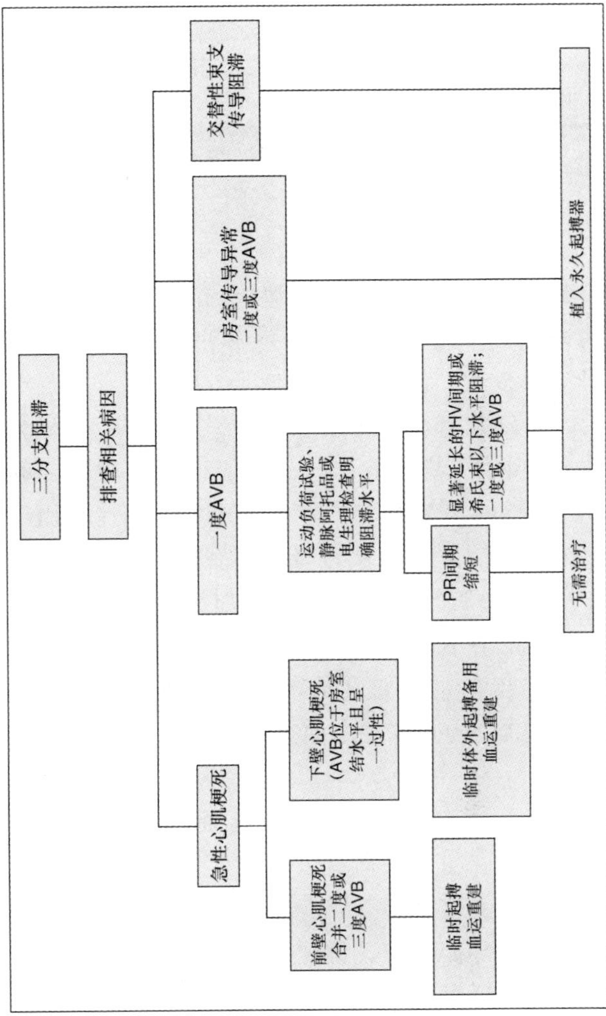

流程图 2.9

三分支阻滞。AVB，房室传导阻滞

第三章
异位波形及异位心律

（林长坚　译　凌天佑　校）

房性期前收缩

特点

房性期前收缩（简称房性早搏或房早，PAC）是指起源于心房内或心房附近或者肺静脉内的室上性异位除极，代替窦房结的激动。最常见的起源部位位于肺静脉口部或肺静脉内，特别是有心房颤动风险的患者。房早可表现为独立的，单一的或多种形式的二联律、三联律或四联律（图 3.1）。很早的房早可能不能传导至心室，这是由于传导在房室结或希浦系统内被阻滞的缘故；这些被阻滞的房早（图 3.2）是心脏短暂停搏的常见原因。有时，当心律更加不规则时，在长 RR 间期之后的很早的房早可出现差异性传导，导致宽 QRS 波（典型的 RBBB），和室性期前收缩类似，可通过 QRS 波之前提前出现的 P 波进行鉴别（图 3.3）。

房早可以连发或者表现为非持续短阵房性心动过速。房早非常常见，并可能在所有人群中出现，不管是否存在结构性心脏病。大多数情况下，房早不引起症状，但如果房早激动不能传导至心室，导致了很慢的有效心率时，可能会出现症状。很早联律的房早，心房收缩和心室收缩时间接近，和关闭的房室瓣膜对抗，心房不能排空可导致相应的症状，降低每搏输出量，使心房扩张、心房内压力增加（可见颈静脉 A 波）。与室性期前收缩不同，大多数房早

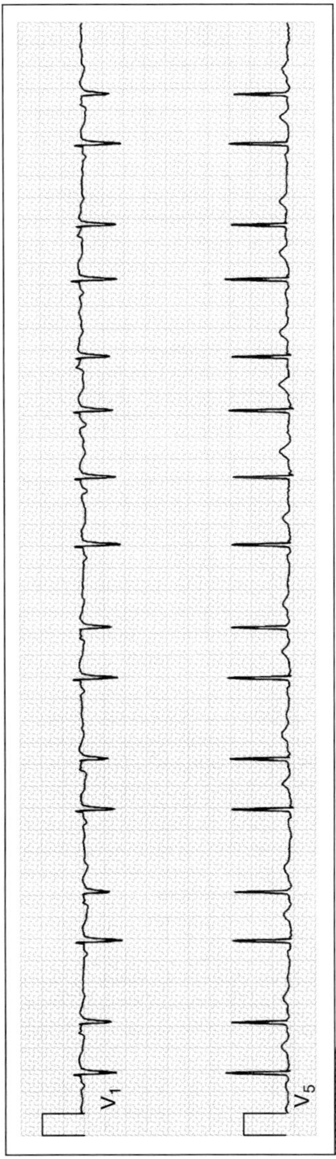

图 3.1 房早。V_1 和 V_5 导联表现为窦性心律，并伴有以非窦性 P 波（异位 P 波）为特征的频发房早

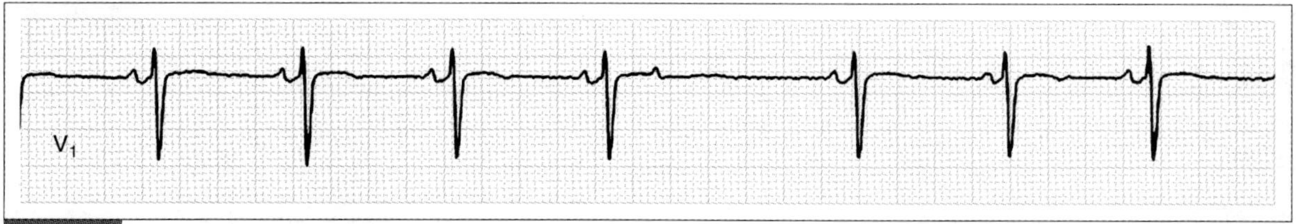

图 3.2

房早未下传。V_1 导联显示窦性频率大约为 75 次 / 分。在第 3 个窦性心律之后有 1 个暂停，T 波上有细微的变化。这是 1 个过早的 P 波，不能传导到心室。房早未下传是导致心脏短暂停搏的常见原因

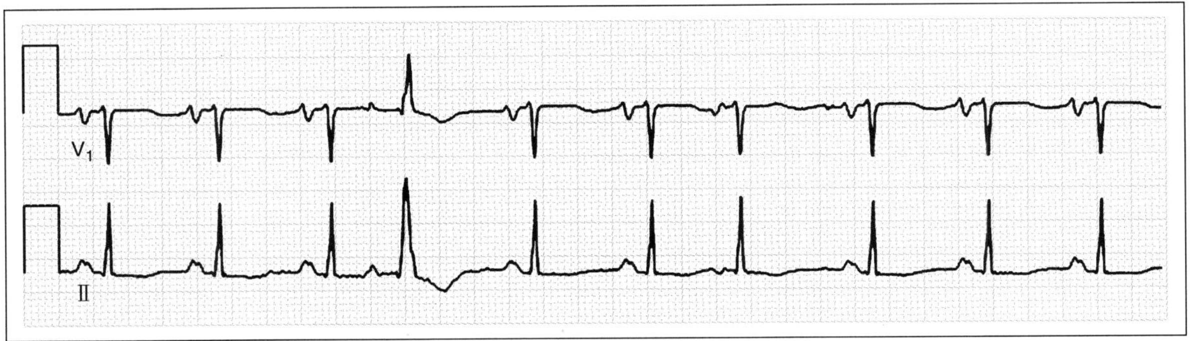

图 3.3

房早伴差异性传导。V$_1$ 和Ⅱ导联显示窦性心律伴有 2 个房早。第 2 个房早正常传导伴有 1 个窄 QRS 波（第 7 个 QRS 波），但第 1 个房早因差异性传导产生 1 个宽 QRS 波（第 4 个 QRS 波），是由于右束支传导阻滞伴左后分支阻滞

不会合并窦房结传入阻滞，从而可以重整窦房结，导致不完全的早搏后代偿间歇。然而，不完全代偿间歇不是早搏起源部位的判断标准。房早偶尔可导致持续的室上性心动过速，比如心房颤动。如果 P 波隐藏在前一个 T 波里，房早可能和室性期前收缩混淆，特别是在出现室内差异性传导的情况下。

病因

心房异位激动可被酒精、咖啡因、巧克力、甲基黄嘌呤、儿茶酚胺、吸烟、应激、睡眠不足、疲劳、缺氧、一过性或者慢性的心房内压力增加以及心房内机械刺激（Swan-Ganz 导管插入）等加剧。频发房早，特别是多种形态的房早，可以类似心房颤动，并可能构成其发展的风险。心房颤动复律后，房早常见，可能是心房颤动早期复发的预测因子。它们很少由心肌梗死引起，除非出现心房梗死或心包炎。心房梗死后房早的产生机制尚不清楚，但在某些情况下可能是由于局灶放电或肺静脉口内或附近的微折返所致。存在心包炎的房早可能代表特定病灶的炎性刺激。

临床表现

患者偶有心悸，但很少出现无法忍受的心悸。在正常人群中罕见频发房早（小于 2% 的健康受试者每 24 h 有大于 100 次房早），但随着年龄的增长，患病率增加，特别是当有相关的心房传导异常、心房压力升高或心房增大时。房早可见于任何类型的肺部疾病和结构性心脏病，可能是阵发性心房颤动的先兆。

处理方法

很少有患者需要进行房早的控制。患者可放心，不用接受治疗，除非存在严重或难以忍受的症状。因为抑制房早的治疗比起房早本身可能会带来更不利的影响（如副作用、致心律失常作用）。患者教育在这种情况下常常有所帮助。心房颤动复律后早期房早需要进行控制，因其可能预示着心房颤动的早期复发。如果房早诱发心房颤动或有明显症状，可能需要抗心律失常药物甚至消融治疗（表 3.1）。

表 3.1

房早	
临床情况	治疗
轻度或无症状	• 无需治疗 • 安抚患者 • 评估心房颤动的风险（如心房增大、心房压力升高），因为房早可能触发心房颤动
症状明显	• 安抚患者 • 消除潜在的诱因（如咖啡因、酒精） • 探索引起症状的原因 • 考虑植入事件记录器，将症状与心律失常联系起来 • 房早与症状可能不相关，此时治疗也不会改善症状 • 通过病史、体格检查和超声心动图排除结构性心脏病，尤其是二尖瓣疾病 • 一线治疗：β 受体阻滞剂，可以作为按需用药的基础 • 钙通道阻滞剂有时可能有效 • 注意：以上药物均缺乏使用证据 • 对 β 受体阻滞剂或钙通道阻滞剂没有反应的症状明显的患者，如果没有结构性心脏病，可使用Ⅰ C 类抗心律失常药物 • 在极少数情况下可选择消融，如考虑房早可能来源于局灶

表 3.1

房早（续表）

临床情况	治疗
触发心房颤动	• 详见“心房颤动” • 考虑 β 受体阻滞剂作为一线治疗（见“心房颤动”） • 如果 β 受体阻滞剂无效且患者症状明显，可以考虑使用Ⅰ C 类抗心律失常药物（无心脏或冠状动脉疾病） • 如果有结构性心脏病或其他心房颤动血栓栓塞的危险因素，可能需要抗凝 • 在心房颤动直流电复律后，房早很常见，但可在数分钟至数小时或数天内缓解 • 为预防心房颤动早期复发可于早期使用抗心律失常药物，然后停药 • 消融心房颤动的触发灶可预防持续性或永久性心房颤动

心肌梗死	• 无需治疗，除非房早：
	  • 频发、症状明显或不能耐受血流动力学异常
	  • 触发心房颤动（在这种情况下，β 受体阻滞剂是一线治疗）

术前	• 无需治疗 • 房早可能触发心房颤动，但不需要进行预防性抗心律失常治疗
术后	• 如果异位搏动触发阵发性心房颤动，可将 β 受体阻滞剂作为一线治疗 • 短期的抗心律失常药物，包括胺碘酮用于心房颤动，有时是必要的
未下传（阻滞）房早	• 无需治疗 • 阻滞的房早可以引起短暂停搏，可能与窦性停搏或二度房室传导阻滞相混淆 • 很少引起症状，很少需要治疗 • “阻滞的房早二联律”可以导致有效心率减慢并产生症状性心动过缓；在这种情况下控制房早是有帮助的

交界性期前收缩

特点

交界性期前收缩（PJC）起源于房室交界区。代偿后间歇可以是完全代偿或不完全代偿。取决于交界处的冲动是否遇上窦房结的传入阻滞（未干扰窦性冲动的频率时，产生完全代偿间歇）或穿透窦房结（窦房结起搏细胞去极化和重整窦性节律）。交界性期前收缩（图 3.4）呈窄 QRS 波，除非存在 BBB。交界性期前收缩的特点往往是 1 个早搏，无 P 波或为逆行 P 波（在Ⅱ、Ⅲ、aVF 导联是倒置的），P 波可发生在 QRS 波之前、期间或之后。交界性期前收缩时，P 波也可以独立出现。

病因

交界性期前收缩发生在结构正常的心脏，通常无临床意义，且为自限性。亦可见于窦房结功能障碍。交界性期前收缩在心肌梗死中罕见。

临床表现

交界性期前收缩可能导致心悸。

处理方法

处理与房早相同。除非患者有症状，否则一般不进行治疗。抗心律失常药物一般很难控制交界性期前收缩，消融治疗交界性期前收缩难度较大，且很难避免心脏传导阻滞（表 3.2）。

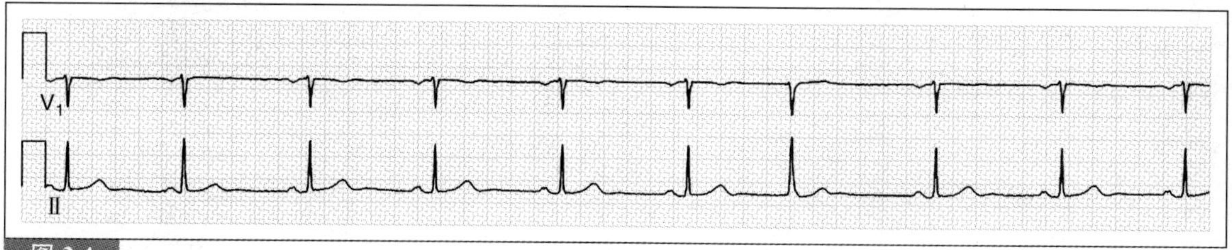

图 3.4

交界性期前收缩。V_1 和Ⅱ导联显示窦性心律，第 7 个 QRS 波是交界性期前收缩。交界性期前收缩提前出现，之前没有 P 波，其产生的 QRS 波和窦性心律时的 QRS 波很相似，且不影响窦性周期长度（PP 间期保持不变，预期出现的窦性 P 波在交界性期前收缩的 ST 段出现）

表 3.2

交界性期前收缩

临床情况	治疗
可传导	• 无需治疗 • 如果有症状，治疗与房早相同
不能传导	• 和传导的房早和交界性期前收缩类似 • 可类似于心脏传导阻滞
心肌梗死	• 无需治疗
术前及术后	• 除非有很显著的症状，否则不需治疗 • 如有症状，以 β 受体阻滞剂作为一线治疗

室性期前收缩

特点

室性期前收缩（简称室性早搏或室早，PVC）是过早的异位搏动起源于右心室（RV）或左心室（LV），可以表现为多种形式，偶尔可引起症状。室早可在窦性心律或任何其他心脏节律时发生。如果室早逆传心房遇到窦房结不应期或不能逆传心房，则产生完全“代偿间歇”，从而不影响窦房结放电频率；如果室早激动逆传心房后穿透窦房结，导致窦房结重整，将会产生不完全代偿间歇。代偿间歇不能区别早搏是室性还是室上性的。“插入”性室早（图 3.5）不影响该室早前后的 RR 间期，甚至在室早逆传（隐匿性）除极房室结导致假性一度房室传导阻滞发生的情况下。室早偶尔会与其他异位搏动混淆：房早伴室内差异性传导可类似于室早；然而，仔细观察多导联同步记录心电图，通常可以发现提前激动的 P 波。短阵房早可以引起隐匿性传导导致连续的差异性传导，类似多个连续的室早。

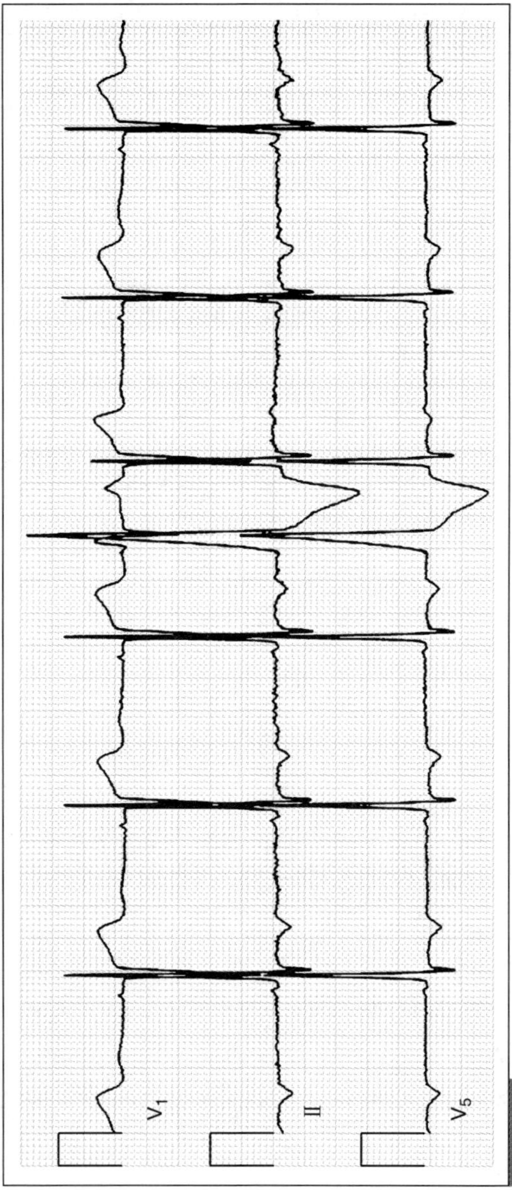

图 3.5 **插入性室早。** V_1、Ⅱ和 V_5 导联显示 1 个插入性室早（第 4 个 QRS 波），其中室早发生在 2 个连续的窦性搏动之间，没有代偿间歇

室早可有如下特征：①单一形态；②多种形态（多灶性或多样性）和融合波（图 3.6），融合波是指心室同时通过室早和室上性激动的前向传导而去极化；③和窦性激动有多个偶联间期；④室早二联律或三联律；⑤诱发非持续性或持续性室性心动过速（VT）。每个窦性搏动后跟随一个室早称为室早二联律，每两个正常搏动后跟随一个室早称为室早三联律，每三个正常搏动后跟随一个室早称为室早四联律（图 3.7）。室早也可以表现为室性并行心律，心室的异位起搏点规律地自行发放冲动，并能防止窦房结冲动入侵，可持续存在数年。该早搏在心电图上的出现时间反映了组织不应期及不同程度的传入或传出阻滞（使周围心室组织去极化），由于异位室性搏动的发生和周围组织的除极无关，异位室性搏动与窦性搏动的配对间期不恒定。室性并行心律是良性的。室性并行心律所致的室性心动过速极为罕见，也很难诊断。

病因

室早在有或没有结构性心脏病的患者中很常见。在健康人群中，经单次心电图检查，室早发生率为 0.77% ～ 2.8%；经动态心电图检测的发生率为 17% ～ 100%。在正常人群中，室早（即使是频发室早）常常是单一的，往往起源于流出道，最常见于右心室（图 3.8），左心室流出道起源者相对少见（图 3.9），包括起源于主动脉窦内，或左心室和右心室的其他部位。早搏可能会引起焦虑，这可能会进一步增加早搏发作的频率。根据人群研究，复杂的室性异位节律（频发室早，多形性室早或突发室性心动过速）往往在老年人群及伴有结构性心脏病人群中多见，其发病率为 7% ～ 22%（老年人中可高达 77%）。室早可表现为不同的形式，可因运动、情绪压力、酒精、缺血、心力衰竭或机械刺激（如 Swan-Ganz 导管插入）而加剧。

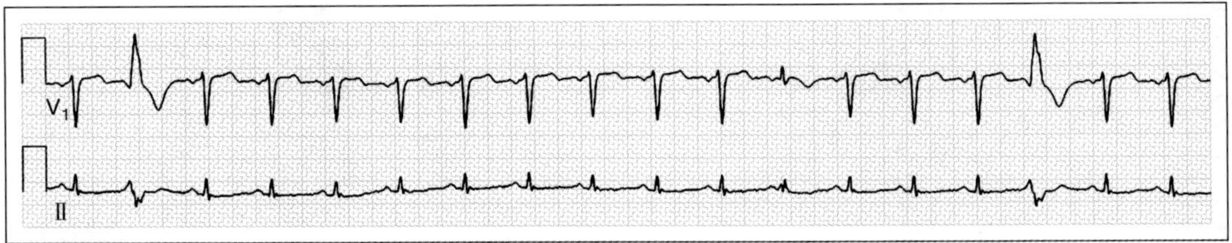

图 3.6

室早融合波。同步记录的 V_1 和Ⅱ导联显示正常窦性心律伴室早。第 2 个和第 16 个 QRS 波为室早。第 12 个 QRS 波在窦性 P 波之后但和它无关，伴随短 PR 间期且比其他室早更窄，它是一种融合波，代表两个位点导致心室同步激动，在出现室性融合波的情况下，激动源于窦性激动及心室局灶活动。由此产生的 QRS 波形态介于窦性激动和室早产生的 QRS 波的中间形态。融合波的 QRS 波时限小于 0.12 s

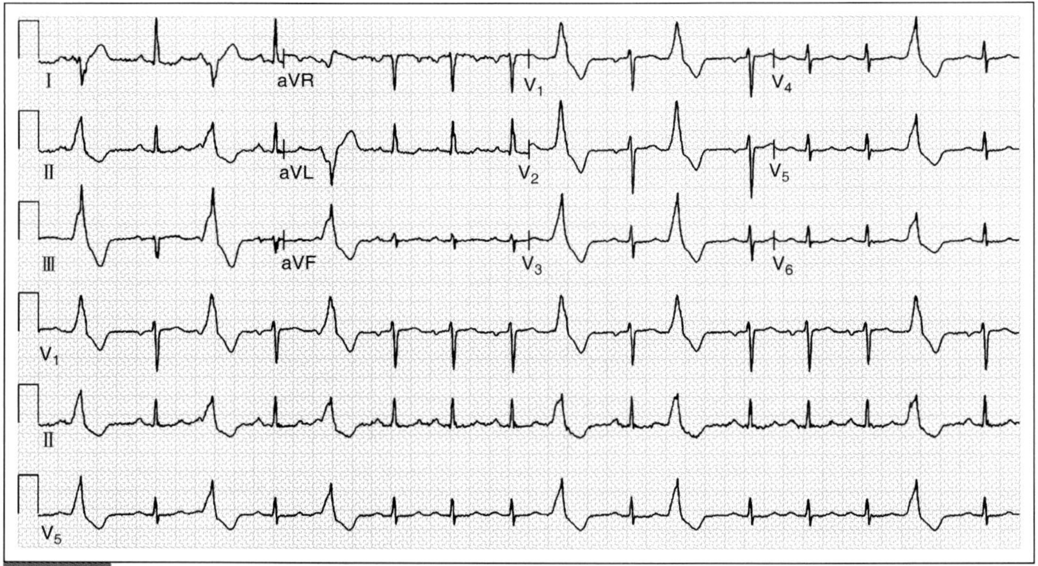

图 3.7

室早二联律及四联律。12 导联心电图显示提早出现的 QRS 波，前面不伴有 P 波，这代表室早。V_1、Ⅱ、V_5 导联节律条带的第一部分，室早呈现二联律，但第 4 个和第 6 个室早表现为四联律

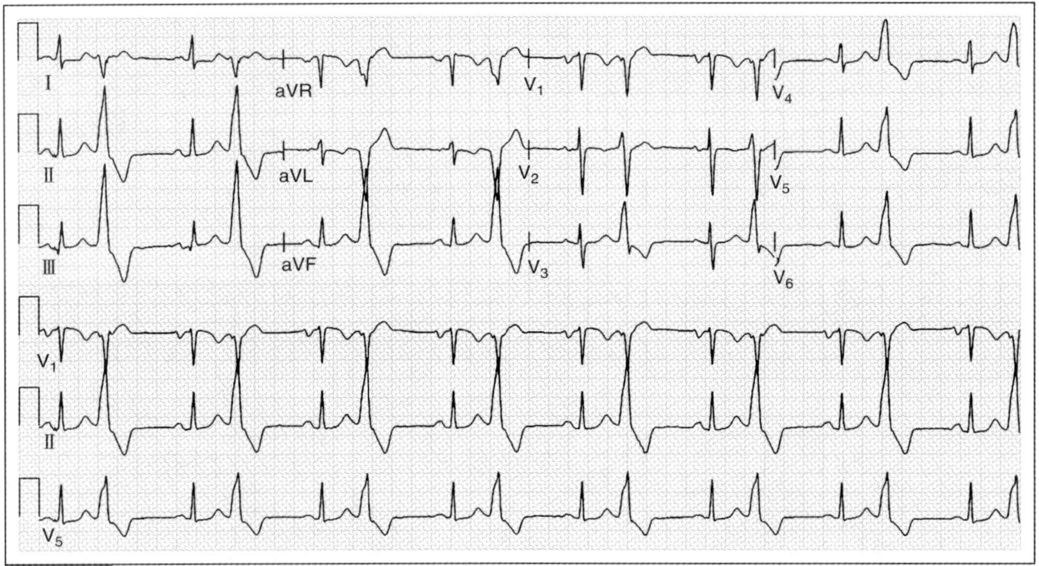

图 3.8

右心室流出道室早。这张 12 导联心电图和 V_1、Ⅱ、V_5 导联节律条带显示孤立的室早二联律，室早起源于右心室流出道或左心室流出道。左束支传导阻滞图形提示右心室起源，但 V_3 导联 R 波移行提示亦有左心室流出道起源的可能。流出道起源的室早平均额面电轴朝向下方，提示由基底部向心尖部的除极顺序

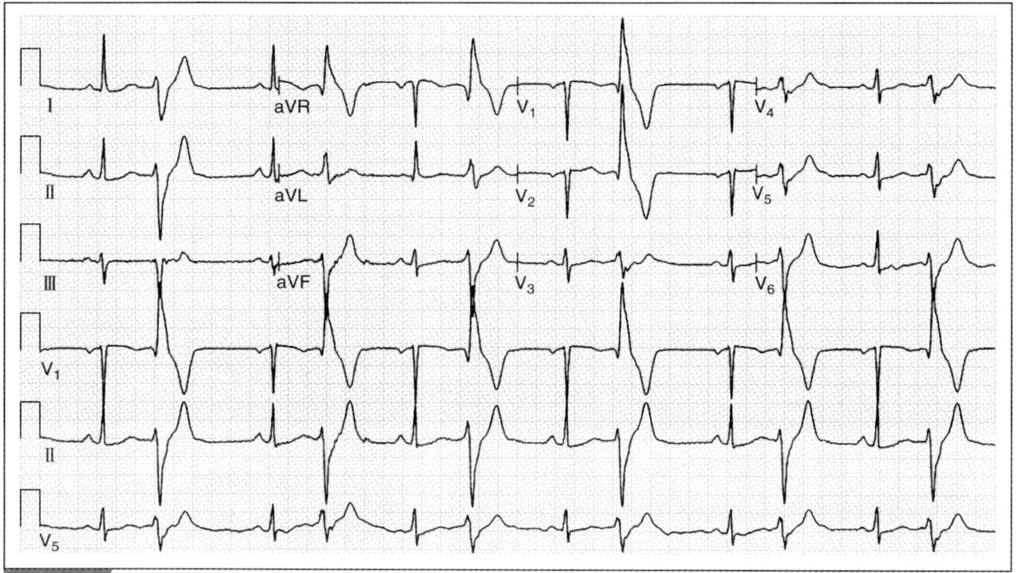

图 3.9

左心室起源室早。12 导联心电图及 V_1、Ⅱ和 V_5 导联节律条带显示孤立的室早二联律，右束支传导阻滞图形提示室早起源于左心室。室早优势平均额面电轴朝上提示由心尖部向基底部的除极顺序

频发室早（＞ 10 次 / 小时）可能对缺血性心脏病患者的死亡率有预测意义，但不能很好地预测心律失常的死亡率。除了引起症状，室早偶尔可以导致急性血流动力学异常，长期可引起心功能不全。极其频发室早，特别是室早导致功能性左束支传导阻滞（LBBB）的患者，可能会发生心肌病；通过药物或消融的方法控制室早可改善心肌病。室早在无结构性心脏病和心功能正常的结构性心脏病患者中预后良好。频发室早可能与心脏性猝死风险和总死亡率轻微增加相关，即使在无结构性心脏病的人群中，虽然这个问题仍存在争议。另一方面，没有数据表明在无结构性心脏病的健康人群中治疗室早可改善结果。相反，频发或复杂的室早与心室收缩功能障碍或心肌梗死后患者总死亡率和心血管死亡率增加相关，预后与室早频发程度、复杂性（室早连发、非持续性室性心动过速）及急性临床事件发生时间相关。室早发生高峰出现于心肌梗死后的早期，然后随着时间的推移逐渐减低。如果室早和复杂的室性异位搏动在心肌梗死后的 48 ～ 96 h 后发生，对心肌梗死预后的预测价值和死亡率增加，特别是左心室射血分数（LVEF）＜ 40% 的情况下。室早因此可作为死亡率增加的预测因子，类似于 LVEF、多支冠状动脉病变、信号平均心电图异常、心率变异性异常、T 波电交替以及各种其他的非侵入性参数。单发室早不像其他危险因素一样，不能高度预测死亡率，但频发室早（＞ 10 次 / 小时）持续时间超过心肌梗死后 6 天的患者，已报道有 7% 的心肌梗死后死亡率。如果 LVEF ＜ 40%，死亡率预测值将翻倍。然而，这些信息大多是在经皮冠状动脉介入治疗之前（PCI 前）收集的，可能不适用于目前接受积极治疗的急性心肌梗死患者。

临床表现

室早通常无症状，但在一些患者中，包括那些没有结构性心脏病的患者，可能有心悸、眩晕、乏力、疲劳、气短或胸部不适。大多数患者可以感到室早后的早搏后心跳，但感受不到室早本身，这是因为早搏出现时间早与低心搏量相关联；然而，早搏后代偿间歇（通常）允许心室充盈时间较长，从而感觉常常被描述为一次“漏掉”心跳，跟随一次有力的或强烈的心跳。感觉也可能部分是由于早搏后脉搏的不规则增加以及心房收缩和关闭时的房室瓣膜撞击。搏动感及心悸是典型的室早二联律表现。在有室早症状的患者，明确症状与心律失常的关系很重要。有许多的症状可能类似于室早，但许多室早却不引起症状。在有心脏病风险或已知存在心脏病患者中的新发室早需要引起注意；对于这类患者需要仔细评估心脏疾病的发生或进展。

处理方法

无结构性心脏病

对于无结构性心脏病的室早患者，治疗不能改善生存率（患者死亡率低）。大多数情况下，不建议使用任何治疗方法，并且应告知患者这种心律失常的良性特点。治疗的目的是缓解或消除症状，包括 β 受体阻滞剂、钙通道阻滞剂，或Ⅰ类、Ⅱ类及Ⅲ类抗心律失常药物。鱼油可能有效。抗心律失常药物一般只在患者出现频繁且严重的症状、使用 β 受体阻滞剂或钙通道阻滞剂不能控制时才使用。很少有数据表明 β 受体阻滞剂或钙通道阻滞剂可有效抑制室早。鱼油可控制部分症状性室早，但没有其他补充剂被证明存在益处。明确患者是否患有结构性心脏病非常重要。长期随访可能有助于判断是否发生新的症状，或者是否有新发或进展的心脏疾病。对于难治性症状或频发室早导致其相关心肌病或功能性左束支传导阻滞导致心室不同步，可对室早进行标测和消融。极少数没有结构性心脏病的频发室早患者需要导管消融。室早可起源于心室心内膜或心外膜（流程图 3.1）。

心肌梗死后

心肌梗死后的早期，利多卡因被用来控制室早以避免室早进展至室速或心室颤动（VF）；但是，大多数研究表明这是无益的且可能造成危害（包括死亡）。因此，很少预防性使用利多卡因。从长远来看，Ⅰ C 类抗心律失常药物已被证明与心肌梗死后死亡率增加相关（几乎是 3 倍），尽管Ⅰ C 类抗心律失常药物可控制室早。Ⅰ A 类和Ⅲ类抗心律失常药物（d- 索他洛尔和 dl- 索他洛尔）也有类似的数据报道。在这方面显示出相对中性结果的抗心律失常药物是胺碘酮和多非利特。心肌梗死后应用胺碘酮的研究（如 EMIAT 和 CAMIAT）显示，胺碘酮可减少心律失常和猝死事件，但对总体死亡率没有影响。目前尚无证据表明应该在心肌梗死后室早患者中经验性地使用抗心律失常药物。植入 ICD 对缺血性心肌病患者进行猝死的一级预防可提高特定人群的生存率，但这是为了降低死亡率而不是用于减少室早。

非缺血性心肌病

室早常见于其他心脏疾病，如扩张型（非缺血性）心肌病和心脏瓣膜疾病。无证据表明在这些条件下，经验性治疗室早会降低死亡率。植入 ICD 已被证明可以降低射血分数 $\leqslant$ 35% 的非缺血性心肌病患者的死亡率（SCD-HeFT），但 ICD 研究主要是针对心脏性猝死的一级预防而不是针对于治疗室早；然而，非常频繁的室早（一般超过 10%）患者，心肌病可能是由于室早所致，药物或消融治疗室早有益于改善心室功能。

总结

室早可能预示有死亡率增加的趋势，尤其是合并心脏病

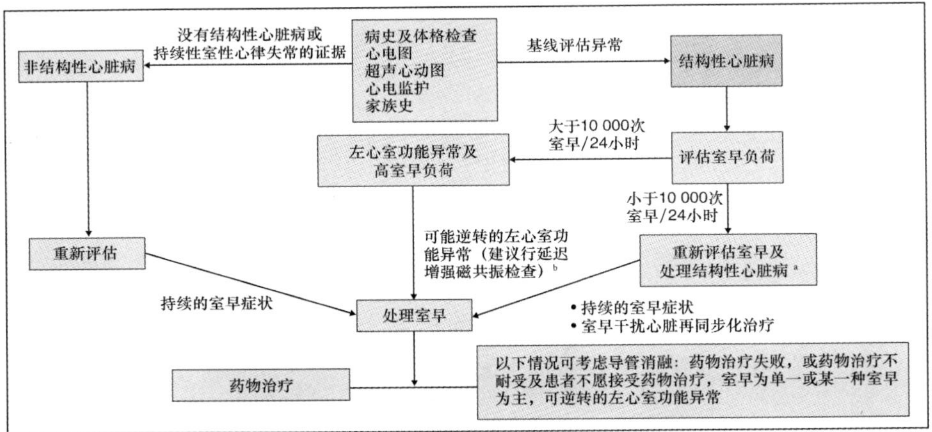

流程图 3.1

室早的处理。[a]药物治疗＋ICD；[b]没有高度瘢痕负担提示病变可逆。（修改自 Pedersen CT，Kay GN，Kalman J，Borggrefe M，Della-Bella P，Dickfeld T，Dorian P，Huikuri H，Kim YH，Knight B，Marchlinski F，Ross D，Sacher F，Sapp J，Shivkumar K，Soejima K，Tada H，Alexander ME，Triedman JK，Yamada T，Kirchhof P，Lip GY，Kuck KH，Mont L，Haines D，Indik J，Dimarco J，Exner D，Iesaka Y，Savelieva I；EP-Europace，UK. Heart Rhythm. 2014 Oct；11（10）：e166-e196. doi：10.1016/j.hrthm.2014.07.024. Epub 2014 Aug 30.）

的情况下，尽管这种增加不显著。治疗室早的主要目的是减轻症状。经验性抗心律失常治疗可能会增加死亡率，尤其是患有结构性心脏病的室早患者，在治疗前应将这些情况告知患者（表 3.3）。

表 3.3

室早治疗及特定的临床表现

临床情况	治疗
无症状性	• 不需治疗，因为治疗可能增加死亡率，或仅得到一个中性结果，除非室早非常频繁（通常＞ 10 ～ 20 000 次 / 天），或者室早导致心动过速介导或室早介导的心肌病 • 需要进一步临床评估，尤其是新发的室早及存在心脏疾病的危险因素 • 室早可能是抗心律失常药物或非抗心律失常药物的致心律失常作用所致，如那些可致 QT 间期延长的药物 • 需要评估结构性心脏病 • 室早在 40 岁之后出现，应考虑新发心脏疾病或心脏疾病有进展，包括缺血性心脏病 • 然而，在这些患者中，诊断检查结果大多数是阴性的
症状性	• 有心脏疾病 　• 避免经验性治疗，除非需要缓解症状 　• 可考虑 β 受体阻滞剂 　• 抗心律失常药物，如 Ⅰ C 类抗心律失常药物，可以抑制室早，但有其他致心律失常作用，应该避免使用 　• Ⅲ类药物（索他洛尔、胺碘酮）可以抑制室早，但同样有致心律失常作用和副作用存在 • 无心脏疾病 　• 和患者探讨治疗目标 　• 不需要任何治疗，可使用鱼油 　• 如果患者仍有显著的症状，β 受体阻滞剂通常可作为一线治疗药物 • 部分患者可使用二线药物，包括：

表 3.3

室早治疗及特定的临床表现（续表）

临床情况	治疗
	◦ Ⅰ类、Ⅱ类、Ⅲ类抗心律失常药物（ⅠC类：氟卡胺或普罗帕酮） ◦ 美西律、索他洛尔或胺碘酮（无结构性心脏病） • 对于难治性症状性室早，心动过速或室早所致的心肌病，可以考虑进行电生理标测和消融 • 如果室性心动过速由运动或应激诱发，可使用 β 受体阻滞剂或射频消融 • 运动诱发的室早或室性心动过速考虑可能与缺血相关，需要进行心导管检查 • 运动诱发的右心室流出道室性心动过速在健康个体中并不少见，射频消融可以治愈 • 有症状的室早可能合并二尖瓣脱垂（MVP） • 很少有证据表明这会增加典型 MVP 的死亡率，但风险可能会略有增加 • β 受体阻滞剂可作为一线治疗 • 尚无其他疗法被证明有效 • 因频发室早（如频发或持续的室早连发）导致左心室功能不全或心力衰竭的患者，导管消融可改善症状及心功能 • 室早在 40 岁之后出现，应考虑新发心脏疾病或心脏疾病有进展，应行诊断检查
心肌梗死	• 前文讨论过 • 无经验性控制或治疗室早的指征，除非有症状 • 心肌梗死患者几乎 100% 存在室早，且 34% 的患者存在多源性室早 • 频发的异位活动可能表明持续缺血或左心室功能不全 • 通常，室早代表溶栓或 PCI 术后出现再灌注损伤的心脏节律，一般在溶栓或 PCI 术后几小时至几天后消失

表 3.3

室早治疗及特定的临床表现（续表）

临床情况	治疗
缺血性心肌病	• 无经验性控制或治疗室早的指征，除非有症状 • β 受体阻滞剂可作为一线治疗，但治疗目标并非一定要消除室早 • 对于难治性症状性室早，Ⅲ类抗心律失常药物（胺碘酮、索他洛尔）是二线选择
特发性扩张型心肌病	• 常见 • 无经验性控制或治疗室早的指征，除非有症状 • 对于有症状的患者，β 受体阻滞剂是一线治疗 • 对于难治性症状性室早，Ⅲ类抗心律失常药物（胺碘酮、索他洛尔）是二线选择
肥厚型心肌病	• 没有证据表明抗心律失常治疗可改善伴有孤立性室早和无其他危险因素的肥厚型心肌病患者的预后 • 动态心电图监测发现非持续性或持续性室性心动过速，晕厥或显著心室肥大（＞3cm）是 ICD 植入的适应证 • 电生理检查和经验性抗心律失常治疗（包括胺碘酮）是有争议的，并不作为临床常规
术前	• 非心脏手术前，若存在未治疗的心脏问题，应予以适当的治疗 • 无进行室早治疗的指征 • 室早可能在术后增加，这可能是由于肾上腺素能活性增加所致
术后	• 常见于冠状动脉旁路移植术后 • 室早数量可能较术前增加 10 倍，但经 4 ～ 6 周可逐渐减少 • 非心脏手术后室早的发作频率可相应增加 • 通常不需要特殊治疗 • 如果患者有症状，β 受体阻滞剂可作为一线治疗

逸搏、逸搏心律和加速性心律

特点

心脏电活动按照顺序依次起源于窦房结、房室结和心室。除非出现异常，心房肌组织及浦肯野纤维一般不表现出自律性。静息状态下，窦房结的频率为 50 ～ 100 次 / 分，但稍微慢一点的情况并不少见。如果窦房结不能正常工作［如窦性静止和（或）窦房传导阻滞］使窦房结频率减慢，或者出现房室传导阻滞，则房室结或交界区和心室可产生逸搏心律（如一个终止停搏的节律或慢频率节律）。典型的交界性逸搏心律的频率是 40 ～ 60 次 / 分。典型的心室逸搏心律的频率是 20 ～ 40 次 / 分。交界性或心室节律的频率快于自身频率时称为加速性心律。加速性心律可能会掩盖房室传导阻滞，使得难以确定阻滞水平。加速性交界性或室性心律与独立的心房节律同时发生可能导致房室分离。房室分离常与房室传导阻滞相混淆，但它不是房室传导阻滞，在特定的时间点可出现心房激动的前向传导。等律性房室分离（图 3.10）出现心房率和 QRS 波频率相似；长时间的记录条带可能显示心房冲动传导到心室（“夺获”）；夺获的 QRS 波会比加速性交界性节律或心室节律更早出现。

病因

窦性心动过缓（SB）或房室传导阻滞可伴有逸搏心律。可能是由于自主神经张力的瞬时改变和较高起搏位点的抑制所导致的。窦房结功能障碍的患者往往缺乏稳定的逸搏位点。

临床表现

逸搏和加速性心律可能会导致心悸、头晕。房室分离可

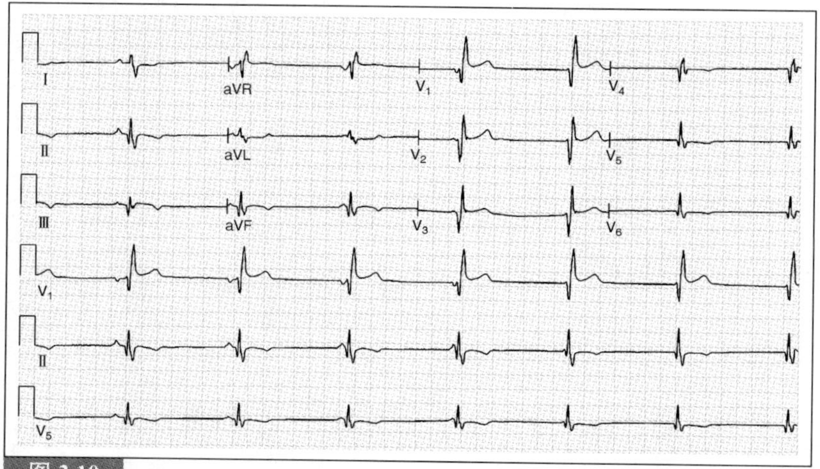

图 3.10

等律性房室分离。12 导联心电图和 V_1、Ⅱ和 V_5 导联节律条带显示窦性心动过缓频率为 46 次 / 分，心室律是一个交界性或束支逸搏心律，频率 49 次 / 分。结果显示房室分离。由于窦性心律和交界性逸搏频率相似，这种竞争心律称为等律性房室分离。第 1 个 QRS 波可能从前一个 P 波传导而来，伴有正常的 PR 间期，随后为有短 PR 间期的交界性逸搏。逸搏心律伴有一个窄的不完全性右束支传导阻滞 / 左后分支阻滞 QRS 波形态，提示交界性逸搏伴差异性传导或左前分支起源的逸搏。同时有 ST-T 改变和下壁和前壁 Q 波，提示发病年龄不详的心肌梗死可能

能引起不规则的颈部或胸部撞击感（由于心房和心室收缩顺序的变异或房室同步收缩），虚弱或疲劳。

处理方法

加速性心律通常不需要进行治疗，特别是患者无症状时。如有必要，通过起搏、口服茶碱等药物或运动等来增加心房率，将消除由加速性心律引起的房室分离。如果房室传导阻滞存在，导致缓慢和（或）不稳定的逸搏心律，则需要永久心脏起搏。对于先天性完全性房室传导阻滞合并交界性逸搏心律，患者出现症状或心脏变时功能不全是永久心脏起搏器植入术的指征；有证据表明，永久起搏器即使在没有症状的情况下也应植入（表 3.4）。

表 3.4

逸搏及逸搏心律

临床情况	治疗
交界性	• 无需治疗，因为交界性逸搏心律是合理的，而且交界性心律可以对自主神经传入做出反应，从而在运动时增加频率 • 如果因窦房结病变或房室传导阻滞而出现症状性心动过缓，有起搏器植入指征 • 对于有症状的患者，阿托品可加快窦房结的频率，但这不是一种长期疗法 • 阿托品也可以加快交界区起搏位点的频率 • 如果出现不适症状，考虑心房起搏 • 儿茶酚胺能加速交界区起搏位点的频率 • 为良性的但可能影响血流动力学
室性	• 取决于窦性心动过缓或房室传导阻滞。如果由于窦性心动过缓引起，可出现等律性房室分离（见前文）；可以发生夺获

表 3.4

逸搏及逸搏心律（续表）

临床情况	治疗
	• 房室分离不等同于房室传导阻滞，当心房率低于心室率时发生房室分离 • 不应控制逸搏心律，因有可能再无 QRS 波节律或出现更慢的心脏节律，从而使血流动力学不稳定 • 如果逸搏心律的原因无法纠正，可植入心脏起搏器 • 注意：临时心室起搏可以“超速抑制”逸搏心律的起源点，如果停止起搏，逸搏心律可能就终止了，并有长时间的心脏停搏。尽管长时间存在稳定的逸搏心律，这种情况仍有可能发生
心肌梗死	• 可能发生一过性房室传导阻滞 • 在某些情况下，可能需要临时起搏，这取决于逸搏心律的起源、频率和稳定性（交界性逸搏比室性逸搏更稳定） • 抗心律失常药物，包括利多卡因，可以控制逸搏及逸搏心律；应尽可能避免使用抗心律失常药物
术前及术后	• 无特殊治疗 • 评估潜在的病因并进行治疗 • 积极治疗房室传导阻滞或窦房结病变

心房异位节律

特点

心房异位节律（EAR）（图 3.11）是起源于窦房结以外、在右心房或左心房内的起搏位点，其 P 波形态与窦性 P 波形态不同（如 P 波在Ⅱ、Ⅲ、aVF 导联不直立或形态不同）。

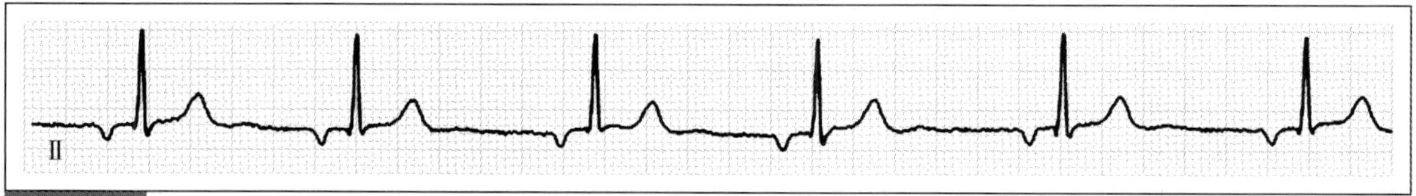

图 3.11

心房异位节律。Ⅱ导联显示心房异位节律，频率约 52 次 / 分。Ⅱ导联中倒置的 P 波提示激动起源于心房下部或房室交界处。PR 间期＞ 120 ms（图中 PR 间期约为 160 ms）与心房异位节律是一致的，而不是加速性交界性心律伴心房逆传

病因

在年轻人中，EAR 通常被认为是一种逸搏心律，尤其是具有一过性和（或）阵发性高迷走神经张力的运动员，或是窦房结病变患者（EAR 多为持续性）。疼痛或焦虑等引起高儿茶酚胺水平诱发的 EAR 也可以是一种加速性心律（频率超过窦性频率，但＜ 100 次 / 分）。异位病灶常位于右心房下部，可能有短 PR 间期。

临床表现

EAR 与血栓栓塞风险增加或预后不良无关。大多数患者是无症状的。少数患者会出现心悸，可能与短 PR 间期（舒张期充盈时间缩短）有关。

处理方法（表 3.5）

表 3.5

心房异位节律的治疗

临床情况	治疗
无症状性	• 无需治疗
症状性	• 考虑使用 β 受体阻滞剂，除非有严重的窦性心动过缓
心肌梗死	• 无症状且心率＜ 90 次 / 分时无需治疗 • 通常为一过性，无需长期治疗
术前	• 通常无需治疗
术后	• 通常无需治疗 • EAR 常是术后儿茶酚胺水平升高所致

心房游走节律

特点

心房游走节律（WAP）（图 3.12）是一种存在多种 P 波形态（3 种或 3 种以上）的心房节律，通常频率低于 100 次 / 分，以重复模式出现。这种模式可能依赖于自主神经和呼吸时相（与窦房结、房室结和心房其他部位竞争发出冲动）。心房游走节律区别于多源性房性心动过速（MAT）是基于频率（心房游走节律频率 < 100 次 / 分，MAT 频率 ≥ 100 次 / 分）和 P 波形态重复性变化。MAP 通常源于多个相互竞争的心房起搏位点，可能与窦房结和房室结自律性之间的竞争有关。WAP 可以被认为不同于多源性心房节律（图 3.13）的心律，多源性心房节律不是一个时相性心律，且与呼吸无关。

病因

心房游走节律可能是由于高迷走神经张力引起（可出现于窦房结功能障碍时）。心房游走节律一般稳定，不容易进展。

临床表现

心房游走节律通常不伴有症状或血流动力学问题。

处理方法

无需治疗。

交界性心律

特点

交界性心律是一种规则的窄 QRS 波节律，除非存在束

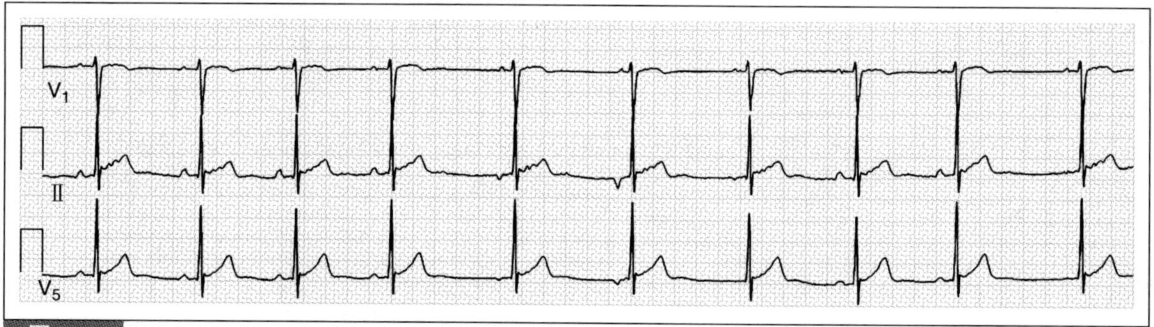

图 3.12

心房游走节律。V_1、Ⅱ和 V_5 导联显示心房游走节律。基础窦性心律（前 4 个心跳，第 8 个和第 9 个心跳）较慢，和起源于附近起搏点的心房节律相互竞争（第 5 ～ 7 个和第 10 个心跳），心房节律起源于右心房下部导致Ⅱ导联的 P 波倒置。碎裂的 ST-T 形态无明确意义

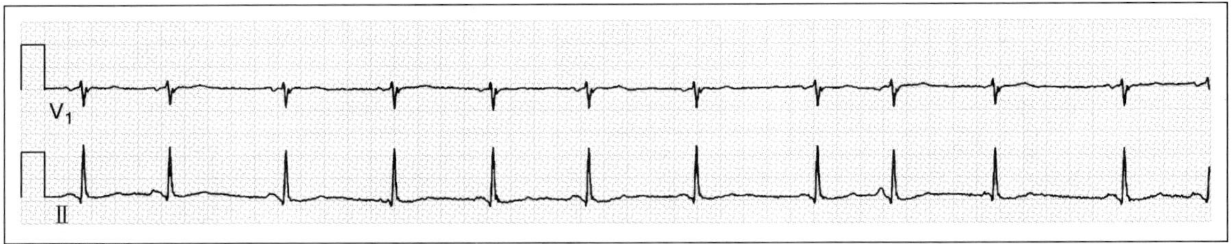

图 3.13

多源性心房节律（或心房紊乱机制）。V_1 和Ⅱ导联显示房性心动过缓，不同心房起源位点引起的多个（大于 3 个）P 波形态。心房率低于 100 次 / 分，PP 间期和 PR 间期的变化都符合诊断。多源性心房节律可根据缺乏重复性及时相特点与心房游走节律相区别；可根据心率＜ 100 次 / 分与多源性房性心动过速鉴别

支传导阻滞（BBB）。交界性心律的 P 波可能会消失，逆行（Ⅱ、Ⅲ、aVF 导联倒置），以＜ 0.12 s PR 间期先于 QRS 波出现或在 QRS 波之后出现。交界性心律频率通常为 40 ～ 60 次 / 分。在窦性心动过缓或房室传导阻滞的情况下，它可以作为逸搏心律（图 3.14）。动态心电图监测可能有助于记录窦房结功能障碍的存在，以及引起症状的节律异常。交界性心律可能是加速性心律（图 3.15），频率通常超过 40 ～ 60 次 / 分，尤其是经肾上腺素能刺激后。由于心房节律和 QRS 波无关，存在房室分离；记录到心室夺获可排除房室传导阻滞，明确房室分离的原因。

病因

交界性心律可能是由低钾血症、心肌梗死（通常为下壁心肌梗死）、心脏手术、洋地黄毒性（罕见）、窦房结功能障碍或房室结折返性心动过速消融后所致。它可因药物治疗引起（如 β 受体阻滞剂、维拉帕米、洋地黄、索他洛尔、胺碘酮）。交界性心律也可以被看作是快-慢综合征的一部分。交界性心律通常是良性的，但由于房室失同步（伪“起搏器综合征”），可引起症状。

临床表现

交界性心律因心动过缓和（或）房室失同步可引起症状（不甚明确，易被忽略），包括头晕、心悸、胸闷、活动后不耐受、胸闷、颈部紧张或跳动、气短、乏力。

处理方法

交界性心律通常无需治疗，但需要治疗潜在的问题（如窦性或房性心动过缓）。停用会减慢窦性频率的药物，可能会使心房率增加，并使较慢的交界性心律（“夺获”）消失。

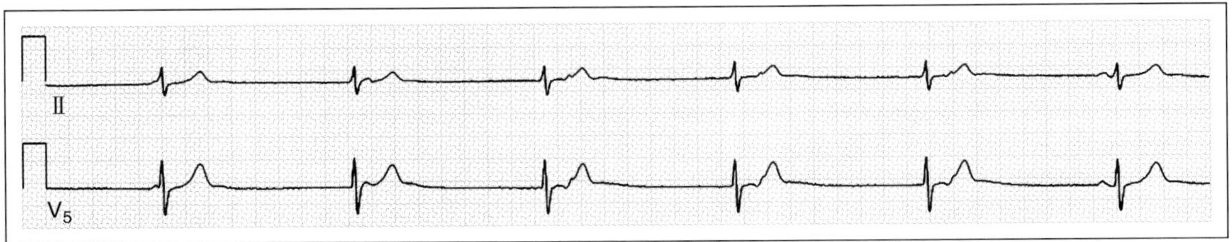

图 3.14

交界性逸搏心律。Ⅱ和 V_5 导联显示规则的窄 QRS 波心律（频率约 36 次 / 分）。前 2 个 QRS 波与窦性 P 波相竞争，随着窦性心律的进一步减慢以及伴随的逸搏心律，ST 段出现逆行性心房 P 波。在最后一跳上，窦性 P 波更快出现，位于交界性逸搏心律前方

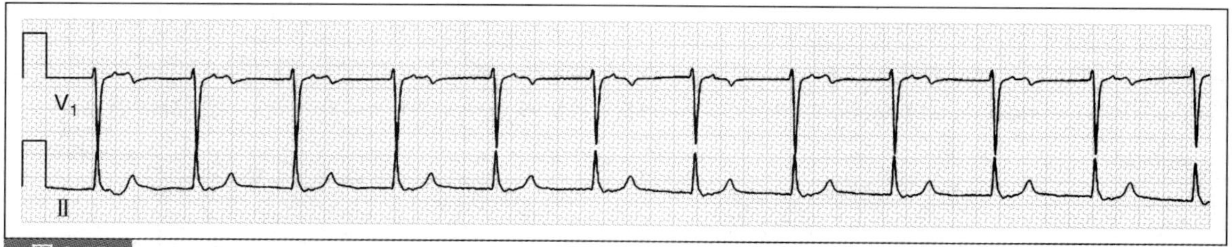

图 3.15

加速性交界性心律。V_1 和 Ⅱ 导联显示窄 QRS 波心律（频率约为 70 次 / 分），无明显的分离的提前 P 波，ST 段无明显逆行 P 波，符合交界性心律表现。由于频率超过了正常的交界性逸搏心律的频率（40 次 / 分），这种心律被认为是加速性交界性心律

植入永久起搏器可减轻窦房结功能障碍所致的交界性心律失常症状。对于与窦房结功能障碍无关的慢性症状性交界性心律，可以考虑消融交界处病灶，但有可能造成房室传导阻滞（表 3.6）。

表 3.6

交界性心律治疗及特定的临床表现

临床情况	治疗
无症状性	• 如果心率持续 < 40 次 / 分，但对自主神经刺激（如运动增加儿茶酚胺）有反应，则无需治疗 • 评估临床情况，并考虑是否需要治疗 　◦ 可能是高迷走神经张力的表现，在健康的年轻人群中常见（特别是运动员） • 老年患者的症状难以评估
症状性	• 停用潜在致病药物（如地高辛） • 茶碱和抗胆碱能药物可有效提高窦性频率，并超速抑制较慢的交界性心律 • 如果心率缓慢，交界性节律可能是窦房结功能障碍的标志，如果有症状，患者可能需要植入永久双腔起搏器 • 与药物毒性或电解质的问题无关的加速性交界性心律（频率 70 ～ 100 次 / 分）： 　◦ 一线治疗药物是 β 受体阻滞剂 　◦ 二线治疗药物是钙通道阻滞剂 • 对于慢性有症状的交界性心律，消融起源点可能是有效的，虽然有发生房室传导阻滞的风险
心肌梗死	• 无需治疗，除非患者低血压或因房室失同步或缓慢心率导致症状发生 • 如果有症状及血流动力学受到损害，考虑阿托品或快于交界性心律的心房起搏 • 通常为一过性 • 应与房室传导阻滞导致的房室分离相区别

表 3.6

交界性心律治疗及特定的临床表现（续表）

临床情况	治疗
术前	• 如果有症状，一线治疗药物是阿托品，异丙肾上腺素（如果没有冠状动脉疾病）可作为二线治疗药物；心房起搏只在持续血流动力学损害时应用 • 如果无症状，则不应推迟或取消手术 • 常见于年轻人，没有临床意义 • 插管和麻醉诱导通常会增加迷走神经张力，并可能恶化交界性心律和心动过缓（治疗：可以使用阿托品或不予治疗；如有需要，经皮起搏可作为临时措施）
术后	• 如果可能，停用致病药物（如地高辛、β 受体阻滞剂、钙通道阻滞剂） • 术后交界性心律多为加速性，且呈自限性

加速性室性自主节律

特点

加速性室性自主节律（AIVR）（图 3.16）是一种自主性心律，独立于窦房结，起源于心室且与窦性心律相互竞争。加速性室性自主节律为宽 QRS 波心律（＞ 0.12 s）。P 波可能消失，逆行（在 QRS 波之后且在Ⅱ、Ⅲ、aVF 导联为负向）或与加速性室性自主节律无关（房室分离）。窦性激动下传心室与加速性室性自主节律所致心室去极化同时激动心室而产生融合波的情况经常发生。加速性室性自主节律下的心室率一般为 70 ～ 100 次 / 分（近窦性频率）但不应该被认为是“慢室性心动过速”，加速性室性自主节律以较慢的频率（＜ 100 次 / 分）区别于室性心动过速。另一方面，心室逸搏心律和加速性室性自主节律有类似的 QRS 波形态，但其频率在 20 ～ 40 次 / 分。

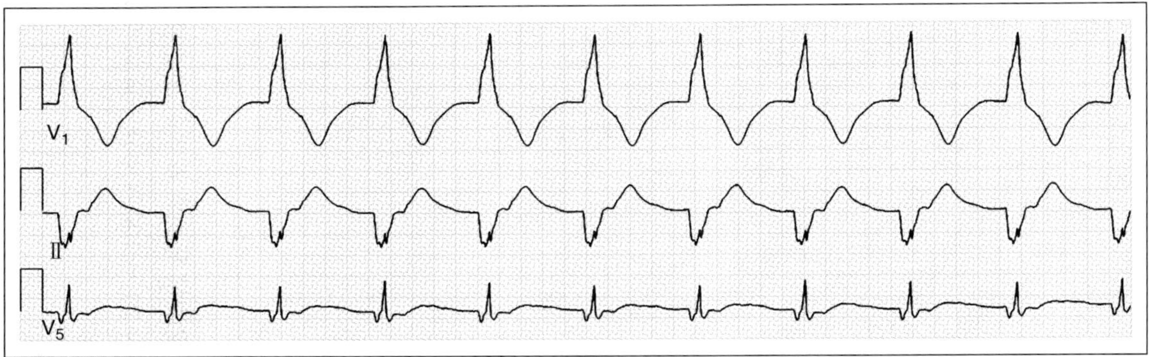

图 3.16

加速性室性自主节律。V_1、Ⅱ和 V_5 导联显示规则的宽 QRS 波心律（频率约 62 次 / 分），代表加速性室性自主节律。Ⅱ导联 ST 段出现明显的逆行 P 波。QRS 波显著增宽且 QT 间期显著延长。鉴别诊断包括缺血、梗死、电解质及代谢异常

病因

加速性室性自主节律通常为良性心律。它常见于心肌梗死，发生于30%的下壁心肌梗死和5%的前壁心肌梗死，可以代表或不代表再灌注损伤心律。其他可出现加速性室性自主节律的情况包括心肌缺血、地高辛中毒、低钾血症、心脏手术，但这些都不是致病因素。正常人偶可出现加速性室性自主节律。

临床表现

患者一般无症状，只是偶然发现加速性室性自主节律。少数情况下，房室失同步可能产生心输出量减少相关症状（头晕、呼吸困难），尤其是舒张功能不全的患者（如左心室肥大）。加速性室性自主节律通常为自限性。其经典开始表现是窦性频率轻度减慢，出现室性心律伴融合波。经典的结束表现与之相反，融合波中的窦性频率逐渐增加。加速性室性自主节律也可能突然终止。加速性室性自主节律为良性心律，一般不会进展到室性心动过速或心室颤动。

处理方法

除非出现症状（罕见）（表3.7），否则无治疗指征。

表3.7

加速性室性自主节律的治疗

临床情况	治疗
无症状性	• 无需治疗 • 排除电解质异常（如低钾血症）和地高辛中毒，尽管这些现象很少出现
低心输出量相关症状，尤其是慢性（罕见）或反复的	• 阿托品可用于增加窦性频率和抑制加速性室性自主节律 • 不可长期使用

表 3.7

加速性室性自主节律的治疗（续表）

临床情况	治疗
	• 心房起搏（或房室顺序起搏）可能有帮助，因为房室失同步以及心房对心室充盈贡献（“心房收缩”）的减弱可能会降低心输出量并产生症状 ◦ 实际上从来不需要
心肌梗死	• 除非出现临床症状，通常不需要治疗 • 避免使用异丙肾上腺素
术前	• 无症状患者不需治疗 • 如果持续低血压，可使用阿托品、异丙肾上腺素，甚至房室顺序起搏 • 密切监测心脏节律及血流动力学
术后	• 如果加速性室性自主节律持续且频率稳定，没有症状的情况下，则不作任何治疗 • 可能是由于儿茶酚胺过量，在手术室发生缺血（不太可能）

第四章
心动过速

（林长坚　译　凌天佑　校）

心动过速的发生机制

自律性

窦房结放电的频率通常快于其他潜在或辅助起搏位点。辅助起搏位点可在酸中毒、缺血、交感神经刺激和使用某些药物等情况下占主导地位。发放起搏可以抑制正常自律性，但起搏停止后正常自律性通常可恢复。

异常自律性可能是由细胞损伤和除极化异常造成的。部分去极化、未能达到或维持正常的最大舒张期电位可能会导致自动除极，例如加速性交界性节律（如非阵发性交界性心动过速）、加速性室性节律、某些房性心动过速、无结构性心脏病患者的一些室性心动过速（VT）、运动诱发的室性心动过速和急性心肌梗死（MI）后的最初几个小时内发生的室性心动过速等情况。

触发活动

触发活动由后除极电位引发。如果它们在完全复极化之前发生，则称为早期后除极（EAD）；如果它们在复极完成后发生，则称为延迟后除极（DAD）。

早期后除极

发生于动作电位 2 相或 3 相，早期后除极被认为与复极化延长所致的室性心动过速相关，如长 QT 综合征（获得性或先天性）和尖端扭转型室性心动过速（TdP）。慢频率，包括期前收缩后代偿间歇可增加早期后除极。

延迟后除极

发生于动作电位 4 相，延迟后除极可在浦肯野纤维及心房和心室肌中被记录到。快频率可能会增加延迟后除极。这种类型的触发活动可以被掩藏在某些节律中，例如由洋地黄中毒或儿茶酚胺过量、酸中毒、心肌梗死和某些室性心动过速（如儿茶酚胺敏感性多形性室性心动过速）引起的节律。

折返

传导延迟或阻滞可以促进折返的发生，这是引起心动过速最常见的机制。

折返发生需要以下条件：

- 通过解剖障碍（如心肌瘢痕、房室结或旁路）或功能特性——具有不同电生理特性的连续纤维（如局部不应性、兴奋性或细胞间电阻的各向异性）形成的交替或分开的传导途径。
- 通路中的单向传导阻滞区。
- 在交替途径中存在一个传导区域，传导速度足够慢，以返传脉冲，并激发刚刚恢复的阻滞近端组织。

折返被认为是大多数病理性心动过速发生的机制，包括心房扑动、房室结折返、伴旁路的房室折返［包括 Wolff-Parkinson-White（WPW）综合征］以及与缺血性心脏病和大多数陈旧性心肌梗死相关的室性心动过速。心房颤动可由无序折返或肺静脉的触发活动而引发。

窄 QRS 波心动过速

窄 QRS 波心动过速（QRS 波持续时间＜ 120 ms，频率

＞100次/分）指起源于室上，通过快速传导的希浦系统而激活心室的室上性心动过速。窄QRS波心动过速的常规紧急处理取决于患者的血流动力学状态。大多数但不是所有情况下，即使频率较快，患者仍然能保持血流动力学稳定，尤其是年轻、健康的患者；然而，房室结和房室折返性心动过速（图4.1）在任何频率下都可以由于逆行心房去极化和关闭房室瓣的心房收缩而引起严重的头晕和晕厥症状；这不仅使每搏量减少，且可通过激活心房牵张感受器，造成反射性全身性低血压，这可能是难治的。

如果患者病情稳定，应首先尝试Valsalva动作（闭上嘴屏气）或颈动脉窦按摩（无颈动脉杂音或已知血管疾病的情况下）。如果无效，应嘱患者头低脚高（Trendelenburg）位重复上述动作和操作或组合进行。如果仍无效，则给予6 mg腺苷或加量至12 mg或18 mg的腺苷静脉推注，然后应用生理盐水；如果心动过速依赖房室结维持，这种方法可以终止心动过速，若心动过速独立于房室结，则可应用此法诊断心动过速时的心房节律。例如，有时窄QRS波心动过速会被认为是房室结或房室折返，而实际上是心房颤动；由于腺苷可通过阻滞房室传导而使心房节律显现，故可用于诊断。

在某些情况下，腺苷是无效的（由于茶碱或高浓度的咖啡因的存在）。此时可选择静脉注射维拉帕米5～15 mg，应特别注意宽QRS波心动过速的患者不应给予维拉帕米。如果这两种疗法都无效，在麻醉情况下给予直流电复律可能有效；但是，需要注意，腺苷和维拉帕米可有效终止几乎所有室上性心动过速（SVT），如果它们均显示无效，则此时的心动过速极有可能不是室上性心动过速，而可能是窦性心动过速。静脉注射地高辛极少用于终止窄QRS波心动过速，因为它不是直接作用，而是通过迷走神经机制产生房室传导阻滞。腺苷不应用于心脏移植患者，因为会引发长时间心脏停搏；腺苷

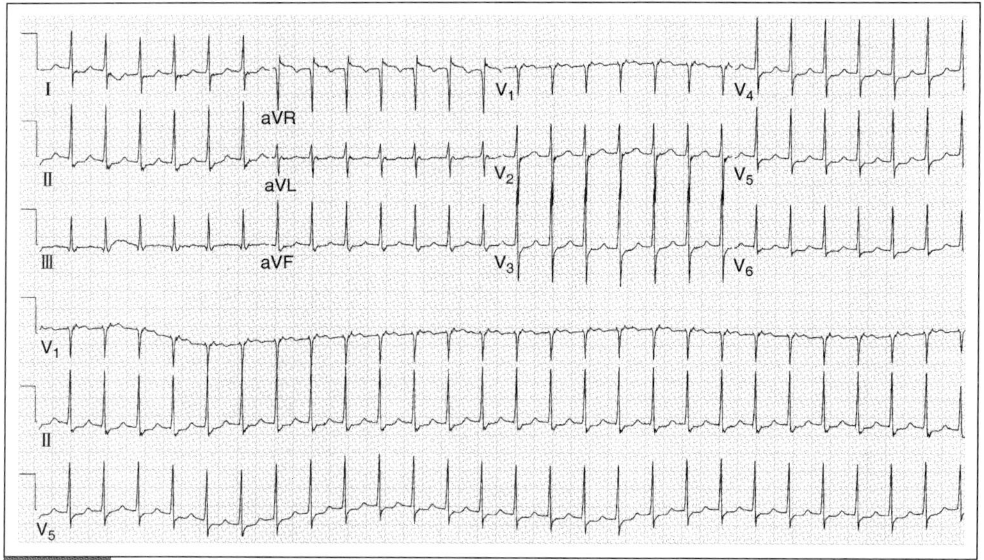

图 4.1

房室结折返性心动过速。12 导联心电图和 V_1、Ⅱ和 V_5 导联节律条带提示窄 QRS 波心动过速，频率为 162 次 / 分，Ⅱ、Ⅲ、aVF 和 V_1 导联中有逆行 P 波。窄 QRS 波心动过速，无可见 P 波，或 QRS 波后的 RP 间期非常短（< 70 ms）——常表现为 V_1 导联中的 r′ 波［Ⅱ、Ⅲ和（或）aVF 导联中的 s 波］，则通常提示房室结折返性心动过速

在这些患者中的作用时间比预期更长。腺苷的正常有效时间是 10 ～ 20 s。茶碱和咖啡因能削弱腺苷的影响，双嘧达莫则可以加强其影响。腺苷可引起支气管痉挛和心房颤动；如果后者发生在患有 WPW 综合征的患者，则此时心房颤动可能致命。

宽 QRS 波心动过速

常见的宽 QRS 波心动过速（即 QRS 波持续时间 > 120 ms，频率超过 100 次 / 分）在大多数情况下都是室性心动过速（图 4.2），甚至在年轻人中也是如此。在治疗之前，明确诊断十分重要，但在多数情况下，往往无法明确鉴别心动过速是室性或室上性伴差异性传导（差传），原发性束支传导阻滞（BBB），或由 WPW 综合征引起的逆行性心动过速。如果不能明确诊断，建议进行电生理检查。在具有结构性心脏病、心肌梗死和（或）心力衰竭的患者中，宽 QRS 波心动过速诊断为室性心动过速的概率大于 90%。然而，即使患者血流动力学稳定，也不应轻视宽 QRS 波心动过速，因为室性心动过速可能会迅速变得不稳定，并可能进一步发展为心室颤动；尤其是存在结构性心脏病的情况下。对于无结构性心脏病的患者来说，室性心动过速更可能为良性，但在大多数情况下都需要紧急治疗。特发性室性心动过速往往是以下两种形式之一：QRS 波向量向下的左束支传导阻滞（LBBB）（图 4.3）和向量向上的右束支传导阻滞（RBBB）（图 4.4）。维拉帕米或 β 受体阻滞剂仅对这两种心动过速可能有效；然而，除非明确诊断，否则无论是 β 受体阻滞剂或维拉帕米都不是适宜的治疗方法。

关于正确诊断室性心动过速与室上性心动过速伴差异性传导，需注意没有标准可以 100% 准确地确定或区分室上性心动过速与室性心动过速。有各种心电图诊断标准，但是最

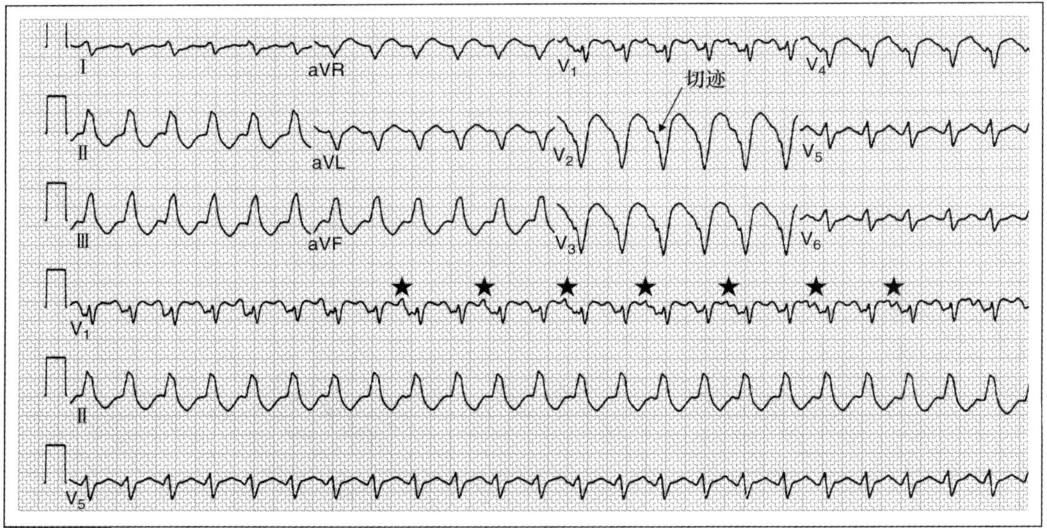

图 4.2

室性心动过速。12 导联心电图和 V_1、Ⅱ、V_5 导联节律条带提示宽 QRS 波心动过速（频率为 143 次/分），符合室性心动过速的形态学标准。该心动过速有 LBBB 的形态，但 V_2 导联中的 QRS 波下降支有切迹，V_5 和 V_6 导联中的 R 波＜S 波。在星号下的 P 波同样提示了房室分离。需要通过查看所有导联来确定 QRS 波的宽度，因为它可能在某些导联或心电图条带上看起来很窄。本例在 V_1 和 V_5 导联中看起来很窄，但观察其他导联后可以发现，该心动过速的 QRS 波明显增宽

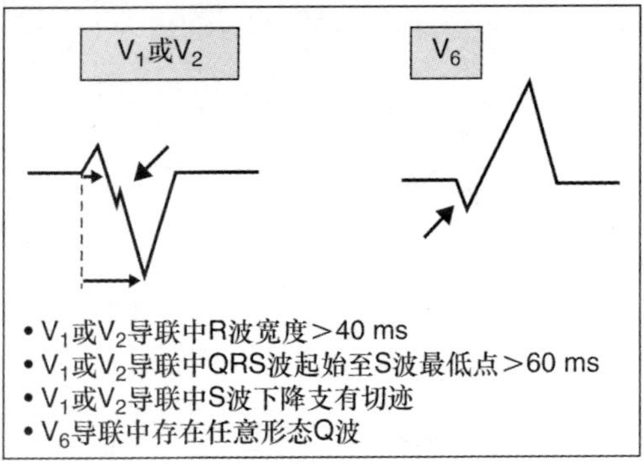

图 4.3

左束支传导阻滞型宽 QRS 波心动过速的形态学标准。（引自 Kindwall KE，Brown J，Josephson ME. Electrocardiographic criteria for ventricular tachycardia in wide complex left bundle branch block morphology tachycardias. Am J Cardiol 1988；61：1279-1283.）

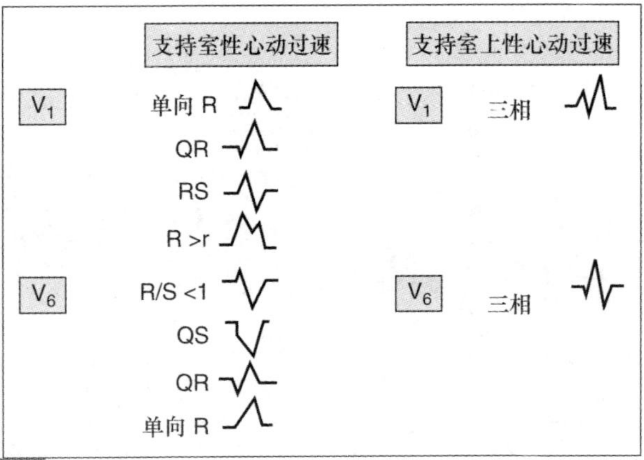

图 4.4

右束支传导阻滞型宽 QRS 波心动过速的形态学标准。（引自 Wellens HJJ，Bar FWHM，Lie KI. The value of the electrocardiogram in the differential diagnosis of a tachycardia with a widened QRS complex. Am J Med 1978；64：27-33.）

有力的证据是P波和QRS波之间的关系。如果存在房室分离（如QRS波比P波更多），则可能是室性心动过速。其他标准也可用于鉴别诊断，包括QRS波宽度和额面电轴方向。QRS波越宽，越有可能是室性心动过速；然而，由于QRS波持续时间也与左心室（LV）大小和左心室射血分数（LVEF）（此指标反映预后）相关，该种节律也可能是室上性的。异常的额面电轴方向更可能与室性心动过速相关。需特别注意的是，如果心动过速时的QRS波形态与窦性心律时相似，则很可能是室上性心动过速，但该诊断标准也不是绝对的。如果窦性激发的QRS波较宽，但与宽QRS波心动过速时的不同，则很有可能诊断室性心动过速。其他诊断线索包括患者年龄及是否患有心脏疾病。

室性心动过速指连续3个或3个以上频率＞100次/分的心室搏动。非持续性室性心动过速的持续时间不超过30 s；持续性室性心动过速的持续时间超过30 s，会立即引起血流动力学不稳定，或需要干预（如心脏复律）来终止。室性心动过速可进一步分为单形性或多形性，如果多形性室性心动过速与长QT间期共存，特别是在心动过速起始时，称为“尖端扭转型”室性心动过速（TdP）。单形性室性心动过速突发后可以加速（“预热现象”），因而速率可以不固定。心动过速的血流动力学耐受性并不能说明其起源。是否会出现血流动力学异常取决于心动过速速率、房室关系（分离或关联，如1∶1室房传导）、药物和存在结构性心脏病与否。

有助于鉴别心动过速是室性或室上性的其他标准包括有无心室夺获或室性融合波（图4.5），逐搏QRS波变异，以及胸导联的正或负向。有助于诊断室性心动过速的体格检查表现包括第一心音变异，颈动脉搏动可及大炮A波，且不同于脉搏波或大动脉搏动波，因为这些现象反映了房室分离，因此可以诊断是室性心动过速。“Brugada”标准为用于区分

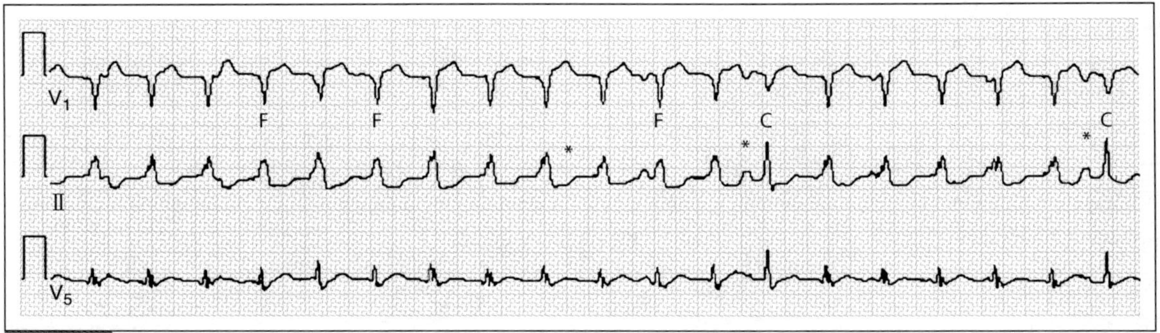

图 4.5

融合及夺获节律。融合节律（F）是室上性冲动传导，其使心室去极化与室性心动过速（VT）时的心室去极化同时进行。这些可能发生稍早，而 QRS 波通常是中等宽度的。融合节律发生在 VT 时并不是病理性的。例如，融合节律可以在室上性心动过速伴束支差异性传导阻滞而出现室早时发生。夺获节律（C）表示室上性冲动传导至心室，以及早于 VT 路径去极化的去极化过程。夺获节律是窄 QRS 波节律，具有比心动过速周期长度更短的偶联间期。夺获节律表明宽 QRS 波心动过速是 VT。星号（*）表示窦性心律 P 波

室性心动过速与室上性心动过速的四步流程（图 4.6）。第 1 步，如果在任何胸导联中均没有 RS 波，则诊断室性心动过速。第 2 步，如果在任何胸导联中的 R 波起始至 S 波最低点的间期大于 100 ms，则诊断室性心动过速。第 3 步，如果有房室分离，则诊断室性心动过速。第 4 步，如果 V_1 或 V_2 导联，V_5 或 V_6 导联满足室性心动过速的形态学标准，则诊断室性心动过速。除此以外，则诊断为室上性心动过速。左束支传导阻滞型心动过速（V_1 导联中为负向 QRS 波）的形态学标准包括：V_1 或 V_2 导联 R 波宽度大于 40 ms，从 QRS 波起始到 S 波最低点时限大于 60 ms，或者在下降支出现切迹；V_5 或 V_6 导联出现任何 Q 波。右束支传导阻滞型心动过速（V_1 导联中为正向 QRS 波）的形态学标准包括：V_1 或 V_2

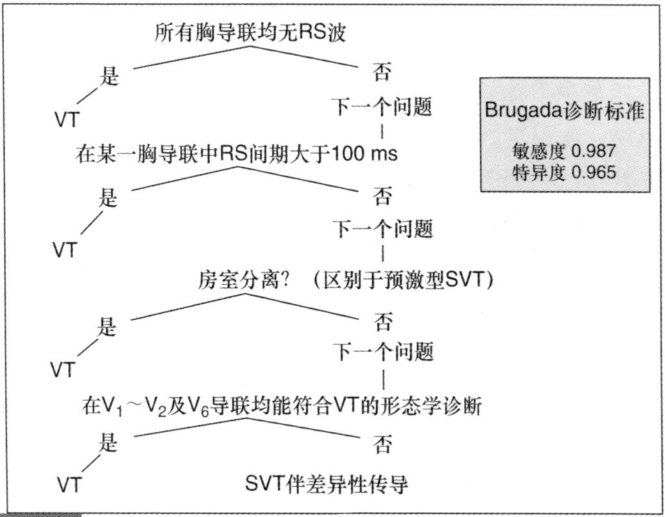

图 4.6

宽 QRS 波心动过速。Brugada 诊断流程。SVT，室上性心动过速；VT，室性心动过速。（摘自 Brugada P，Brugada J，Mont L，et al. A new approach to the differential diagnosis of a regular tachycardia with a wide QRS complex. Circulation 1991；83：1649-1659.）

导联中 R 波大于 r′ 波，呈单形 R 波、QR 或 RS 波；V_5 或 V_6 导联中 R∶S 小于 1，呈 QS、QR 或单形性 R 波。Brugada 标准不能区分室性心动过速与因抗心律失常药物减慢Ⅳ期传导的室上性心动过速或逆行室上性心动过速，除非房室分离明显。Vereckei 方法是另一种区分室上性心动过速与室性心动过速的方法。它基于 aVR 导联中的 QRS 波形态：初始的 R 波，初始 R 波或 Q 波时限大于 40 ms，或在负向 QRS 波起始的下降支上出现切迹可提示室性心动过速诊断。

在治疗宽 QRS 波心动过速患者前，首先要确定血流动力学稳定性。然后，确定是否是室性心动过速。如果不能通过标准评估来明确诊断，则按室性心动过速治疗。不应使用维拉帕米。如果心动过速可耐受，颈动脉窦按摩或Ⅳ型腺苷是可选的诊断和治疗方法，尽管前者通常无效，后者可引起显著低血压，伴有反射性心动过速频率增加（图 4.7 和图 4.8）。

如果患者血流动力学稳定，可以尝试静脉应用抗心律失常药物：普鲁卡因胺，10 ～ 15 mg/kg，持续 30 ～ 60 min；利多卡因，1.0 ～ 1.5 mg/kg 作为首剂静脉推注，如果年老或出现心力衰竭或肝功能不全，则剂量减半；胺碘酮，在 10 min 内推注 150 mg（甚至更慢）。对于 LVEF 异常（＜ 40%）的患者，胺碘酮优于利多卡因。对于 LVEF ＞ 40% 的患者，胺碘酮或普鲁卡因胺是首选药物，其次是利多卡因。如果节律难治，应进行同步电复律（DC）。如果心动过速复发，则可以在有或无后续重复 DC 心脏复律的情况下给予抗心律失常药物，或者可以放置临时起搏器导线，通过快速起搏（超速技术）终止心动过速。如果患者病情不稳定，且血流动力学受损，建议行双相 DC（100 ～ 360 J）。

在进行上述处理之后，患者需要入院，并评估心律失常的潜在病因。可能需要进行电生理检查以明确患者诊断和确

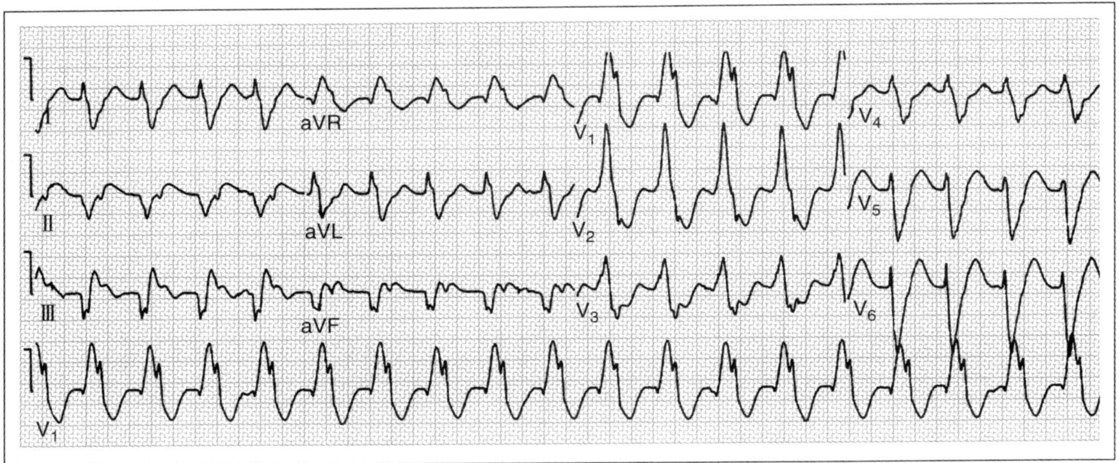

图 4.7

右束支传导阻滞型室性心动过速。V_1 导联中具有右束支传导阻滞形态的宽 QRS 波心动过速。V_4 ～ V_6 导联中有 1 个 RS 波（第 1 步）。V_3 和 V_4 导联 RS 间期＞ 100 ms（第 2 步），可做出室性心动过速的诊断。图中没有明显的房室分离（第 3 步），但是 V_1 和 V_2 导联以及 V_5 和 V_6 导联中心动过速的形态也符合右束支传导阻滞型室性心动过速的形态学诊断标准（第 4 步；图 4.5）

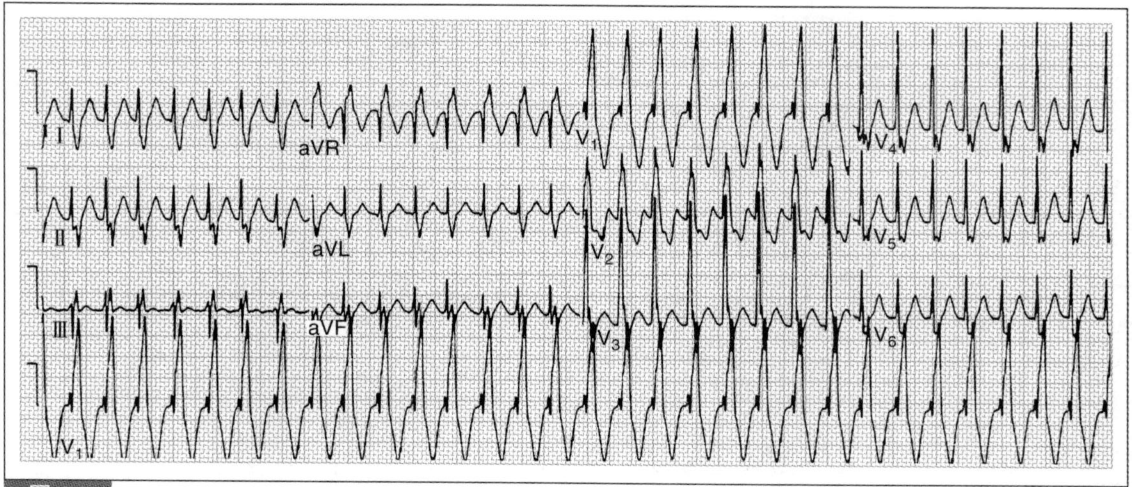

图 4.8

右束支传导阻滞型室上性心动过速。V_1 导联中具有右束支传导阻滞形态的宽 QRS 波心动过速。在 V_3 ～ V_6 导联中有 1 个 RS 波（第 1 步），在任何胸导联中，RS 间期不大于 100 ms（第 2 步），没有明显的房室分离（第 3 步），并且心动过速不符合右束支传导阻滞型室性心动过速（伴典型右束支传导阻滞形态）的形态学诊断标准（第 4 步；图 4.5）。因此，这种心动过速不符合室性心动过速的诊断标准，而被诊断为室上性心动过速

保导管消融治疗的安全性。在一些已植入埋藏式心脏复律除颤器（ICD）的室性心动过速患者中，心动过速可以低于或高于程控 ICD 的干预频率。如果室性心动过速频率高于 ICD 设置的频率上限，而患者正接受适当的电击，应使用抗心律失常药物。通常推荐静脉使用胺碘酮。如果心动过速低于 ICD 的程控检测标准，则该装置不会激活并治疗心动过速，有必要再行设定 ICD 程控值。如果心动过速时心率足够慢，可程控打开 ICD 的抗心动过速起搏模式；在这种情况下，最好避免使用慢心率药物，以防止因未检测到心动过速，而使患者不能接受所需治疗的可能性。在这些情况下，可考虑使用除胺碘酮以外的抗心律失常药物，如索他洛尔（如果 LVEF ＞ 35%）或美西律；这些药物不会减慢心动过速时心率。减慢心动过速时心率的原则是避免 ICD 治疗前的严重黑朦或晕厥。如果药物治疗后仍有反复发作，则推荐应用导管消融。

第五章
室上性快速性心律失常

（包扬阳　译　凌天佑　校）

室上性心动过速

室上性心动过速（SVT）是一种频率大于 100 次 / 分的节律紊乱，依赖希浦系统以上的组织来维持。SVT 可以是规则的［例如房室（AV）结折返］、不规则的［例如具有不等比传导的心房扑动（AFL）］或绝对不齐［例如多源性房性心动过速（MAT）、心房颤动（AF）］。SVT 可伴随窄 QRS 波、宽 QRS 波或同时存在。当伴随宽 QRS 波时，存在以下几种情况：原先存在的束支传导阻滞（BBB）、心动过速依赖性（3 期）束支传导阻滞（差传）或旁路。由 Ashman 现象引起的间歇性宽 QRS 波在心房颤动中常见，常具有右束支传导阻滞（RBBB）形态，这是由于长短 RR 周期后存在的右束支的长不应期。可以有 1∶1 房室传导的关系（如在房室结折返性心动过速或房室折返性心动过速中常见的）或 2∶1 或更高比传导的关系［通常见于心房扑动或房性心动过速（AT）］。SVT 可以持续、复发、呈间歇性和（或）呈阵发性。

SVT 的鉴别诊断包括窦性心动过速（适当和不适当）、心房颤动、心房扑动、房室结折返性心动过速、房室折返性心动过速、房性心动过速（包括多灶性）、加速性交界区心动过速（JT）（交界性异位性心动过速）和窦房（SA）折返性心动过速。识别心动过速的类型很重要，因为急性和慢性治疗的需要和方法根据具体节律而不同（流程图 5.1）。

大多数 SVT 并不危及生命，但会导致潜在的严重血流动力学紊乱，包括先兆晕厥和晕厥、心动过速所致心肌病、充

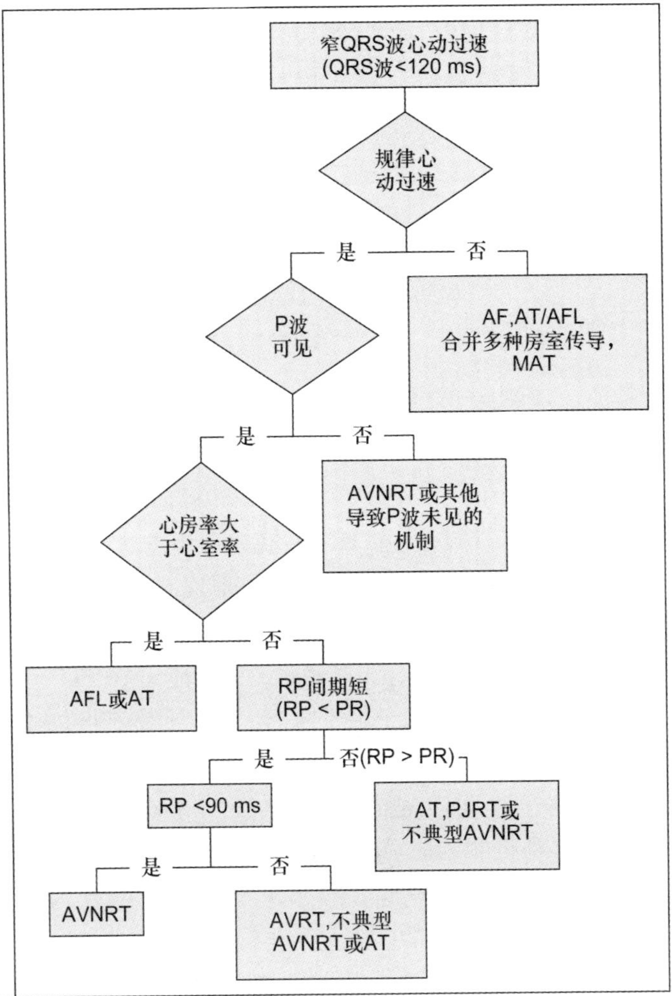

流程图 5.1

成人窄 QRS 波心动过速的鉴别诊断。加速性交界区心动过速患者可能会模拟慢快型房室结折返性心动过速的模式，并可能表现为房室分离和（或）显著不规则的交界率。*RP 间期表示从 QRS 波开始到 P 波开始的间隔（注意，从体表心电图定义的 90 ms 间隔与用于心腔内诊断的 70 ms 室房传导的时间不同）。AVNRT，房室结折返性心动过速；AVRT，房室折返性心动过速；MAT，多源性房性心动过速；PJRT，持续性交界区反复性心动过速；AF，心房颤动；AFL，心房扑动；AT，房性心动过速（经允许引自 Page RL et al. 2015 ACC/AHA/HRS Guideline for the Management of Adult Patients With Supraventricular Tachycardia. JACC 2016；67（13）：e27-e115.）

血性心力衰竭（CHF）和心绞痛；心悸等非特异性症状可对生活质量产生重大影响。急性和长期治疗的积极程度取决于问题的严重程度，主要基于心律失常下的血流动力学改变情况。治疗前应积极寻求精确的节律诊断。

房性心律失常

房性心动过速

特点（流程图 5.2A 和 B）

房性心动过速（AT）（图 5.1）是较不常见的 SVT 类型，占 SVT 病例的 5% ～ 10%。当为伴窄 QRS 波 SVT 时，具有较长的 RP 间期，且 QRS 波与 P 波间期可变或具有房室传导阻滞的 SVT 证据时应考虑 AT。长 RP 间期的心动过速也可能发生在房室折返性心动过速（AVRT），由慢传导或递减传导的旁路介导，或非典型房室结折返性心动过速（AVNRT）中。

AT 的 P 波形态与窦性 P 波不同，有助于预测心动过速的起源点。局灶性 AT 难以在体表心电图上与房内折返性心动过速（ART）区分开来，可能需要行电生理（EP）检查来区分两者。

AT 有多种机制，区分这些机制可能是困难的。它们可以是大折返或者是局灶来源。

局灶性 AT 可以由自主神经活动（交感神经兴奋）、自律性增加、触发活动或是微折返引起。局灶性心动过速可以位置来描述（如窦房结或异位点）。自律性 AT（AAT）是一种局灶性 AT，其特征在于逐渐开始（加速，预热）和逐渐消失（减慢），与在期前收缩之后突然发作突然消失的 ART 相反。触发性 AT 可能突然发作或消失。如果为儿茶酚胺依赖性，可能会伴随运动而发生。

特异性肺静脉异位触发性心动过速可能受副交感和交感神经系统作用及神经节丛影响，并可以诱发心房颤动。

无论局灶性 AT 的机制如何，治疗方法都是相似的。如果心动过速是局灶的，可以消融。鉴于机制难以鉴别，如果消融不是特定患者的一线疗法，则没有特定的药物治疗，包括心动过速的急性期。

AT 的独特而非常罕见的形式称为窦房结折返性心动过速（SART）（图 5.2）。SART 出现是因为折返环路涉及窦房

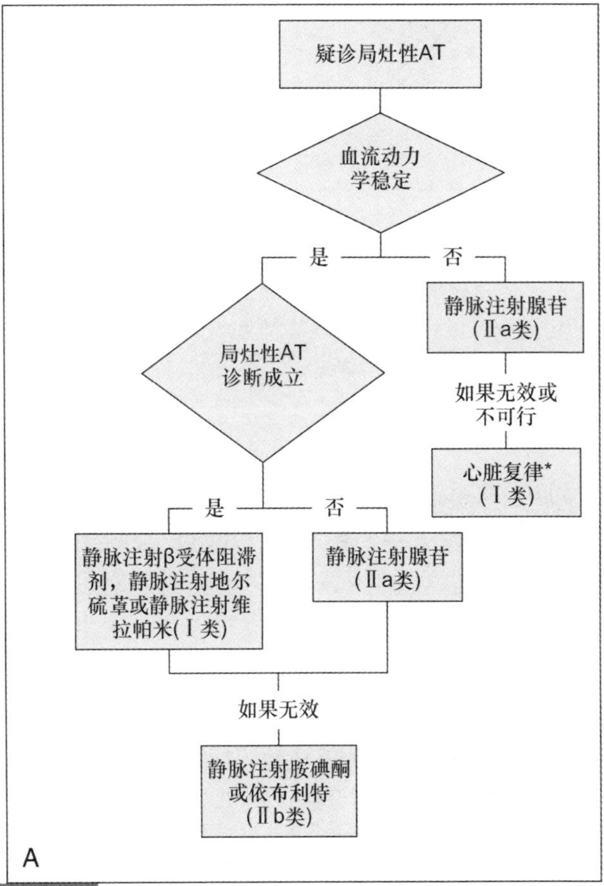

流程图 5.2

（A）疑诊局灶性 AT 的急性治疗。* 对于自发停止或复发的节律，同步心脏电复律是不合适的

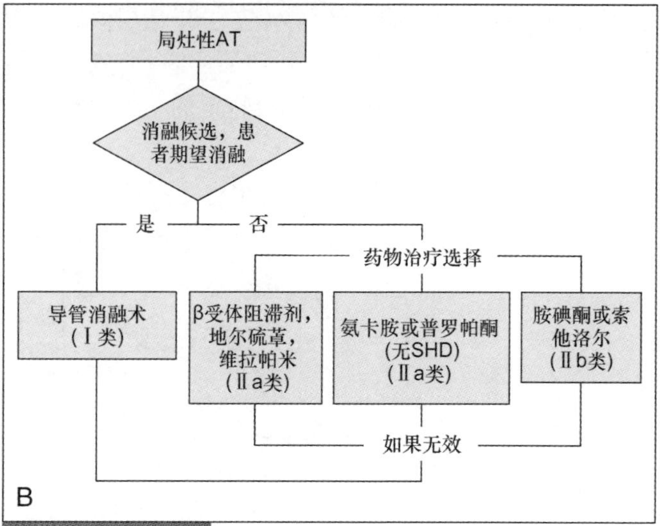

流程图 5.2（续）

（B）局灶性 AT 的管理。SHD，结构性心脏病（包括缺血性心脏病）（经允许引自 Page RL et al. 2015 ACC/AHA/HRS Guideline for the Management of Adult Patients With Supraventricular Tachycardia. JACC 2016；67（13）：e27-e115.）

结。P 波形态与窦性 P 波相同或相似。这种心动过速往往是非持续性的，节律有些不规则，有相对正常的 PR 间期和一致的 P 波形态。心动过速可对自主神经活动以及药物产生反应，特别是维拉帕米、腺苷、地高辛，较不常见的有 β 受体阻滞剂和胺碘酮。SART 可行消融治疗，消融点可以在窦房结的下部，因为这里是传导至界嵴的出口。

折返性 AT 可能是由于在右心房和（或）左心房内存在结构或功能阻滞区所致的“大”折返，或微折返环路。房室传导阻滞可在 AT 中发生，并可能导致可变的或 2∶1 的房室传导。寻找这种传导阻滞有助于将这种心动过速与 AVNRT 和 AVRT 区分开来。

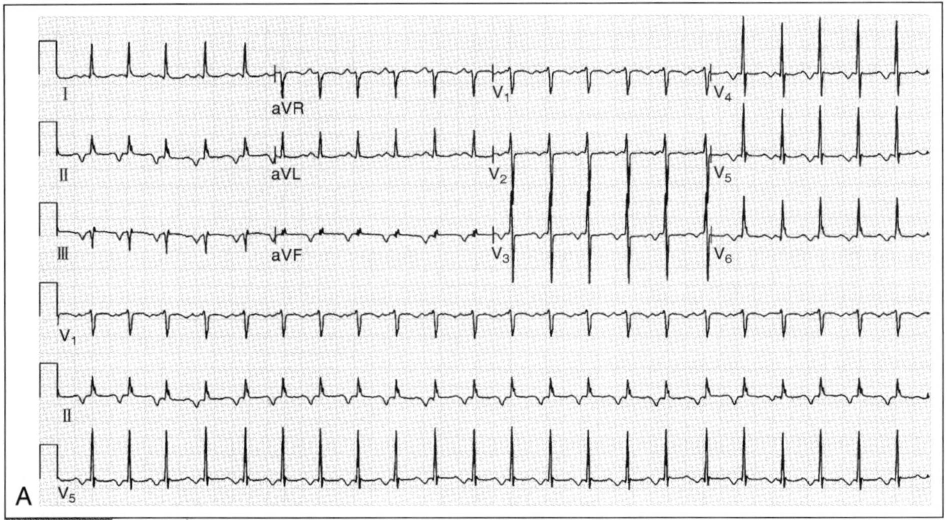

图 5.1

（A）长 RP 间期 SVT。12 导联心电图和 V_1、Ⅱ和 V_5 导联节律条带显示规则的窄 QRS 波心动过速（频率：约 136 次 / 分），其中每个 QRS 波前面都有非窦性 P 波（P 波在Ⅱ、Ⅲ、aVF 导联中倒置）。这些发现符合 AT，与这种“长 RP 间期”SVT 相鉴别的疾病包括：非典型的房室结折返性心动过速（沿慢径逆传）和由递减慢传导旁路介导的房室折返性心动过速（持续性交界区反复性心动过速，PJRT）

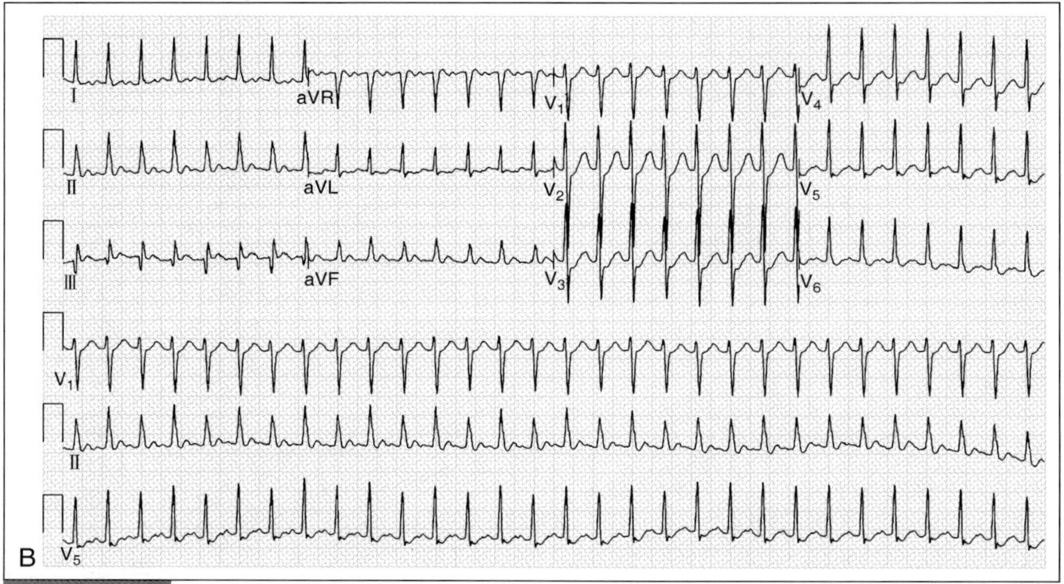

图 5.1（续）

（B）AT。心电图示频率约 185 次 / 分的 AT。P 波在 QRS 波之后，并且在Ⅱ、Ⅲ和 aVF 导联中是正向的，表示从高到低的激活模式

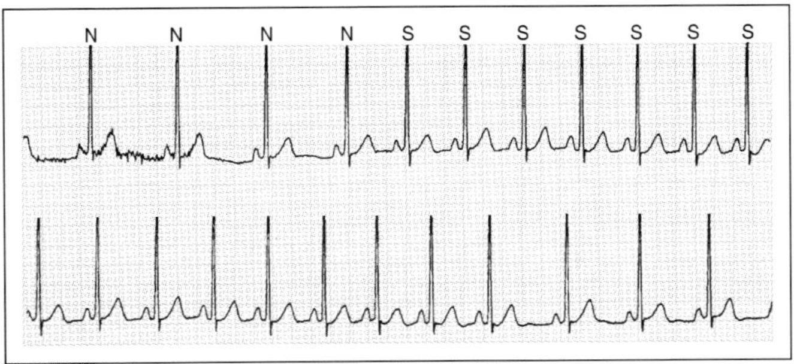

图 5.2

窦房结折返性心动过速。心电图示一种突发突止的节律规则的窄 QRS 波心动过速，QRS 波之前的 P 波形态与窦性 P 波一致。这种节律的突发突止不是窦性心动过速的特征，而符合窦房结折返性心动过速（窦性 P 波，心动过速突发突止）

病因

虽然 AT 可能发生于正常健康的成年人，但可能与急性心肌梗死（MI）、急性酒精中毒、慢性阻塞性肺疾病（COPD）恶化、电解质异常和地高辛中毒相关（特别是伴有房室传导阻滞）；鉴于当前使用的地高辛剂量，最后一个已不常见。由正常血清浓度地高辛引起的 AT 可能发生于老年患者，尤其是低血钾时。年轻患者 AAT 发作通常是短暂的，但在老年患者中可能更为持续。

临床表现

与其他 SVT 一样，症状范围从轻度心悸到心绞痛或心力衰竭症状，这取决于基础心脏病的存在与否和严重程度。

处理方法

AT 可以作为与例如感染和急性酒精摄入相关的独立事件发生，并且不一定需要长期治疗，但也可以频繁和（或）反复发生，导致严重症状，从而需要长期治疗。慢性持续性 AT 可导致心动过速性心肌病，它是一种可逆的由长期快心室率引起的收缩性心力衰竭，有与其他 SVT 相似的症状。急性治疗通常包括治疗危险因素并用抗心律失常药物来终止。长期预防复发通常需要用药物或导管消融（成功率为 50% ～ 80%）。无症状或症状很轻的患者通常可于门诊随访，除非怀疑有快-慢综合征。如果可以看到 P 波，并且与窦性心律相似，可能存在 SART；颈动脉窦按摩、腺苷、β 受体阻滞剂、钙通道阻滞剂或地高辛可能对患者有效（表 5.1）。

表 5.1

房性心动过速的治疗

急性治疗，不稳定（低血压、心绞痛、心力衰竭症状）	• **一线治疗**：同步直流心脏电复律（50 ～ 200 J，麻醉状态下）；然而，直流心脏电复律可能不会将 AT 转换为窦性心律，或者达到短暂的窦性心律。使用心脏复律，从机制上 AT 可能难以与对心脏复律做出反应的其他 SVT（如房室结折返、窦房结折返、心房间或心房内折返性心动过速）区分。如果怀疑地高辛中毒，则不应该进行直流心脏电复律，因为可诱发潜在致命性地高辛中毒节律（包括心室颤动） • **二线治疗**：静脉注射地尔硫䓬或维拉帕米可控制心室率 • **三线治疗**：静脉注射 β 受体阻滞剂（如艾司洛尔或美托洛尔）。β 受体阻滞剂可以产生一定程度的房室阻滞，从而降低心室率，但由于节律不依赖于房室结进行维持，因此不会终止心房节律 　◦ 类似的反应也可发生在腺苷使用中，但腺苷的使用可能有助于在 AT 维持期间阻滞房室传导而具有诊断意义。此外，部分局灶性 AT 是腺苷依赖性的，并能被腺苷终止

表 5.1

房性心动过速的治疗（续表）	
地高辛中毒	• 如果患者病情不稳定或节律与其他更恶性的心律失常如室性期前收缩或非持续或持续的室性心动过速相关，则使用地高辛抗体（Digibind） • 维持血清 K^+ > 4.0 mmol/L
稳定，心室率 < 120 次 / 分	• 静脉注射或口服 β 受体阻滞剂控制心室率。次选：地尔硫䓬 • 快-慢综合征或对心率控制药物无反应：口服氟卡胺或普罗帕酮（如果左心室功能正常，无冠心病证据，可使用索他洛尔、多非利特或胺碘酮）；如果是快-慢综合征，可能需要植入永久起搏器 • 因为长期的目标是实现和维持窦性心律，特别是出现症状时，导管消融或药物治疗可能是有帮助的
稳定，心室率 > 120 次 / 分	• 可能需要住院治疗 • 静脉注射 β 受体阻滞剂或钙通道阻滞剂（地尔硫䓬或维拉帕米）控制心率，其次是氟卡胺、普罗帕酮、索他洛尔、多非利特或导管消融终止 AT。如果持续存在，β 受体阻滞剂偶尔会终止心律失常，特别是在由运动诱发的年轻 AT 患者中 • 如果可能，避免使用地高辛 • 治疗诱发因素（感染、充血性心力衰竭、地高辛中毒） • **无反应者：**胺碘酮（静脉注射或口服）或导管消融［心动过速（一线）或房室交界区消融和起搏器植入（最后选择）］
预防（对于持续存在 AT 风险的患者）	• 正常心脏： 1. β 受体阻滞剂 2. 导管消融 3. 药物治疗（首选：Ⅰ C 类抗心律失常药；次选：Ⅲ类或Ⅰ A 类抗心律失常药） • 结构性心脏病，LVEF 正常或接近正常（> 40%）： 1. β 受体阻滞剂

表 5.1

房性心动过速的治疗（续表）	
	2. 导管消融或药物治疗（首选：索他洛尔；次选：多非利特、胺碘酮、Ⅰ A 类抗心律失常药） 3. 导管消融 • 结构性心脏病，LVEF 低（＜ 40%）： 1. 导管消融或药物治疗（多非利特、胺碘酮） 2. 导管消融。避免Ⅰ C 类药物，由于其致心律失常作用 • **快-慢综合征：**导管消融或抗心律失常药物；如果有症状性心动过缓或为了利于运用抗心律失常药物，可植入起搏器 • 导管消融的心房局灶或多个局灶 AT 的成功率为 50% ～ 70%，其通常起源于界嵴，右心耳附近，靠近窦房结或房室结或靠近肺静脉。这是首选治疗方法。如果消融不成功，并存在心动过速性心肌病，可考虑房室交界区的导管消融，然后植入模式切换双腔起搏器
心肌梗死	• **一线治疗：**如果耐受，β 受体阻滞剂 • **二线治疗：**索他洛尔或胺碘酮 • 如果反复发作，可维持用药数月
术前 / 术后	• 病情稳定：控制心室率（见“急性治疗，稳定”上文） • 病情不稳定：转复窦性心律（见“急性治疗，不稳定”上文） • 术后暂时性：β 受体阻滞剂

自律性房性心动过速

特点

自律性房性心动过速（AAT）是 SVT 的罕见类型，约占 2% ～ 5%。P 波形态与窦性 P 波不同，但有助于预测心动过速的来源。AAT 可能难以在体表心电图上与心房折返性心动过速（ART）区分开来，并且可能需要电生理检查区分两者。AAT 的特征是逐渐发作（加速）和消除（减慢），与在早搏之后突然发作、突然消失的 ART 不同。房室传导阻滞可能在 AAT 期间存在，并可能导致可变的或 2∶1 的房室传导。

病因

虽然 AAT 可能发生在正常健康成年人中，但更常伴有急性心肌梗死、急性酒精中毒、慢性阻塞性肺疾病恶化、电解质异常和地高辛中毒（特别是伴随房室传导阻滞）。由于目前使用的地高辛剂量较低，所以地高辛中毒已不常见。AAT 可以发生于血清地高辛水平正常的老年患者，特别是当存在低钾血症时。年轻患者 AAT 发作通常是一过性的，但在老年患者中可能更为持续。

临床表现

与其他 SVT 一样，症状范围从轻度心悸到心绞痛或心力衰竭症状，这取决于是否存在基础心脏病和其严重程度。

处理方法

AAT 可以作为与感染和急性酒精摄入等相关的独立事件发生，并且不需要长期治疗，但也可能频繁和（或）反复发作，导致严重症状。慢性持续性 AAT 可导致心动过速性心肌病，它是一种可逆的由长期快心室率引起的收缩性心力衰竭。急性期治疗通常包括治疗危险因素并用抗心律失常药物来终止。长期预防复发通常用药物或导管消融治疗（成功率为 50%）。无症状或症状较轻的患者可以门诊随访，除非怀疑有严重的快–慢综合征（表 5.2）。

表 5.2

自律性房性心动过速的治疗

急性治疗，不稳定（低血压、心绞痛、心力衰竭症状）	• **一线治疗：**同步直流心脏电复律（50 ～ 200 J，麻醉状态下）。然而，直流心脏电复律可能不会将 AAT 转换为窦性心律，或者仅维持短暂的窦性心律。如果怀疑有地高辛中毒，则不应该进行直流心脏电复律，因为可诱发潜在致命的地高辛中毒性心律，包括心室颤动 • **二线治疗：**静脉注射地尔硫䓬 • **三线治疗：**静脉注射 β 受体阻滞剂（如艾司洛尔或美托洛尔）。β 受体阻滞剂可以产生一定程度的房室传导阻滞，从而降低心室率，但由于节律不依赖于房室结进行维持，因此预计不会终止心房节律 　◦ 静脉注射腺苷会有类似的反应，但可能是短暂的
地高辛中毒	• 如果患者病情不稳定或节律与其他更恶性的心律失常如室性期前收缩或非持续或持续的室性心动过速相关，则使用地高辛抗体（Digibind） • 维持血清 $K^+ > 4.0$ mmol/L
稳定，心室率 < 120 次 / 分	• 静脉注射或口服 β 受体阻滞剂控制心室率。次选：地尔硫䓬 • 如果心率控制药物无效：口服氟卡胺或普罗帕酮（如果左心室功能正常，没有冠心病证据）、索他洛尔、多非利特或胺碘酮；如果有快－慢综合征，需要永久心脏起搏 • 因为长期目标是实现和维持窦性心律，特别是存在症状时，可能需要导管消融（针对心动过速本身）或药物治疗
稳定，心室率 > 120 次 / 分	• 可能需要住院治疗 • 静脉注射 β 受体阻滞剂或钙通道阻滞剂（地尔硫䓬或维拉帕米）控制心率，其次为氟卡胺、普罗帕酮、索他洛尔、多非利特或导管消融以终止

表 5.2

自律性房性心动过速的治疗（续表）	
	AAT。如果为持续性，β 受体阻滞剂偶尔会终止心律失常，特别是在运动诱发的年轻 AAT 患者中 ● 如有可能，避免使用地高辛 ● 治疗诱发因素（感染、充血性心力衰竭、地高辛中毒） ● **无反应者**：胺碘酮（静脉注射或口服）或导管消融［心动过速（一线治疗）或房室交界区消融和起搏器（最后选择）］
预防（对于持续存在 AAT 风险的患者）	● 正常心脏： 1. β 受体阻滞剂 2. 导管消融 3. 药物治疗（首选：Ⅰ C 类抗心律失常药；次选：Ⅲ类或Ⅰ A 类抗心律失常药） ● 结构性心脏病，LVEF 正常或接近正常（＞40%）： 1. β 受体阻滞剂 2. 导管消融或药物治疗（首选：索他洛尔；次选：多非利特、胺碘酮、Ⅰ A 类抗心律失常药） 3. 导管消融 ● 结构性心脏病，LVEF 低（＜40%）： 1. 导管消融或药物治疗（多非利特、胺碘酮） 2. 导管消融。避免Ⅰ C 类药物，由于其致心律失常作用 ● **快-慢综合征**：导管消融或抗心律失常药物；如果有症状性心动过缓或为了利于运用抗心律失常药物，可植入起搏器 ● 导管消融的心房局灶或多个局灶 AAT 的成功率为 50%～70%，其通常起源于界嵴，右心耳附近，靠近窦房结或房室结或靠近肺静脉。这是首选治疗方法。如果消融不成功，并存在心动过速性心肌病，可考虑房室交界区的导管消融，然后植入模式切换双腔起搏器

表 5.2

自律性房性心动过速的治疗（续表）	
心肌梗死	• **一线治疗**：如果耐受，β 受体阻滞剂 • **二线治疗**：索他洛尔或胺碘酮 • 如果反复发作，可维持用药数月
术前 / 术后	• **病情稳定**：控制心室率（见“急性治疗，稳定”，上文） • **病情不稳定**：转复窦性心律（见“急性治疗，不稳定”，上文） • **术后暂时性使用**：β 受体阻滞剂

心房折返性心动过速

特点

心房折返性心动过速（ART）（图 5.3）属于 SVT，可以由大折返（使用左心房或右心房的大部分）或微折返引起。大折返性 AT 倾向于在瘢痕区域的周围发生，包括先前心脏手术的切口性瘢痕、矫正的先天性心脏病（“切口或瘢痕相关的 ART”）或创伤。ART 占 SVT 的 5% ～ 10%。ART 可以通过不连续的（非窦性）P 波（可能被掩盖在 QRS 波或 T 波中）和其较慢的频率（170 ～ 220 次 / 分）与心房扑动区分开来，但可被认为是慢心房扑动。可以其突发性、持续性和非窦性 P 波形态与窦性心动过速区分开来。腺苷仅可终止大约 15% 的 ART，但可以用于诊断，因为它引起一过性房室传导阻滞，揭示潜在的 P 波频率和形态。ART 可能难以与 AAT 区分开来，可能需要进行电生理检查。

病因

ART 通常与结构性心脏病有关。如果 ART 持续存在，可引起心动过速性心肌病或血流动力学恶化。

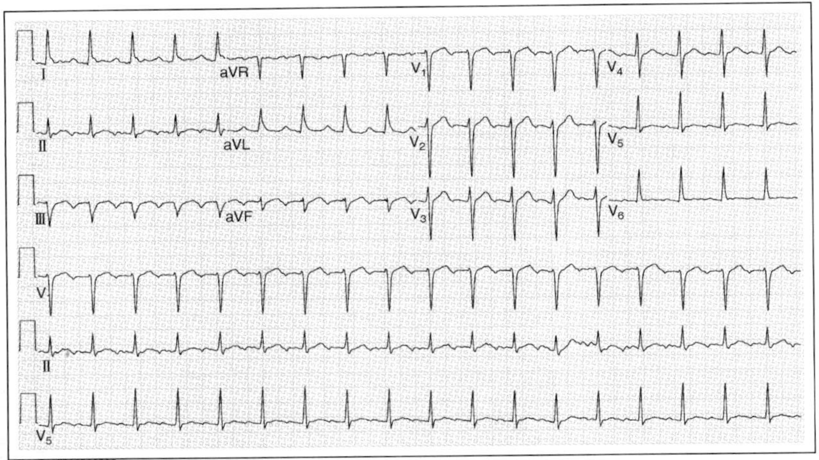

图 5.3

大折返性房性心动过速。心电图示 2：1 房室传导的右心房大折返性心动过速，并被电生理检查和消融证明。P 波每隔一个被掩盖在 QRS 波中。如果只看心电图，可能误诊为窦性心动过速。然而，Ⅲ和 aVF 导联显示负性 P 波，表明从低到高的激活模式与典型窦性从高到低的心房激活模式显示的正性 P 波不一致。当看到这种情况，提示要寻找以 2：1 房室传导和掩盖在 QRS 波中的类似 P 波。此外，P 波周围缺乏等电位线，表明这是大折返性心动过速而不是局灶性心动过速

临床表现

症状与其他 SVT 类似，但也取决于基础心脏病。

处理方法

终止 ART 是首选，特别是当患者有症状时，除非计划消融，此时可在心动过速时进行标测（表 5.3）。

表 5.3

心房折返性心动过速的治疗

血流动力学不稳定患者的急性治疗	• **一线治疗：**直流心脏电复律。这可能不适用于 AAT，因此可以作为诊断要点。对于 AAT 或 ART 对电复律不敏感，可使用静脉注射胺碘酮、依布利特或普鲁卡因胺来终止 ART 或静脉注射 β 受体阻滞剂或地尔硫䓬，以增加房室传导阻滞 • **二线治疗：**心房抗心动过速起搏（经静脉或食管）终止 ART；如果有起搏条件可将其作为一线治疗（如在心脏外科手术中使用心外膜临时电极）。可放置一个临时心房内起搏电极用来终止频繁的、反复的、不能耐受的发作
	后续治疗：使用口服抗心律失常药物来预防复发。口服抗心律失常药物不太可能转复窦性心律（＜20%），但可以帮助维持窦性心律。在复律后或复发性 ART 发作时考虑口服抗心律失常药物
血流动力学稳定患者的急性治疗	• **一线治疗：**索他洛尔用于 LVEF 正常（＞40%）伴或不伴结构性心脏病的治疗。如果伴有结构性心脏病及 LVEF 低（＜40%），则使用胺碘酮 • **二线治疗：**多非利特或ⅠA 类抗心律失常药物 • **三线治疗：**如果没有结构性心脏病，使用ⅠC 类药物（普罗帕酮、氟卡胺）；然而，这些药物可以通过减缓心房传导来稳定折返环路，允许 1∶1 的房室传导和增加心室率。这时可能还需同时使用房室结阻滞剂

表 5.3

心房折返性心动过速的治疗（续表）

	• 使用 β 受体阻滞剂、钙通道阻滞剂或地高辛（特别是低 LVEF 或充血性心力衰竭）控制心室率 • 评估和治疗恶化原因（如肺炎、充血性心力衰竭）
慢性治疗	• 如果心动过速不太快，耐受性好且是慢性的，那么可仅控制心室率 • **一线治疗：**射频消融；成功率为 50% ～ 75% • **二线治疗：**抗心律失常药物。如果有结构性心脏病，考虑Ⅲ类抗心律失常药物。如果患者可耐受 β 受体阻滞效应，那么索他洛尔是首选。也可选择多非利特或Ⅰ A 类药物，但其副作用的发生率较高且有致心律失常的风险。索他洛尔、多非利特或Ⅰ A 类药物应住院时启用。如果左心室功能差（LVEF ＜ 40%）或充血性心力衰竭，使用胺碘酮 • **三线治疗：**使用 β 受体阻滞剂或钙通道阻滞剂控制心室率 • 如果药物治疗失败： 　◦ **一线治疗：**导管消融 　◦ **二线治疗：**房室结导管消融并植入模式切换双腔起搏器。现代的心脏起搏器有时可以起搏终止房性心律失常
心肌梗死	• 参见上文的“急性治疗”；避免使用Ⅰ C 类抗心律失常药物（氟卡胺、普罗帕酮）
术前	• 评估病程、血流动力学耐受性、心室率和治疗情况。如果耐受良好，除了控制心室率之外，不需要任何治疗（2：1 或更高比例的房室传导阻滞可能需要）。然而，即使在手术前心率控制良好，升高的儿茶酚胺水平会增加心室率，此时可能需要房室结阻滞剂
术后	• 参见上文“急性治疗”
妊娠	• 少见，使用 β 受体阻滞剂控制心率

多源性房性心动过速

特点

多源性房性心动过速（MAT）（图 5.4）是一种 SVT，其至少有 3 种不同形态的 P 波，表明该节律的多源性。PP、PR 和 RR 间期变化，心室率超过 100 次 / 分，通常为 110 ～ 170 次 / 分。多个 P 波形态由心房中的多个除极灶引起。其机制可能是增强的自律性或触发活动。MAT 通常是一段时间内的主要节律，不会突发突止，有时其他房性心律失常［房性期前收缩（PAC）、AAT、窦性心动过速甚至心房扑动和心房颤动］可能在一阵 MAT 之前或之后发生。绝对不齐的心室律看上去类似心房颤动。通过在心房颤动中 P 波之间不存在等电位线，可以“粗略”区分出 MAT 和心房颤动。MAT 和心房颤动的鉴别很重要，因为治疗策略差异很大。

病因

绝大多数（60% ～ 85%）的病例发生在急性起病的严重慢性阻塞性肺疾病老年患者中。然而，除慢性阻塞性肺疾

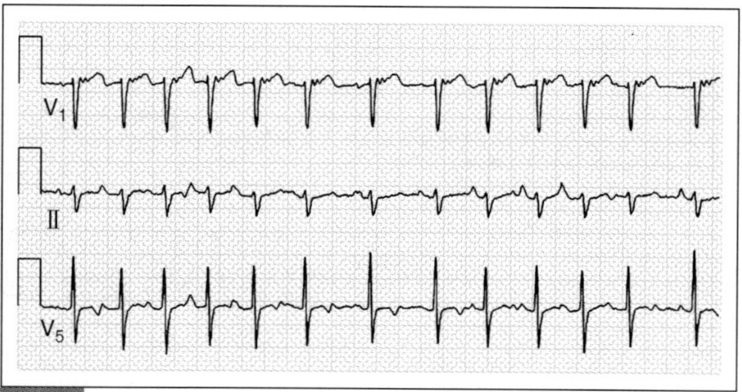

图 5.4

MAT。心电图（V_1、Ⅱ 和 V_5 导联）显示绝对不齐的窄 QRS 波节律。然而，与 AF 不同，每个 QRS 波之前是一个形态不同的 P 波。至少有三种不同的 P 波形态和 PR 间期，符合 MAT

病之外，MAT 与冠状动脉疾病（CAD）、肺源性心脏病、肺炎、败血症、术后状态、肺癌、肺栓塞、充血性（通常是收缩期）心力衰竭、高血压性心脏病等急性心脏或肺部疾病相关。加重因素包括茶碱中毒、儿茶酚胺输注、低钾血症、低镁血症、缺氧和酸中毒。MAT 通常持续数日至数周，特别是在慢性阻塞性肺疾病急性加重期的患者中，复发在急性病患者中很常见。虽然 MAT 本身很少危及生命（例外：快心率在严重冠状动脉疾病患者中引发缺血），但由于潜在疾病的严重程度而非节律本身，急性死亡率达 30% ～ 40%。MAT 很少与急性心肌梗死相关。

临床表现

MAT 通常无症状，但可能与快速、不规则的心悸相关。相关症状通常反映基础疾病（如慢性阻塞性肺疾病恶化时的呼吸困难）。

处理方法

针对 MAT 本身的治疗很困难，因为在没有有效治疗基础疾病的情况下，节律会持续；治疗应针对急性疾病。电解质异常应予纠正。钙通道阻滞剂优于 β 受体阻滞剂，特别是基础疾病为伴有支气管痉挛的急慢性阻塞性肺疾病时（表 5.4）。

心房颤动

特点

心房颤动（AF）是需要长期治疗的最常见的 SVT。心房除极表现为快速、不断变化路径的多种波。所记录的心房内激动为不规则的快速除极，通常频率大于 300 ～ 400 次 / 分。

表 5.4

多源性房性心动过速的治疗

急性治疗，稳定和不稳定	• 治疗基础疾病。对慢性阻塞性肺疾病急性加重期的积极治疗通常也会对心律失常有效，但在对基础疾病进行有效管理后，MAT 可能会持续数小时到数天。对 MAT 本身的治疗并不会影响到基础疾病的病程或预后。避免使用地高辛，因其不能引起房室传导阻滞和心室率的降低。直流心脏电复律无效 • 心脏复律对 MAT 没有益处。然而，心房颤动可能与 MAT 混淆；如果诊断不明确并且患者血流动力学不稳定，部分患者可以考虑行心脏复律。血流动力学不稳定通常是由基础疾病造成的，而不是由节律或快速心率引起的 • 降低拟交感神经药和茶碱类药物的剂量，如适用 • 维持 K^+和 Mg^{2+}在正常范围内 • 药物控制心室率（有效性数据不确定）：首选钙通道阻滞剂（静脉或口服地尔硫䓬）。维拉帕米可能是有效的，但在慢性阻塞性肺疾病患者中可以引起严重的低血压。由于大多数患者的儿茶酚胺过多，心室率控制是很困难的。由于并发支气管痉挛性肺疾病，β 受体阻滞剂很少使用 • 静脉注射硫酸镁 2 ～ 4 g 可以终止发作并帮助控制心室率，但成功率有限且不可预测 • 地高辛可能会使 MAT 恶化且不太可能控制心室率 • 可以考虑使用胺碘酮控制心室率并抑制心律失常，但没有数据支持它的使用
慢性预防	• 可选择钙通道阻滞剂（如口服地尔硫䓬）用于控制心室率，或胺碘酮来防止复发；不对基础疾病进行积极治疗的药物治疗方案通常是徒劳的 • 治疗肺疾病；尽可能维持 $K^+ > 4.0$ mmol/L 和 $Mg^{2+} > 2.0$ mmol/L
心肌梗死	• 参见上文“急性治疗”。快速和无效的心房收缩（PR 间期 < 0.14 s）会加重缺血和充血性心力衰竭。心率控制通常是必需的。钙通道阻滞剂如地尔硫䓬是一线治疗，除非 β 受体阻滞剂可耐受

这些除极导致心房丧失协调收缩，并且由于房室结中的除极波不规则到达和递减传导，导致房室的不规则传导。在体表心电图中，P 波消失，并且观察到不规则的颤动波；心室率不规则，可以快速（＞ 100 次 / 分；图 5.5）、中度（60 ～ 100 次 / 分；图 5.6）或慢速（＜ 60 次 / 分；图 5.7），除非存在完全性房室传导阻滞，在这种情况下，QRS 波节律来自律齐的逸搏点（图 5.8）。有时，不规则的颤动波伴随着更规则但仍然变化的扑动波（图 5.9）；这仍然代表 AF 而不是心房扑动。MAT（图 5.4）和具有频发房性期前收缩的窦性心律（图 5.10）可以类似于节律绝对不齐的 AF，但是可通过每个 QRS 波之前存在的 P 波与 AF 区分开来。

在合并束支传导阻滞（或室内传导延迟）的情况下，AF 可呈现为类似于室性心动过速（VT）的宽 QRS 波节律（但 AF 仍不规则）（图 5.11）。如果束支传导阻滞不典型，则合并束支传导阻滞的室内传导异常可导致宽 QRS 波并类似于 VT。差异性传导通常由长短序列（Ashman 现象）引发（图 5.12）；右束支传导阻滞（RBBB）比没有结构性心脏病的左束支传导阻滞（LBBB）更为常见。心室率极高（如 200 ～ 300 次 / 分）的 AF 提示存在旁路（图 5.13），而宽 QRS 波通常是由于下传通过旁路。心律绝对不齐的宽 QRS 波心动过速的另一个例子是植入双腔起搏器产生的 AF，其中起搏器在高于或接近其上限频率的情况下跟踪心房激动。

AF 通常由肺静脉开口的触发灶引起，特别是在孤立性 AF（无结构性心脏病的 AF）中。这些触发灶可被消融或使用导管或肺静脉隔离术使其与心房组织隔离，旨在长期治愈。

病因

AF 可发生在正常、健康的成年人中（“孤立性” AF），但往往与结构性心脏病［缺血性、瓣膜性（特别是二尖瓣）、

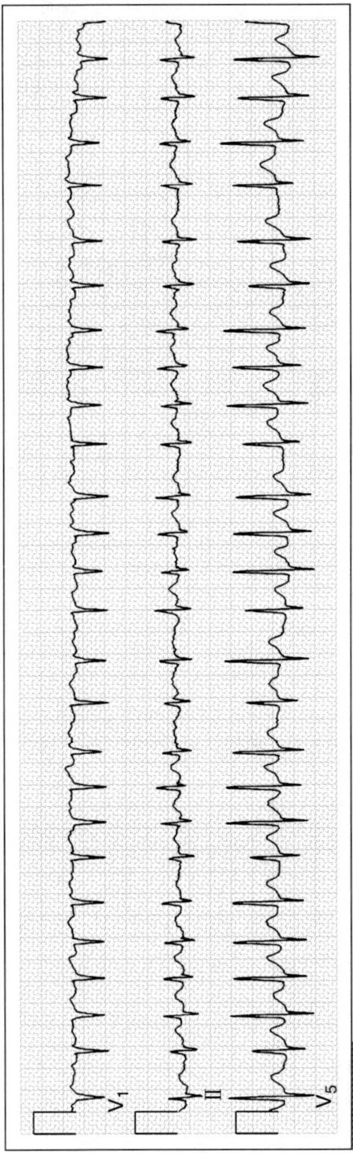

图 5.5 **AF 伴快速心室率。** V_1、Ⅱ和 V_5 导联显示 AF 伴快速心室率（> 100 次 / 分）。快速心室率是 AF 首次出现时最常见的表现（通常在未使用房室结阻滞药物的情况下）

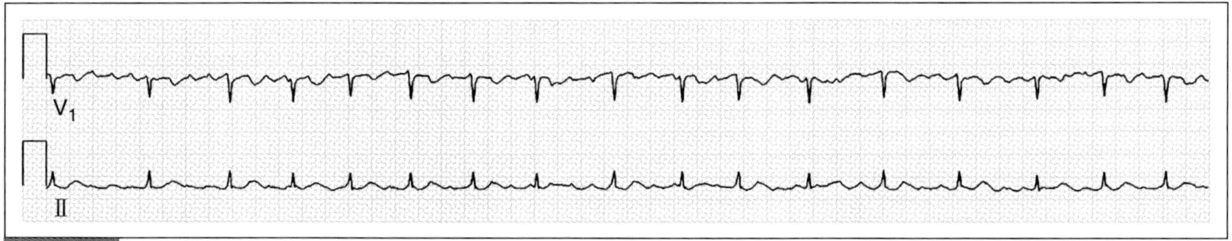

图 5.6

AF 伴中度心室率。V_1 和 Ⅱ 导联显示 AF 伴中度心室率（60 ～ 100 次 / 分），反映了更受控的心室率，最常由房室结阻滞药物的使用而引起

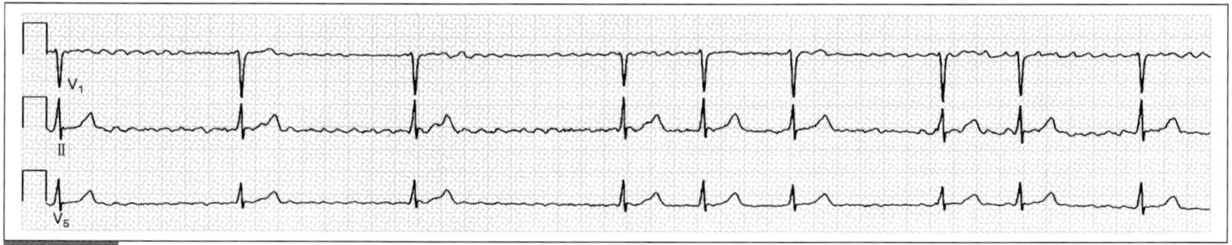

图 5.7

AF 伴慢心室率。V_1、Ⅱ 和 V_5 导联显示 AF 伴慢心室率（< 60 次 / 分，在这种情况下可慢至 33 次 / 分），反映药物的过度房室结阻滞效应、药物的毒性作用（如洋地黄中毒），或存在潜在的传导系统疾病

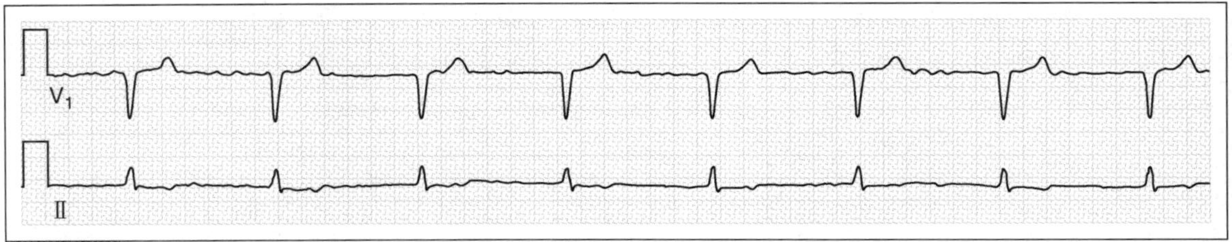

图 5.8

AF 伴规则（慢）心室律。 V_1 和Ⅱ导联显示 AF 伴非常规则的心室律。在这种情况下，规则的心室律源于完全性房室传导阻滞伴室性自主节律

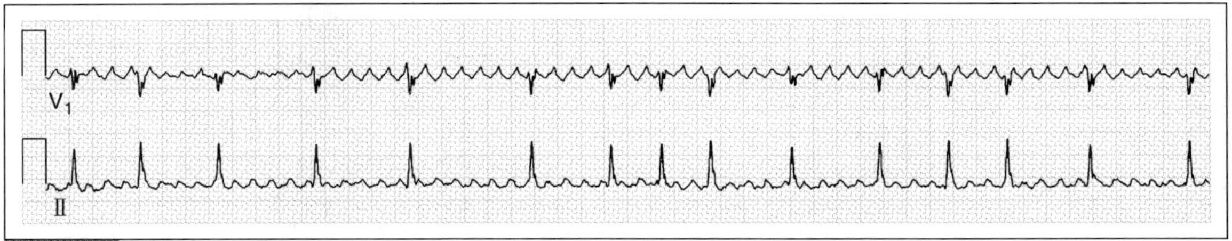

图 5.9

AF 伴非典型扑动。 V_1 和Ⅱ导联显示绝对不齐的窄 QRS 波节律。有时看起来像 AF，有时看起来像非典型 AFL（虽然不总是规则的，有时比典型 AFL 更快）。这被称为房颤–房扑，被认为是 AF 的一种形式

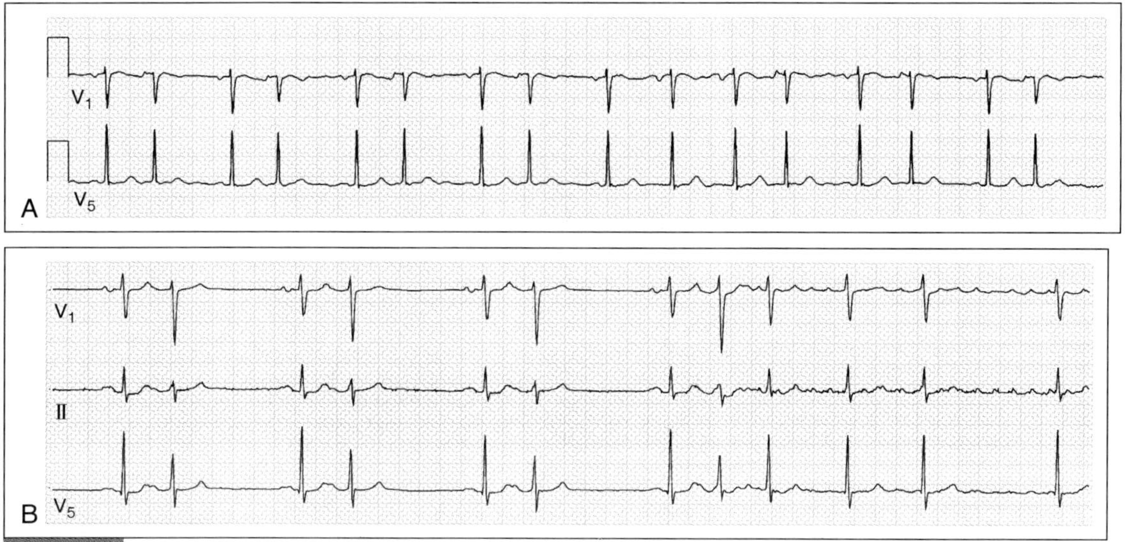

图 5.10

（A）窦性心律伴频发 PAC。V_1 和 V_5 导联显示正常的窦性心律伴频发 PAC，前 8 个 QRS 波中以二联律形式呈现，后半部分显示不规则节律。尽管后半部分是不规则的，但在每一个 QRS 波之前都有独立的 P 波。在窦性心律的基础上，提早出现的 QRS 波之前有一个非窦性 P 波。（B）频发 PAC 诱发 AF。V_1、Ⅱ和 V_5 导联的前半部分显示二联律，后半部分显示由房早诱发的 AF，以颤动波及消失的 P 波为特征

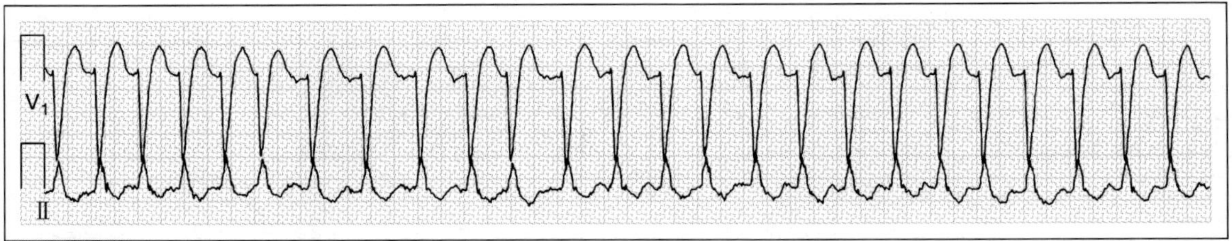

图 5.11

伴宽 QRS 波节律的 AF（与 VT 相似）。V_1 和Ⅱ导联显示 AF 伴 LBBB 形态的快心室率，是可能与 VT 混淆的宽 QRS 波心动过速。然而，仔细检查会发现 AF 心律绝对不齐的特征且 QRS 波呈典型 LBBB 形态

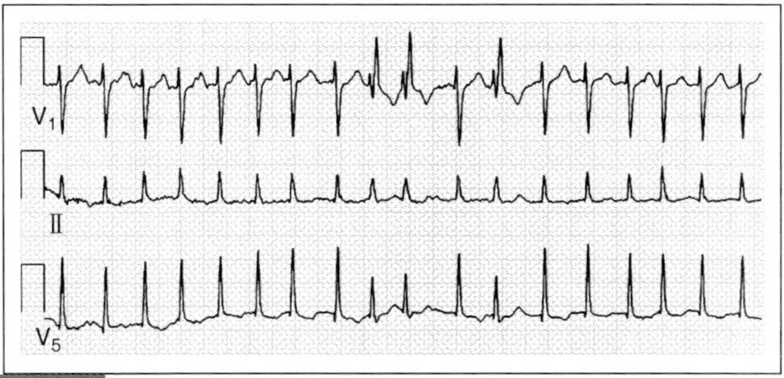

图 5.12

AF 伴差异性传导。V_1、Ⅱ和 V_5 导联显示 AF 伴第 9、10 和 12 跳 RBBB 形态的宽 QRS 波。尽管提早出现的 QRS 波可能是室性期前收缩（PVC），但也可能是由差异性传导引起的（即速率相关的传导变化），正如此例。所涉及的基础特性是束支的不应期与之前心搏的 RR 间期相关。本例存在典型的长短序列，即晚偶联长 RR 间期（延长束支的不应期）后跟随一个提早出现的宽 QRS 波，这个宽 QRS 波是由于束支的不应期未完全恢复导致的。右束支通常具有比左束支更长的不应期。因此 Ashman 现象的典型特征是（a）长短序列和（b）典型 RBBB 形态的宽 QRS 波。值得注意的是，Ashman 现象能解释第 9 跳和第 12 跳的差异性传导，但是不能解释第 10 跳的异常表现。在本病例中，出现了隐藏的持续性差异性传导或蝉联现象。在这种情况下，第 9 跳差异性传导首先向下激活左束支，然后是室间隔，然后逆行上传至右束支。因为体表心电图不显示束支的激活，所以这种逆行激活是“隐藏的”，但是下一个早期偶联心搏由希氏束向下传导，于是揭示了右束支处在不应期（并且以 RBBB 形态传导）。下一次传导通过左右束支，不显示差异性传导

风湿性、心肌病性、先天性］相关。其他相关的情况包括高龄，高血压，糖尿病，术后状态（特别是心脏手术后，冠状动脉旁路移植术后的发病率为 15% ～ 40%，瓣膜术后为 40% ～ 60%），心包炎，肺栓塞，慢性肺疾病，甲状腺功能亢进症，急性酒精摄入（“假日心脏”），过量的咖啡因摄入，药物（特别是拟交感神经药物），自主神经（迷走神经或交感神经）激动，低钾血症或其他代谢紊乱，系统性感染，

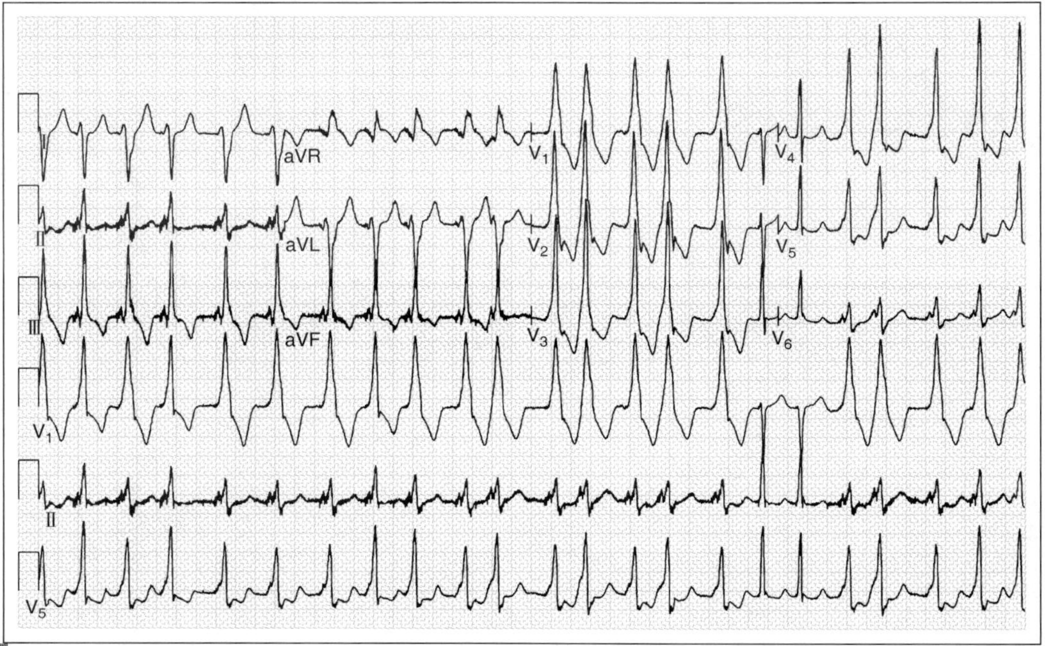

图 5.13

伴有旁路的 AF。V_1 导联显示心律绝对不齐的宽 QRS 波心动过速，符合 WPW 综合征伴 AF。由于不同程度的预激，QRS 波形态显著变异。当 AF 伴非常快的心室率（> 200 次 / 分）和（或）心律绝对不齐且 QRS 波形态改变时，应考虑 WPW 综合征。当心律绝对不齐的宽 QRS 波心动过速且 QRS 波宽度改变时，提示有不同程度的融合，应始终注意 AF 伴 WPW 综合征。AF 时由房室旁路向下快速传导

窦房结功能障碍（快–慢综合征），退行性传导系统疾病和 Wolff-Parkinson-White（预激）综合征。远期后果包括栓塞性卒中或短暂性脑缺血发作（TIA）的风险（风湿性 AF 发病率为每年 10%～12%；非瓣膜性 AF 的发病率为每年 1%～7%）和因每搏量减少而导致的运动耐量降低，每搏量减少是由于心房驱动力丧失和左心室功能障碍（快心室率引起的舒张期充盈受损、心动过速性心肌病）。AF 患者的死亡率增加了两倍，可能与基础心脏病和致心律失常作用有关，而不是因为 AF 本身。

临床表现

根据基础心脏病的存在和严重程度，患者可能无症状或出现轻度心悸或明显症状，例如心绞痛、充血性心力衰竭、晕厥或血流动力学障碍。症状可能由于快速心率、节律不规则以及房室失同步和心房激动的丧失而发生。AF 与短暂性脑缺血发作、卒中或其他血栓栓塞并发症密切相关，以上情况不少见于 AF，并可作为初始表现。AF 是心源性卒中的最常见原因，是隐源性卒中的常见原因。

AF 可以通过其表现被分为几种类型。初发 AF 指首次出现的 AF，无论持续时间如何。阵发性 AF 指可自行终止的 AF，通常在发病后 48 h 内（但有时长达 7 天）终止。持续性 AF 指持续超过 7 天或需要进行心脏复律干预（药物或电复律）方可终止的 AF。长期持续性 AF 是指持续超过 1 年的 AF。永久性 AF 是指复律失败和（或）不考虑恢复窦性心律的 AF。

处理方法

AF 的治疗主要为以下 3 个方面：①控制心室率（心率控制）；②控制房性节律（节律控制）；③抗血栓治疗以降低卒

中风险和其他血栓栓塞并发症。所有 AF 患者，都应考虑这 3 个方面，但对于特定患者，这些方面并不一定都要涵盖。

快心室率的症状性 AF 的急症处理包括紧急电复律（如果有证据表明存在血流动力学不稳定、显著的心肌缺血或肺水肿）。电复律或药物复律也是新发症状性 AF 的合理治疗。通常可以使用静脉注射或口服 β 受体阻滞剂、地尔硫䓬或维拉帕米或地高辛（表 5.5）控制心室率来为心脏复律做准备。旨在将 AF 转复为窦性心律的节律控制可以从药物或电复律开始。抗凝策略应在转复前予以决定。如果 AF 持续时间超过 24 ～ 48 h，需要使用华法林使得国际标准化比值（INR）维持在 2 ～ 3 或使用新型口服抗凝药（NOAC）（例如达比加群、利伐沙班、阿哌沙班或依度沙班）进行抗凝治疗至少 3 周，并记录在案。此外，如果通过经食管超声心动图（TEE）证实左心房无血栓，并且患者已行抗凝治疗（含肝素，INR ≥ 2.0 的华法林或 NOAC），则可以进行心脏复律，并启动或继续用华法林或 NOAC 进行抗凝治疗至少 3 ～ 6 周，对于许多有危险因素的患者则应终身抗凝。AF 持续时间少于 48 h，仍应考虑抗凝，特别是有结构性心脏病或有卒中或血栓栓塞危险因素的患者。心脏复律后，强烈建议抗凝。复律可以通过电复律或抗心律失常药物进行。后者包括口服Ⅰ类或Ⅲ类抗心律失常药物，如伊布利特、普鲁卡因胺或胺碘酮。维纳卡兰是一种尚未被批准的新药，其可能对 AF 转复为窦性心律非常有效。

长期治疗均应包括上述 3 个方面，以及评估基础结构性心脏病、卒中或血栓栓塞风险因素或与 AF 相关的其他相关疾病。然而，相关疾病的适当管理并不能保证 AF 不再发生。评估包括用超声心动图评估心室功能、瓣膜疾病和心房大小。在选定的患者和（或）考虑用Ⅰ C 类（氟卡胺或普罗帕酮）抗心律失常药物的患者中可以用运动平板试验和（或）

表 5.5

AF 的药物和非药物治疗

	心率控制	窦性心律的获得与维持	抗凝治疗
药物	β 受体阻滞剂 钙通道阻滞剂 地高辛	抗心律失常药物 Ⅰ A 类 奎尼丁 普鲁卡因胺 丙吡胺 Ⅰ C 类 氟卡胺 普罗帕酮 Ⅲ类 索他洛尔 多非利特 决奈达隆 胺碘酮 伊布利特	华法林、肝素、低分子量肝素 NOAC 阿哌沙班 达比加群 依度沙班 利伐沙班
非药物治疗手段	房室交界区消融和起搏	导管消融 / 肺静脉隔离 迷宫手术 / 肺静脉隔离	左心耳结扎、切除或封闭

心脏导管造影以评估冠状动脉解剖结构。结构性心脏病或冠状动脉疾病患者不应接受Ⅰ C 类药物治疗。至少应行 1 次甲状腺功能检查，因为甲状腺功能亢进可以引发 AF。所有患者应考虑使用华法林、NOAC、阿司匹林或阿司匹林加氯吡格雷抗凝。通常可以使用 β 受体阻滞剂、地尔硫䓬或维拉帕米来实现心室率控制；也可使用地高辛，但其不是直接的房室结阻滞剂，其房室结阻滞作用通常会随着迷走神经松解而消失。节律控制应考虑使用心脏复律和（或）抗心律失常药物治疗恢复和维持窦性心律；尽管这两种方法都没有显示出显著的整体生存获益，但节律控制对于部分有明显症状的患者（通常伴随 AF）十分重要，其被证明在窦性心律下可获

得更高的生存率并可改善功能状态和生活质量。因为AF可以无临床表现，因此即使在临床随访期间出现窦性心律，存在血栓栓塞并发症风险的患者也不能停止抗凝治疗。那些仍然使用华法林或NOAC抗凝的患者卒中风险较低。对于新发AF或控制心率后症状仍持续的患者，节律控制策略仍然是有益的，并被推荐（表5.5）。

心率控制策略

心室率控制主要使用β受体阻滞剂、地尔硫䓬或维拉帕米，以及地高辛。急性治疗快速心室率时，静脉注射房室结阻滞剂可能是最有效和容易滴定的。地高辛效果较差，尽管可用于充血性心力衰竭患者，但其延迟起效，治疗窗窄，并且在高肾上腺素能状态（如术后状态，重症监护病房中）下的作用较小。对于不能维持窦性心律以及治疗后仍为持续性快速心室率的患者，采用植入频率应答式永久心室起搏器并行房室交界区消融可改善症状和心室功能。这种方法也可用于阵发性AF患者（推荐双腔起搏）。房室交界区消融可导致完全性心脏传导阻滞（CHB），QRS波通常以每分30余次的速率起源于心室组织；右心室心尖部起搏引起的功能性左束支传导阻滞可导致心室失同步和左心室射血分数（LVEF）降低。在这些情况下，将起搏系统升级为双心室起搏（心脏再同步化治疗）可能是有益的。

心律控制策略

电复律是终止AF的最有效方法。控制AF的一种方法是在AF发作时进行心脏复律。这适用于AF发作不太频繁的患者。左心房大、年龄大、发作时间长的患者心脏复律后最有可能复发。

控制血压和避免或治疗诱发因素或临床触发因素（例如兴奋剂使用或甲状腺功能亢进），可能有助于降低AF风险。

当长期存在 AF 时，药物心脏复律效果较差。在某些情况下，心脏复律后，AF 会立即或早期恢复；在这些情况下，静脉注射维拉帕米或依布利特可以帮助维持转复后的窦性心律。此外，静脉注射阿托品可能对慢心率的 AF 患者有效，但可能导致高迷走神经兴奋而重现心律失常。在心脏复律后，慢心室率的 AF（图 5.7）并不一定预兆转复为窦性心律后仍为慢心率，必须谨慎，特别是正在服用地高辛的患者，因为其在心脏复律后有发生恶性室性心律失常的风险。

有助于维持窦性心律的抗心律失常药物（甚至在某些情况下有助于终止 AF）包括ⅠA 类（奎尼丁、普鲁卡因胺、丙吡胺）、ⅠC 类（氟卡胺、普罗帕酮）和Ⅲ类（索他洛尔、多非利特、胺碘酮、决奈达隆）药物。

维持窦性心律的成功率为 50% ～ 70%，取决于药物和对成功的定义；然而，药物治疗控制节律的目标是降低症状性 AF 的发生率，而不一定要完全抑制 AF，因为这可能需要更高剂量的抗心律失常药物并出现其伴随的副作用或毒性作用。因此，复发或偶尔的复发并不一定是治疗的失败。基于结构性心脏病或其他个体因素的存在，例如患者对治疗的依从性，抗心律失常药物的选择是个体化的。对于无结构性心脏病或患微小结构性心脏病的患者，氟卡胺、普罗帕酮、索他洛尔或决奈达隆是一线治疗，其次是多非利特和胺碘酮。对于这些患者，在 AF 发作期间，可以在必要时（PRN）间歇给予氟卡胺或普罗帕酮（“口袋中的药丸”）。多非利特的启用必须在医院中进行。对于高血压和显著左心室肥大患者，推荐使用胺碘酮或决奈达隆。对于 CAD 患者，必须避免使用ⅠC 类药物（氟卡胺、普罗帕酮），其一线治疗包括索他洛尔、决奈达隆和多非利特，其次是胺碘酮。对于心力衰竭患者，胺碘酮或多非利特是一线治疗，应避免使用决奈达隆。ⅠA 类抗心律失常药物很少使用，因为其出现毒性作用和副作用的风险很高（流程图 5.3）。

使用抗心律失常药物治疗的目的是降低 AF 的复发风险，并在大多数情况下预防症状。目前仍不清楚有多少不可检测或未检测到的 AF 患者，尽管植入装置表明高达 50% 的 AF 发作与症状无关，因此在临床未被检测到。虽然减轻症状是治疗 AF 的主要目的，但其他目的也很重要，包括延缓由心动过速和症状性心力衰竭引起的心室功能障碍的进展。

另一种非药物辅助疗法为永久起搏器植入，用于存在长时间停搏和（或）有症状性心动过缓的快–慢综合征。永久起搏器可以应用在症状性 AF 转复后心脏停搏或其他症状性心动过缓（包括由于心室率控制药物引起的症状）患者中。双腔（DDD）起搏系统能够保持房室同步并且心房起搏可以避免房性心动过缓，与单腔心室（VVI）起搏系统相比，AF 更少复发。一些起搏器允许心房超速起搏至刚好高于所感知的窦性频率，以防止出现可能与 AF 发作或再发作相关的不规则频率和心脏停搏。

对于抗心律失常药物治疗无效的症状性 AF 患者，可以考虑针对肺静脉口和其他致心律失常性心房组织的电隔离导管消融。将射频（RF）或其他能量或冷冻（例如冷冻消融）分段或环绕于肺静脉口来隔离肺静脉口，可以靶向消融碎裂电位、迷走神经分布的位置、神经节丛或肺静脉口之间的连接区域。迷宫手术或肺静脉隔离术可以用微创或开放性心脏手术方法进行。迷宫手术是通过进行切开和重新缝合心房来实施的，或者通过应用射频、低温消融或其他能量来产生传导阻滞线。这种方法的成功很大程度上可能是由于外科手术产生的肺静脉前庭隔离，并且已经开发了改良的迷宫手术，包括肺静脉隔离方法。目前，手术消融最常作为其他心脏手术时的伴随手术。

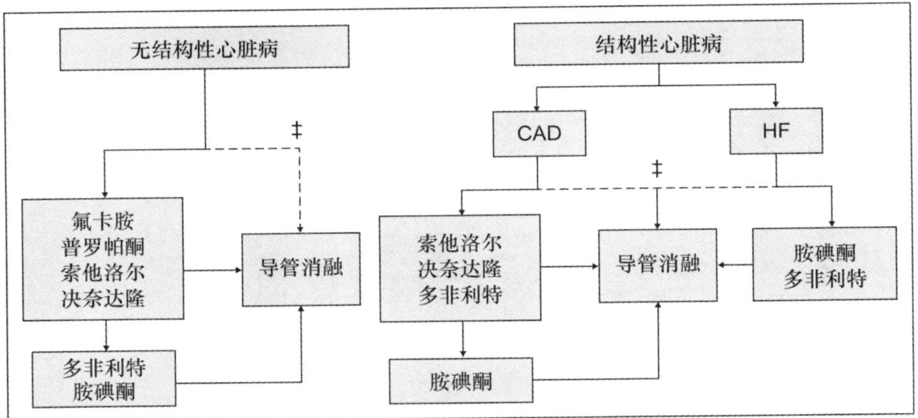

流程图 5.3

AF 的心律控制策略。CAD，冠状动脉疾病；HF，心力衰竭。（经允许引自 January CT，Wann LS，Alpert JS，et al. 2014 AHA/ACC/HRS guideline for the management of patients with atrial fibrillation. J Am Coll Cardiol. 2014；64：2246-2280.）

抗凝治疗

因为卒中是与 AF 相关的最重要的临床后果和主要发病来源之一，解决抗凝对于房颤管理的每一步都至关重要。已经出版了多重风险分层方案。用于评估血栓栓塞风险的两个实用的评分系统是 $CHADS_2$ 评分（表 5.6A）和 CHA_2DS_2-VASc 评分（表 5.6B），是用于鉴定高和低风险卒中患者的两种方案。长期抗血栓治疗的推荐指南见表 5.7。研究还表明，对于有卒中风险但伴有华法林禁忌证的 AF 患者，阿司匹林加氯吡格雷可能是有益的。其获益程度不及华法林，阿司匹林的获益也相对较小。与单用阿司匹林相比，这种联合治疗与出血风险相关。直接的凝血酶抑制剂达比加群，以及若干Ⅹa 因子抑制剂，如利伐沙班、依诺沙班和阿哌沙班［通常被称为非维生素 K 口服抗凝剂（即 NOAC）］被批准用于降低卒中风险和非瓣膜性 AF 患者的全身性栓塞风险。更多抗凝治疗内容请参阅第十二章。左心耳闭塞或切除术也是减少不能服用或拒绝服用抗凝血剂，但有血栓栓塞高风险患者的

表 5.6A

未进行抗凝治疗的非瓣膜性 AF 患者的 $CHADS_2$ 评分

危险因素	评分	$CHADS_2$ 评分	调整卒中率（95%CI）[a]
充血性心力衰竭	1	0	1.9（1.2 ～ 3.0）
高血压	1	1	2.8（2.0 ～ 3.8）
年龄≥ 75 岁	1	2	4.0（3.1 ～ 5.1）
糖尿病	1	3	5.9（4.6 ～ 7.3）
既往出现卒中或短暂性脑缺血发作	2	4	8.5（6.3 ～ 11.1）
最大评分	6	5	12.5（8.2 ～ 17.5）
	——	6	18.2（10.5 ～ 27.4）

[a] 假设未服用阿司匹林，预期的卒中概率 /100 患者·年，数据来源于美国国家心房颤动登记研究（NRAF）参与者

表 5.6B

CHA₂DS₂-VASc 评分

危险因素	评分	CHA_2DS_2-VASc 评分	阿司匹林调整的血栓栓塞发生率，%/ 年[a]	华法林调整的血栓栓塞发生率，%/ 年[b]
充血性心力衰竭 / 左心室功能不全	1	0	0	0
高血压	1	1	0.7	1.3
年龄≥ 75 岁	2	2	1.9	2.2
糖尿病	1	3	4.7	3.2
卒中，短暂性脑缺血发作，或血栓栓塞	2	4	2.3	4.0
血管疾病（既往出现心肌梗死，外周动脉疾病，或主动脉斑块）	1	5	3.9	6.7
65 ～ 74 岁	1	6	4.5	9.8
女性	1	7	10.1	9.6
最大评分	9	8	14.2	6.7
		9	100	15.2

[a] 理论上的血栓栓塞发生率（无治疗时），校正了阿司匹林应用的因素，推测阿司匹林可使血栓栓塞风险降低 22%。修改自 Lip GYH，Nieuwlaat R，Pisters R，Lane DA，Crijns HJGM. Chest 2010；137：263-272.

[b] 理论上的血栓栓塞发生率（无治疗时），校正了华法林应用的因素，推测华法林可使血栓栓塞风险降低 64%。修改自 Lip GYH，Frison L，Halperin JL，Lane DA. Stroke. 2010；41：2731-2738.

改编自 European Heart Rhythm Association；European Association for Cardio-Thoracic Surgery，Camm AJ，et al. Guidelines for the management of atrial fibrillation. Eur Heart J. 2010；31：2369-2429.

血栓栓塞并发症的一种方法。

新型口服抗凝药（NOAC）较华法林有如下优点：①快速抗凝；②出血风险小于等于华法林；③血栓栓塞事件后果

表 5.7

基于风险的抗血栓治疗推荐指南

推荐	推荐类别	证据等级
基于共同决策、讨论权衡卒中和出血风险以及患者偏好的抗血栓治疗	Ⅰ	C
基于血栓栓塞风险的抗血栓治疗选择	Ⅰ	B
建议使用 CHA_2DS_2-VASc 评分评估卒中风险	Ⅰ	B
华法林推荐用于机械心脏瓣膜和达到目标国际标准化比值（INR）强度（基于假体的类型和位置）	Ⅰ	B
既往出现卒中、短暂性脑缺血发作或 CHA_2DS_2-VASc 评分≥ 2，建议口服抗凝剂，用药选择包括：		
华法林	Ⅰ	A
达比加群、利伐沙班或阿哌沙班	Ⅰ	B
使用华法林，在开始治疗期间至少每周测定 INR，稳定时每月测定 INR	Ⅰ	A
如果不能维持治疗性 INR，推荐使用直接凝血酶抑制剂或凝血因子Ⅹa 抑制剂	Ⅰ	C
定期重新评估抗凝治疗的需求	Ⅰ	C
对于机械心脏瓣膜的患者，如果华法林治疗中断，推荐使用普通肝素或低分子量肝素进行桥接治疗。桥接治疗应平衡卒中和出血的风险	Ⅰ	C
对于无机械心脏瓣膜的患者，桥接治疗应平衡卒中和出血风险	Ⅰ	C
在直接凝血酶抑制剂或凝血因子Ⅹa 抑制剂开始治疗前评估肾功能，并依照临床需要重新评估，或至少每年评估 1 次	Ⅰ	B
对于心房扑动，推荐使用抗血栓治疗	Ⅰ	C
非瓣膜性 AF 和 CHA_2DS_2-VASc 评分为 0 时，可不进行抗血栓治疗	Ⅱa	B

表 5.7

基于风险的抗血栓治疗推荐指南（续表）

推荐	推荐类别	证据等级
CHA_2DS_2-VASc 评分≥ 2，终末期慢性肾脏病（肌酐清除率＜ 15 ml/min）或血液透析时，给予口服华法林抗凝治疗	Ⅱ a	B
非瓣膜性 AF 且 CHA_2DS_2-VASc 评分为 1，可不进行抗血栓治疗或口服抗凝剂或阿司匹林治疗	Ⅱ b	C
中度至重度慢性肾脏病且 CHA_2DS_2-VASc 评分≥ 2，可减量使用直接凝血酶抑制剂或凝血因子Ⅹ a 抑制剂	Ⅱ b	C
对于经皮冠状动脉介入治疗，可以考虑置入裸金属支架以最小化双联抗血小板治疗的持续时间	Ⅱ b	C
冠状动脉血运重建后 CHA_2DS_2-VASc 评分≥ 2 的患者，口服抗凝剂同时使用氯吡格雷而不是阿司匹林可能是合理的	Ⅱ b	B
直接凝血酶抑制剂达比加群和凝血因子Ⅹ a 抑制剂利伐沙班不适用于 AF 和终末期慢性肾脏病或透析患者，因为缺乏关于风险和获益平衡的临床试验证据	Ⅲ：无获益	C
直接凝血酶抑制剂达比加群不应用于机械心脏瓣膜患者	Ⅲ：有害	B

引自 January CT，Wann LS，Alpert JS，et al. 2014 AHA/ACC/HRS guideline for the management of patients with atrial fibrillation：a report of the American College of Cardiology/American Heart Association Task Force on Practice Guidelines and the Heart Rhythm Society. J Am Coll Cardiol 2014；64：e1-76.

少于等于华法林；④无需监测 INR；⑤抗凝立即起效；⑥停止 NOAC 后抗凝作用迅速逆转。

NOAC 的缺点如下：① NOAC 经肾排泄，肾功能不全患者慎用；② NOAC 未被批准用于患有瓣膜疾病的 AF 患者，因为此类患者服用华法林效果更好；③费用较高；④对于肌酐清除率大于95 ml/min的患者，不能给予其中一种NOAC；⑤肾功能不稳定可能造成问题；⑥许多NOAC没有拮抗剂；⑦依从性差是一个问题，可能无法知道患者是否确实服用了药物。

电复律或药物复律期间的抗凝治疗

对于AF持续时间为48 h或更长或持续时间未知的患者，至少在心脏复律前3周和后4周，建议使用华法林抗凝（如华法林，INR ≥ 2.0，目标值2.0 ～ 3.0）或NOAC。如果患者有AF复发的危险且CHA_2DS_2-VASc评分≥ 2，建议长期使用抗凝药物。对于持续时间超过48 h的AF，由于血流动力学不稳定需要立即复律，同时给予肝素（除非有禁忌），初次通过静脉推注，随后连续输注［活化部分凝血活酶时间（aPTT）控制在1.5 ～ 2倍］。对于进行择期心脏复律的患者，此后应给予治疗性口服抗凝治疗至少4周。一些数据支持皮下注射低分子量肝素。另一个选择是使用NOAC来实现立即抗凝。对于与血流动力学不稳定（休克、肺水肿）、心绞痛或心肌梗死相关的持续时间短于48 h的AF，应立即进行心脏复律并开始抗凝治疗。作为AF复律前3周抗凝的替代方案，行经食管超声心动图（TEE）以排除左心房血栓是合理的。对于没有血栓的患者，如果使用了肝素、华法林或NOAC进行抗凝治疗，则可以立即进行心脏复律。对于确定有血栓的患者，在心脏复律前4 ～ 6周给予口服抗凝剂，在恢复窦性心律后继续使用4周，往往更长或无限期使用。在复律之前可以考虑再次行TEE以确定血栓是否已消失。对于所有接受心脏复律的患者，如果还存在长期抗凝治疗的其他指征［通常基于CHA_2DS_2-VASc评分（表5.8，流程图5.4至流程图5.9）］，则应考虑复律后超过4周的长期抗凝治疗。

表 5.8

心房颤动的治疗

门诊治疗与住院治疗	• 以下患者应住院治疗：出现中度和重度症状（心绞痛，晕厥，充血性心力衰竭）；左心室功能不全；低血压；不受控制的心室率；使用抗心律失常药物索他洛尔、多非利特、奎尼丁、普鲁卡因胺、丙吡胺或高剂量胺碘酮；因 AF 长期持续（如数月）而开始抗心律失常药物治疗（因为药物复律可能与转复后长时间停搏和症状性窦性心动过缓有关）。见下文“急性治疗” • 抗凝治疗：华法林、低分子量肝素或 NOAC 可于住院或门诊使用（肝素用于住院患者）。所有 AF 发作持续时间超过 24 ～ 48 h 的患者如果考虑心脏复律均应予以抗凝治疗，应根据 CHA_2DS_2-VASc 评分在心脏复律及其后持续至少 1 个月或更长时间的抗凝治疗 • 无症状或轻度症状、无心力衰竭、心室率可控制、阵发性 AF、正常左心室功能无心脏病的患者可接受门诊治疗 • 门诊治疗：阵发性 AF 患者和无结构性心脏病患者可在门诊使用氟卡胺和普罗帕酮。在病情稳定的结构性心脏病患者中，胺碘酮可以以 200 ～ 600 mg/d 的剂量开始使用 • 直流心脏电复律可用于接受抗凝治疗的患者，无论是否服用抗心律失常药物
急性治疗，有症状伴快心室率	• 控制心室率。心脏监测可能有帮助 • 如果左心室功能良好（LVEF ＞ 40%），可使用 β 受体阻滞剂（静脉注射艾司洛尔或美托洛尔或口服美托洛尔、普萘洛尔或阿替洛尔）或钙通道阻滞剂（静脉注射或口服地尔硫䓬、维拉帕米）以保持心室率在静息状态下＜ 110 次 / 分。如果存在左心室功能障碍，则应评估左心室功能，因为可能需要额外或更严格的心室率控制（特别是运动时）。地高辛是二线药物，因为 β 受体阻滞剂和钙通道阻滞剂可以比地

表 5.8

心房颤动的治疗 （续表）

	高辛更好地控制心室率。如果心室率不受控制，可以联合用药，但同时使用 β 受体阻滞剂和钙通道阻滞剂时，应特别小心。如果左心室功能障碍（LVEF ＜ 40%）或存在充血性心力衰竭，地高辛可用作辅助治疗。因为目标是降低心室率，在左心室功能障碍患者中使用 β 受体阻滞剂或钙通道阻滞剂没有绝对禁忌证；但需要谨慎使用并进行监测 ● 直流心脏电复律——如果出现低血压、缺血、肺水肿需进行急诊复律（仅在必需的抗凝治疗同时或之后） ● 地高辛具有较长的作用时间，如果血清水平较高可能增加直流心脏电复律转复至窦性心律的风险；它也可能导致不可逆的心室颤动。建议在时间允许的情况下检查地高辛水平。如果不需要急诊复律，建议在复律操作当天停用地高辛
慢性治疗	● 心率控制药物治疗——左心室功能差：如果可耐受，使用地高辛、β 受体阻滞剂；左心室功能良好：地尔硫䓬、维拉帕米、β 受体阻滞剂 ● 节律控制药物治疗：如果患者有症状或充血性心力衰竭，尽管已进行充分的心室率控制，仍最好达到窦性心律。如果以前的心率快，左心室功能可以通过心率或节律控制而改善。没有证据表明节律控制可以延长寿命 ● 心脏复律后 AF 复发的风险约为 50%，若使用胺碘酮可能略低。然而，药物治疗控制节律的目的是减少 AF 的症状，而不一定要完全抑制 AF——这可能需要更高剂量的抗心律失常药物，可能会引起副作用或毒性反应

表 5.8

心房颤动的治疗（续表）

转复窦性心律	• 药物复律：静脉注射伊布利特（在 10 min 内使用 1 mg 并观察 QT 间期的延长，如果不能转复为窦性心律，并且 QT 间期＜ 500 ms，则在下一个 10 min 内给予第二次 1 mg），普鲁卡因胺或胺碘酮可能会转复 AF；胺碘酮需要数小时来发挥复律效果。口服方案在 30% ～ 70% 的患者中可能有效，特别是在 AF 发作的早期。维纳卡兰仍处于研究中。注意：应确保患者正确抗凝 • **一线治疗**：电复律 1. 正确放置贴片或电极板是关键：胸前后贴片可能更有效地转复 AF，但是如果初始尝试不成功，可能需要重新摆放位置或给贴片增加一定的压力 2. 始终选择 QRS 同步电复律，以避免心室颤动；观察除颤器所示心电图以评估除颤波的释放 3. 如果患者清醒，请始终使用全身麻醉 4. 从 100 ～ 200 J（双相波）开始，如果需要，将输出增加到 200 ～ 360 J。双相波所需能量较低，并且效用更高 5. 如果有必要，可以在一个位置上给予 2 ～ 5 次除颤，特别是如果以较低的能量开始时。如果在一个向量上无效，请更改贴片位置。确保患者的贴片有足够的接触面和压力 6. 如果体外除颤无效，有时右心房的心内除颤可转复患者 • 如果心脏复律不成功，可能有以下转归： 1. 未恢复至窦性心律。要考虑贴片位置、接触和能量传递的向量，可能需要尝试双相或更高能量的除颤。可考虑在重复尝试之前使用降低心房除颤阈值的药物（如索他洛尔、伊布利特） 2. 立即复发 AF。考虑使用或替换抗心律失常药物（包括静脉注射维拉帕米和伊布利特）并重复心脏复律，或考虑消融

表 5.8

心房颤动的治疗 （续表）	
维持窦性心律	• 在新发 AF、年轻患者以及尽管进行心室率控制仍有症状的患者中，转复和维持窦性心律是首选 • 窦性心律的维持与停用抗凝药物患者的血栓栓塞风险降低无关；若有指征，可考虑使用华法林或 NOAC 长期抗凝或阿司匹林加氯吡格雷治疗 • 电复律或药物复律都是可接受的复律方法，对于有一次发作或偶发的 AF 患者，药物可能不需要继续使用 • AF 发作持续时间与维持窦性心律的成功率呈负相关 • 复发患者通常需要长期口服抗心律失常药物治疗 • 可在药物治疗基础上重复直流电复律，但如果 AF 不频繁，可能不需要更换药物 • 非药物治疗：针对肺静脉口来源 / 隔离的导管消融，肺静脉隔离术或迷宫手术 • “口袋中的药丸”方案——可以在一些患有孤立性 AF 和偶发的患者中应用。可以在必要时使用氟卡胺或普罗帕酮来缩短或复律 AF。可能需要使用房室结阻滞剂
心脏复律后复发	• 用于 AF 的抗心律失常药物包括用于无左心室功能障碍或冠状动脉疾病的ⅠC 类药物（氟卡胺、普罗帕酮），ⅠA 类药物（普鲁卡因胺、丙吡胺、奎尼丁）和Ⅲ类药物（索他洛尔、决奈达隆、多非利特、胺碘酮）。药物的选择是基于存在或不存在结构性心脏病、年龄和致心律失常风险 • 复发并不一定意味着药物无效。如果使用一种药物预防频繁复发，但仍偶尔发作（如每年 1 ～ 2 次），只要患者完全抗凝，继续服用药物并间歇性对患者进行复律是合理的 • 频繁、有症状的反复发作意味着药物治疗可能不成功。应考虑使用另一种药物或单独使用心室率控制药物或非药物方法（AF 消融 / 肺静脉隔离，房室交界区消融加辅助起搏）

表 5.8

心房颤动的治疗（续表）

心脏复律或抗心律失常药物无效	• 可以使用地高辛、钙通道阻滞剂（维拉帕米、地尔硫䓬）、β 受体阻滞剂进行心室率控制。如果需要，胺碘酮可以作为二线药物帮助控制心率 • 导管消融或隔离诱发 AF 的部位，通常在肺静脉口，可能有效。在手术过程中，风险包括肺静脉狭窄和卒中，随着技术进步，风险也在降低。导管消融后的前几个月 AF 或心房扑动可能频繁复发，通常是短暂的。导管消融可作为合并心房扑动的 AF 的抗心律失常药物治疗的辅助治疗 • 肺静脉隔离术或迷宫手术是 AF 的主要手术治疗手段，或作为其他心脏手术（如二尖瓣手术）的合并手术 • 如果不能实现心室率控制，可以在房室结消融下植入频率应答式永久起搏器。如果是阵发性 AF，使用 DDD（R）模式，若是永久性 AF，则使用 VVI（R）模式。这些患者可能具有 35 ～ 40 次 / 分的宽 QRS 波心室率（起源于心室组织的分支束）。由右心室起搏引起的功能性左束支传导阻滞可引起左心室不同步和 LVEF 降低。当房室结消融术后植入永久心脏起搏器时，应首先以 90 次 / 分的频率起搏，以避免心动过缓依赖性室性心律失常；2 ～ 3 个月后起搏频率可以降至最佳水平
药物相互作用	• 胺碘酮会增加服用香豆素衍生物类抗凝药患者的 INR 和凝血酶原时间，并延长凝血酶原升高的时间 • 胺碘酮会升高（接近 2 倍）地高辛水平，并会与地高辛对房室结传导阻滞产生协同作用 • 现在很少使用的奎尼丁会升高地高辛的水平 • 在没有房室结阻滞剂的情况下使用Ⅰ A 类药物可能导致 AF 心室率非常快 • Ⅰ C 类药物（氟卡胺、普罗帕酮）和其他抗心律失常药物可能会减少 AF 复发，但复发可能表现为心房扑动伴随 1∶1 房室传导。因此，房室结阻滞剂通常与Ⅰ C 类药物一起使用 • 约 7% 的服用普罗帕酮的患者是慢代谢型，可能会表现为显著的 β 受体阻滞作用。在这种情况下，必须谨慎使用额外的房室结阻滞剂

表 5.8

心房颤动的治疗 （续表）

慢心室率（＜60 次/分，独立于药物治疗）	• 避免可能减慢心室率的药物，除非为治疗其他疾病所必需（如心力衰竭）；在这些情况下，考虑进行永久起搏来维持心室率 • 如果有症状，可尝试心脏复律，但复律后的节律可能是逸搏心律，也可能为缓慢心律 • 如果 AF 合并长间歇（窦性心律下超过 3 s，AF 中为 5 s 或逸搏率＜40 次/分）：如果为永久性 AF，使用 VVI（R）模式永久起搏；如为阵发性 AF，则使用 DDD（R）模式起搏 • 通常反映潜在的房室结或窦房结疾病 • 准备在心脏复律时临时起搏；AF 的直流心脏电复律可有高达 15% 的概率出现转复后长间歇或心动过缓。应准备好阿托品、异丙肾上腺素、安全的静脉通路和体外（经皮）起搏器 • 如果怀疑存在地高辛中毒，请勿行电复律（检查地高辛水平，操作当天早晨暂停地高辛）
规则心室律（无地高辛中毒可能）	• 提示高度或完全性心脏传导阻滞，确保心房节律不是具有固定房室传导比的心房扑动 • 如果慢心室率合并完全性心脏传导阻滞，可进行永久起搏
有地高辛中毒可能	• 通常表现为高度或完全性房室传导阻滞，伴随加速性交界性节律或源自心室组织的慢 QRS 节律 • 由于存在威胁生命的心室颤动风险，禁用直流心脏电复律 • 检测地高辛浓度 • 纠正电解质紊乱，考虑 FAb 片段治疗；随访观察往往是最好的办法

表 5.8

心房颤动的治疗（续表）	
宽 QRS 波（怀疑 WPW 综合征）	● 不使用地高辛或维拉帕米。可静脉给予普鲁卡因胺或使用伊布利特以减慢旁路传导 ● 如果不能耐受可选择心脏复律 ● 可以静脉使用 β 受体阻滞剂（艾司洛尔或美托洛尔），但应谨慎，因为可能导致低血压
由束支传导阻滞导致的宽 QRS 波	● 可能是由于预先存在的或速率依赖的束支传导阻滞；检查以前的心电图（如果有） ● 可以用房室结阻滞剂治疗
术前	● 对于心脏手术，如果已经达到足够的抗凝，或者确保心室率得到良好的控制，则转复为窦性心律 ● 如果为择期手术，且 AF 是慢性的，可以考虑使用抗心律失常药物或导管消融。然而，在择期手术之前，持续性（> 48 h）AF 转复后应持续抗凝至少 3 周。抗凝应在手术前停止，这取决于正在使用哪一种药物。对于 NOAC 而言，只需要几天时间。对于华法林，时间为 3 ～ 7 天 ● 如果 AF 耐受良好，无症状和（或）长期存在，并且心率控制充分，可在手术前停止抗凝，如果可能的话，手术中应充分监测 ● 对于不能使用抗凝药物的紧急手术，在出血风险低的情况下，可考虑不行复律下的心室率控制或术后开始 NOAC ● 对于短期（< 48 h）AF，可以进行直流心脏电复律（可在直流心脏电复律前考虑使用肝素 /NOAC）

表 5.8

心房颤动的治疗 （续表）

术后	• 10% ～ 30% 心脏手术或胸部手术后的患者会并发 AF（如果有瓣膜手术，则为 50%）。发生率在术后第 2 ～ 3 天达到峰值。在老年患者中更为常见。其他类型的手术很少发生，但治疗类似。AF 可以自发停止，但会延长住院时间、加重心力衰竭、减缓恢复过程，并引起症状 • 在经历大的心脏或胸部手术且 AF 发生风险高的患者中，可以考虑预防性使用胺碘酮或 β 受体阻滞剂 • 如果没有充血性心力衰竭或支气管痉挛性疾病且 LVEF 良好（＞ 40%），可使用 β 受体阻滞剂来控制心室率。地尔硫䓬通常作为二线药物，但 LVEF 低的患者应谨慎使用。地高辛控制心室率效果较差，但在左心室功能差的患者中可考虑 • 静脉注射后转为口服胺碘酮可能对持续性、耐受性差和（或）复发性 AF 有效；手术后维持 4 ～ 6 周并逐渐减量 • 直流心脏电复律通常是成功的，虽然 AF 可能会复发，但当有明显症状或不可能控制心室率及血压时可能是最佳方法。应遵循直流心脏电复律的抗凝建议，特别是 AF 持续时间＞ 48 h 的情况下 • 如果可能的话，停用变力性药物

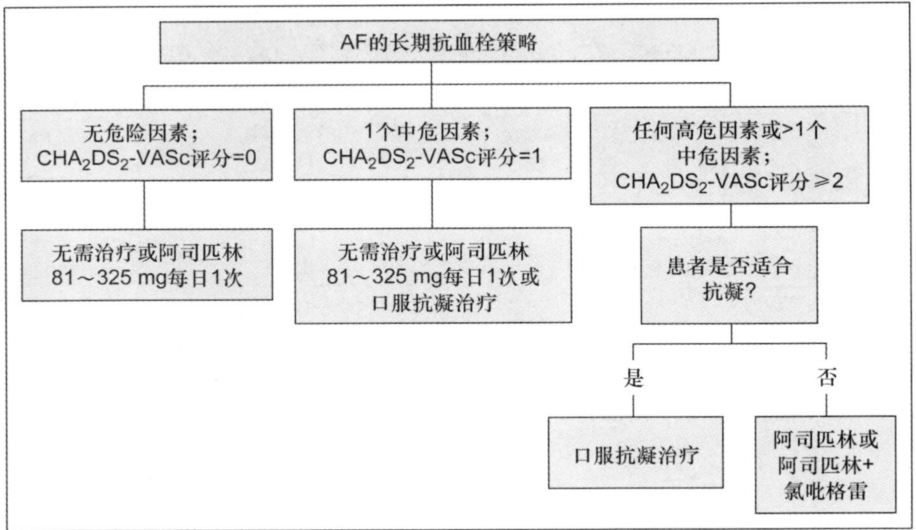

流程图 5.4

AF 的长期抗血栓治疗。CHA_2DS_2-VASc 和 $CHADS_2$ 评分见表 5.6，危险因素分类见表 5.7。阿司匹林每天服用 81 ～ 325 mg。口服抗凝治疗＝华法林（INR 2.0 ～ 3.0，目标值 2.5）或 NOAC 150 mg 每日 2 次。NOAC，新型口服抗凝药

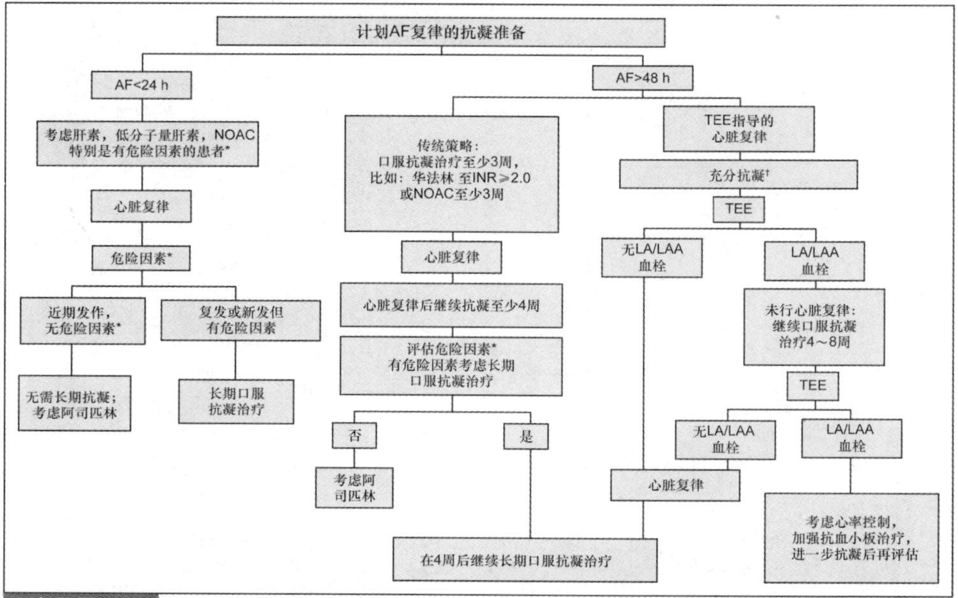

流程图 5.5

针对计划心脏复律的抗凝治疗。[*] 危险因素：参见流程图 5.4，需要进行长期抗凝治疗的危险因素。[†] 口服抗凝治疗＝华法林（INR 2.0～3.0，目标值 2.5）或达比加群 75～150 mg 每日 2 次。AF，房颤；NOAC，新型口服抗凝药；TEE，经食管超声心动图；LA/LAA，左心房 / 左心耳

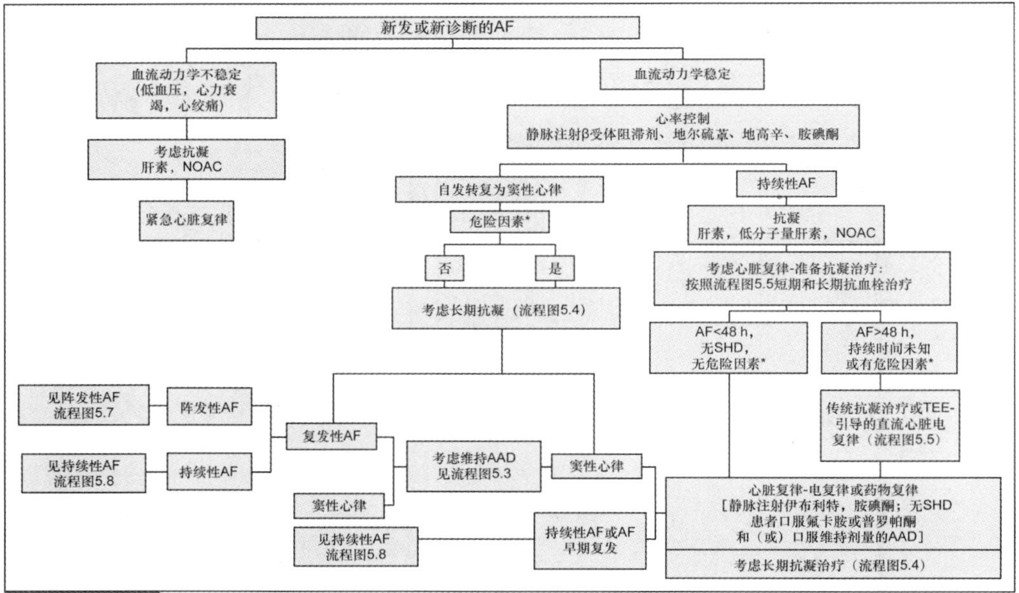

流程图 5.6

新发或新诊断的 AF。* 危险因素＝血栓栓塞 / 卒中的危险因素：见表 5.6 和表 5.7。AAD，抗心律失常药物；AF，房颤；NOAC，新型口服抗凝药；SHD，结构性心脏病（没有明显的心肌、瓣膜、先天性疾病或冠心病）；TEE，经食管超声心动图

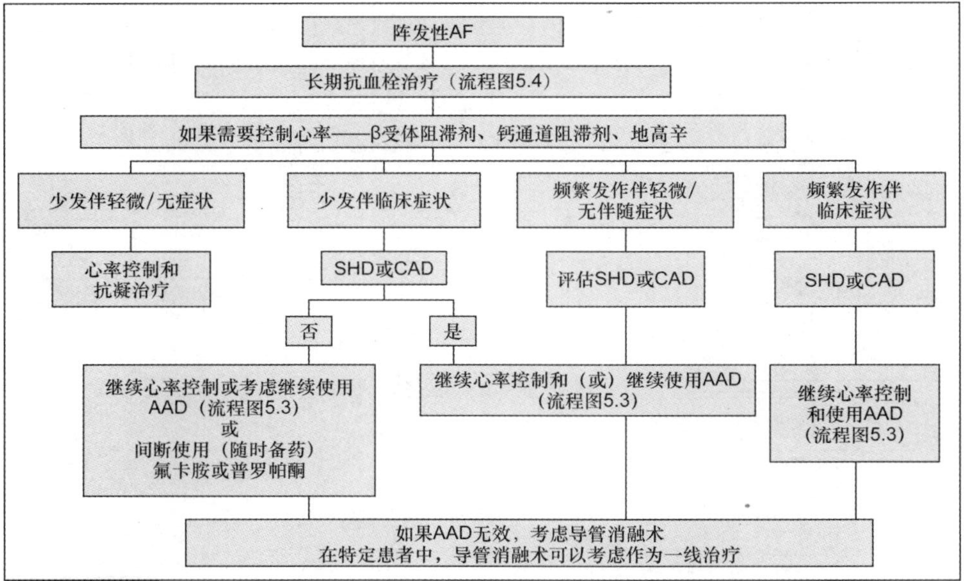

流程图 5.7

阵发性 AF。AAD，抗心律失常药物；CAD，冠状动脉疾病；SHD，结构性心脏病（没有明显的心肌、瓣膜、先天性疾病或冠心病）

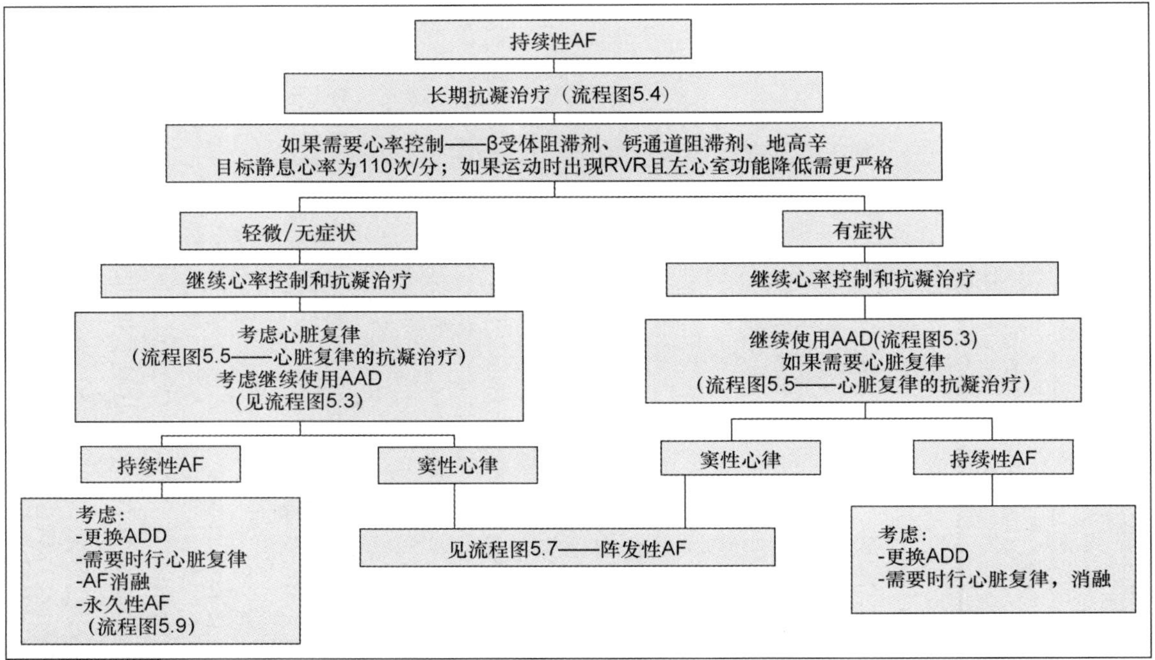

流程图 5.8

持续性 AF。AAD，抗心律失常药物；AF，房颤；RVR，快速心室率

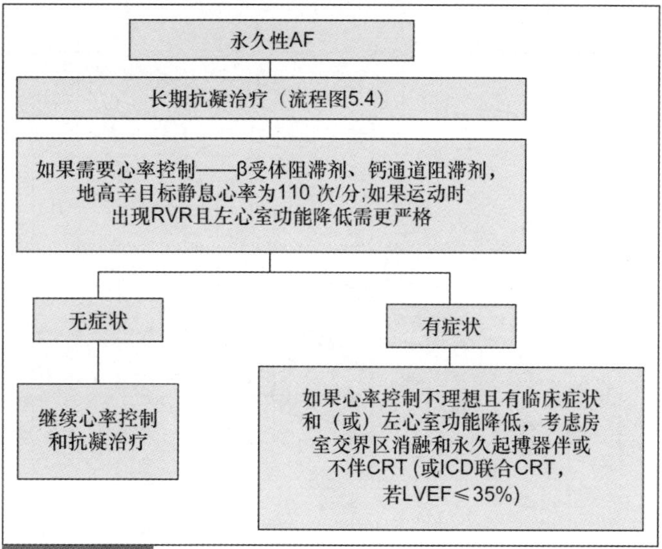

流程图 5.9

永久性 AF。CRT，心脏再同步化治疗；ICD，埋藏式心脏复律除颤器；RVR，快速心室率

心房扑动

特点

心房扑动（AFL）（图 5.14）是一种常见的大折返性 AT，其常发于 AF 患者。在高达 5% ～ 10% 的病例中，AFL 可能是 AF 的前兆。AFL 的发生率低于 AF。

AFL 有几种类型。典型的 AFL（Ⅰ型或峡部依赖性 AFL）是由于右心房内的大折返，通常为逆时针方向（图 5.15），在游离壁自上向下传导，通过三尖瓣与下腔静脉之间的峡部，然后从房间隔自下向上传导。从下向上看三尖瓣，电活动沿着瓣膜逆时针方向传导。左心房的激动是被动的。该除极顺序导致在下壁导联（Ⅱ、Ⅲ、aVF 导联）中通常或主要以负向的典型锯齿扑动波为表现；它们经常使 ST 段变

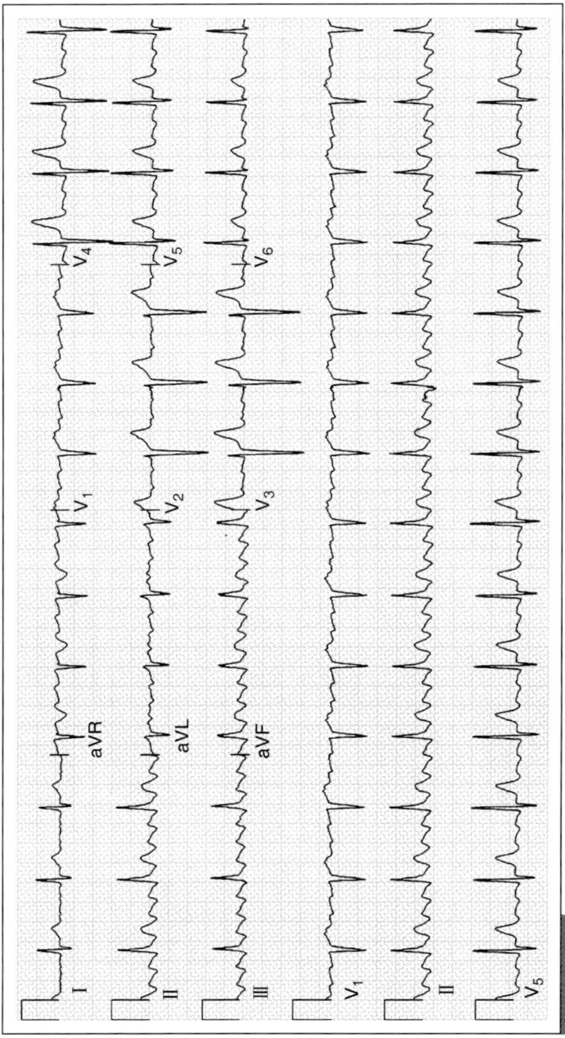

图 5.14

典型 AFL。12 导联心电图和 V_1、Ⅱ和 V_5 导联节律条带显示 AFL 伴 4：1 房室传导，总体心室率约 80 次 / 分。下壁导联中的锯齿扑动波是典型或Ⅰ型 AFL 的特征。典型的 AFL 通常通过三尖瓣峡部围绕右心房沿逆时针方向激动

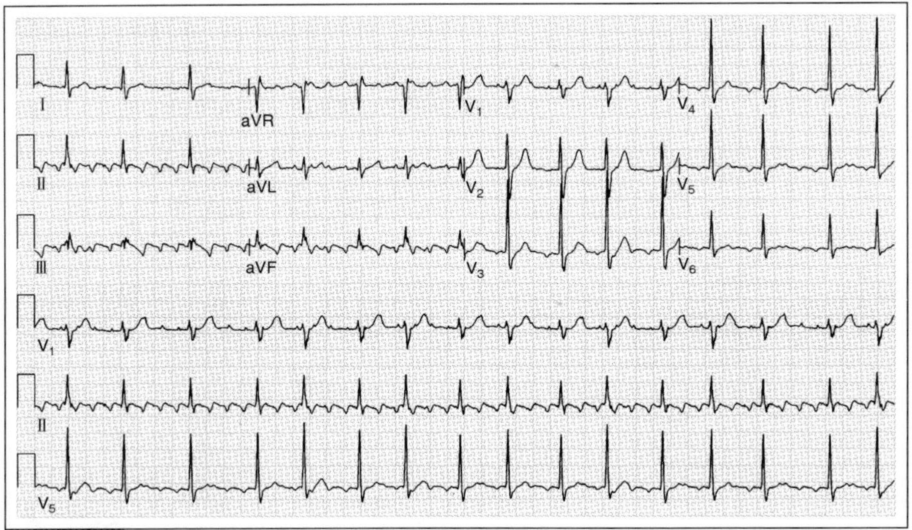

图 5.15

伴可变房室传导的典型逆时针 AFL。12 导联心电图和 V_1、Ⅱ和 V_5 导联节律条带显示 AFL，其特征为心房率为 250 ～ 350 次 / 分，通常在下壁导联（Ⅱ、Ⅲ、aVF 导联）或 V_1 导联有明显的“扑动”波（锯齿状波）。大约 300 次 / 分的心房率和Ⅱ导联中的负向扑动波是典型（Ⅰ型）AFL 的特征，其涉及在三尖瓣峡部的逆时针折返激动。有可变的房室传导

形，导致伪 ST 段抬高和伪 ST 段压低形态；V_1 导联，由于是前间壁导联，所以扑动波显示为离散的直立 P 波。顺时针折返也可能发生在三尖瓣周围（图 5.16），在下壁导联上表现为正向扑动波。在这种类型的 AFL，V_1 导联中也可记录到离散的直立 P 波。一些Ⅰ型 AFL 可通过心房超速起搏来终止，并且可以通过导管消融来治愈（成功率为 75% ～ 90%），通过在三尖瓣峡部建立一条传导阻滞电隔离线来实现。三尖瓣与下腔静脉之间存在峡部，恰好在冠状窦开口和右心房房间隔的外侧。在折返回路内制造传导阻滞将使得心律失常无法维持。

Ⅱ型 AFL 可以在功能上确定而非必需解剖阻滞区域。心房起搏可能可以或无法终止这类 AFL。这是一种较不常见的扑动形式，且心房率相对较快（图 5.17）。

还有其他形式的右心房 AFL。这些是非峡部依赖性右心房 AFL，包括“上环折返”和“下环折返”心动过速。这些是在右心房内依赖其他折返通路的大折返性心动过速。虽然这些 AFL 也可消融，但它们比典型依赖峡部的右心房 AFL 更具挑战性。

其他形式的 AFL 还包括源于左心房的非峡部依赖性大折返性 AT。这种扑动通常与 AF 相关联；它还与 AF 的消融相关，因为新的解剖通路由消融损伤所建立。左心房 AFL 也倾向于发生在进行心脏手术的患者中，特别是二尖瓣手术。虽然这些类型的扑动可以被消融，但它们比峡部依赖性右心房 AFL 更难。

AFL 可能是由围绕右心房或左心房瘢痕区域的折返所造成的，包括由先前的手术切口引起的折返。比如，在进行房间隔缺损修复的患者中，折返可能会在修复区周围发生。心房率由心房传导时间和折返环大小决定。三尖瓣峡部通常不是这种类型环路的关键部分。

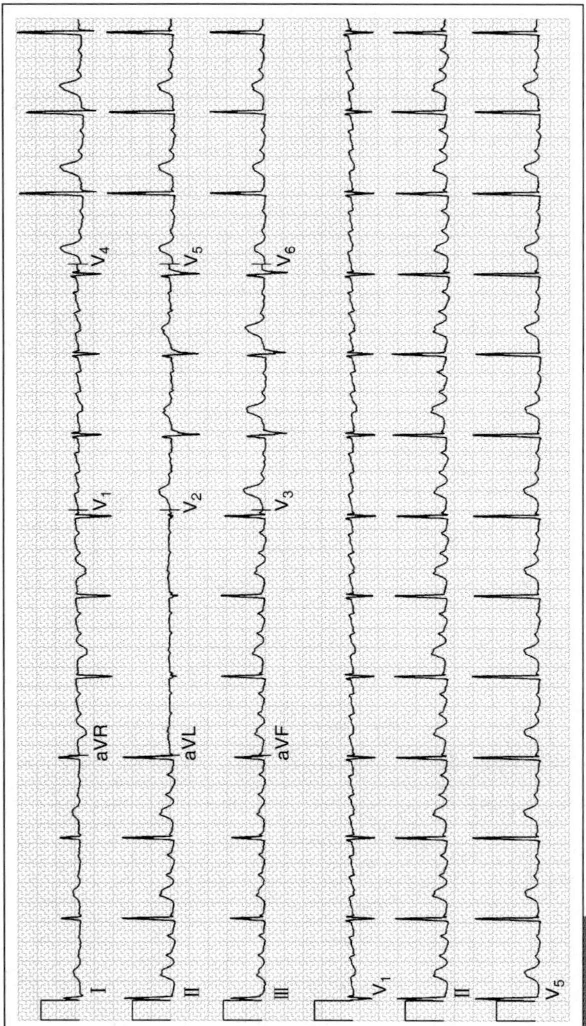

图 5.16　**典型顺时针 AFL**。12 导联心电图和 V_1、Ⅱ、V_5 导联节律条带显示 AFL 4：1 房室传导。但与图 5.15 相反，Ⅱ、Ⅲ和 aVF 导联的扑动波是直立的，符合围绕三尖瓣峡部顺时针折返激动，尽管不能排除其他类型的 AFL

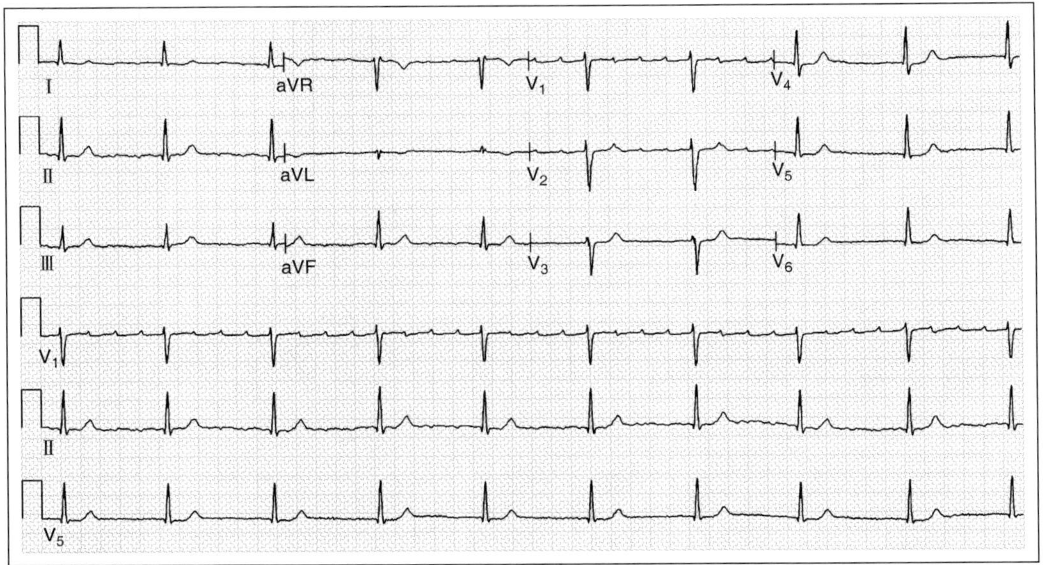

图 5.17

非典型 AFL。12 导联心电图和 V_1、Ⅱ、V_5 导联节律条带显示非典型 AFL/AT，不涉及三尖瓣峡部。扑动波看不到典型 AFL 中的锯齿形态。有 4∶1 的房室传导

在没有抗心律失常药物减缓心房内或心房间传导的情况下，典型（Ⅰ型）AFL的心房率为250～300次/分，通常合并2∶1房室传导（图5.18），导致规律的150次/分心室率。在使用房室结阻滞剂或房室结疾病患者中，可出现缓慢的心室率合并更高的房室传导比例（包括文氏现象）。心室应答经常伴随2∶1、4∶1（图5.15）或交替的2∶1/4∶1房室传导比例；可存在多变的传导模式。因此，心室节律可能是规则的、可变的、不规则的或分组的（提示文式周期性）。偶可在高肾上腺素能状态（图5.19）或预激综合征（WPW综合征）中观察到1∶1的房室传导。静脉使用腺苷可用于阐明快心室率AFL时的心房心律。

心室率控制在AFL中比在AF中更难实现，因为与AF相比，AFL时来源于心房激动的房室结递减传导较少。尽管在许多情况下，心率可以在休息时得到控制，但最小程度的活动即可导致心率加快，此时通常有明显症状。在某些情况下，可达到心率控制，但频率非常缓慢，在这些情况下终止扑动并不能预测在窦性心律下也会出现慢心率。

ⅠA、ⅠC和Ⅲ类抗心律失常药物可以减缓心房传导（图5.20），使心房率足够慢以致发生1∶1房室传导（例如心房率可能从300次/分降到200次/分，房室结能够进行1∶1传导）。迷走神经刺激或静脉注射腺苷可能有助于通过加重房室传导阻滞和减慢心室率来显示扑动波，以此明确AFL的诊断。心房内心电图或经食管心电图也可用于诊断。AFL被认为是“伟大的假装者”，它可以模仿窦性心律、房性异位心律、心动过速和（或）右束支传导阻滞（V_1导联），并且可以通过在QRS-T波形上叠加扑动波而使ST段异常——常提示心肌梗死或QRS波电交替。AFL的相似心律包括AF和窦性心动过速。

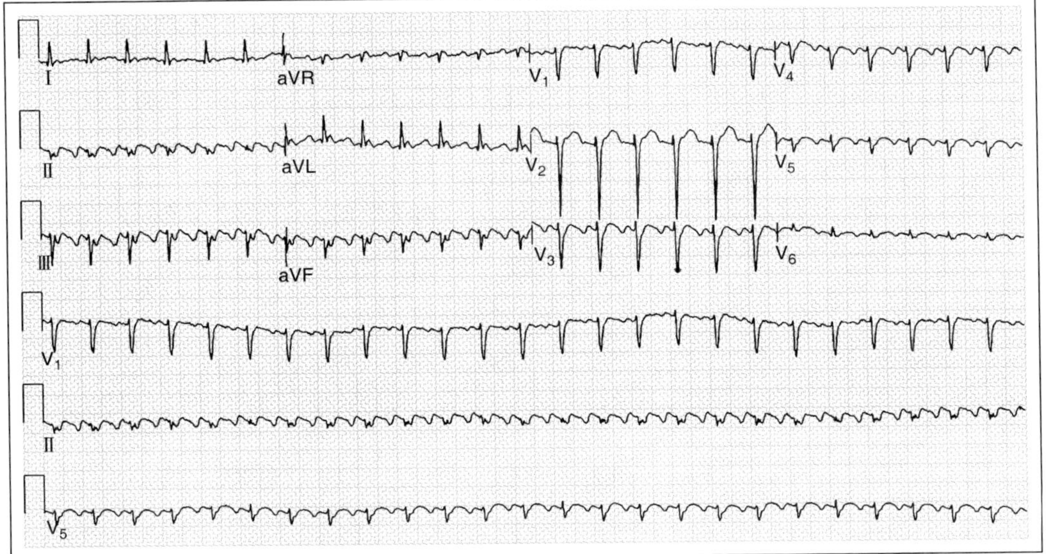

图 5.18

AFL 伴 2∶1 房室传导。12 导联心电图和 V_1、Ⅱ、V_5 导联节律条带显示 AFL 伴 2∶1 房室传导（心室率约 150 次 / 分）和明显的锯齿状扑动波（频率约 300 次 / 分）。即使扑动波经常叠加在 ST 段上，但其在Ⅱ导联中的典型表现使得诊断相对简单

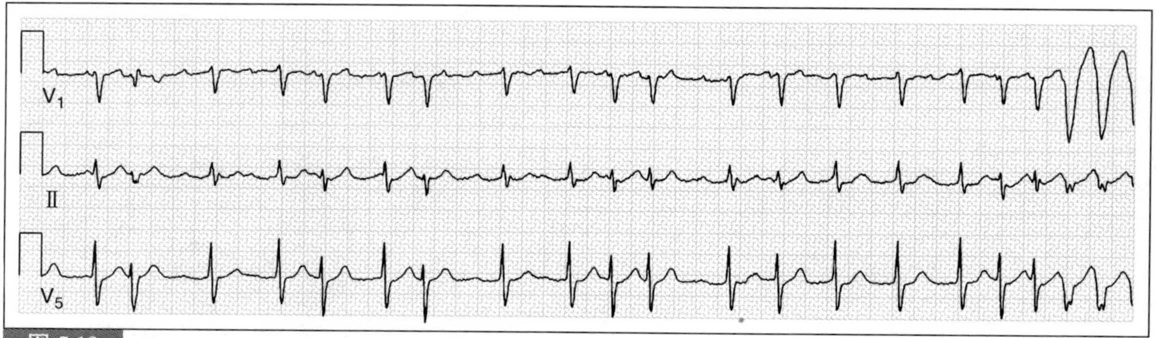

图 5.19

AFL/AT 伴可变房室传导后转为 1∶1 房室传导。V_1、Ⅱ和 V_5 导联节律条带显示 AFL/AT，在 V_1 和Ⅱ导联的第一部分中最明显。应注意可变的房室传导，有时导致快速（1∶1）心室率（条带的末端）。在条带的末端，有与差异性传导相关的 1∶1 心室率（类似于室性心动过速），并且在条带的前端差异性传导发生在长-短偶合间期后。在条带的最末端，出现宽 QRS 波时，RR 间期长度与心房周期长度相似，符合 1∶1 房室传导

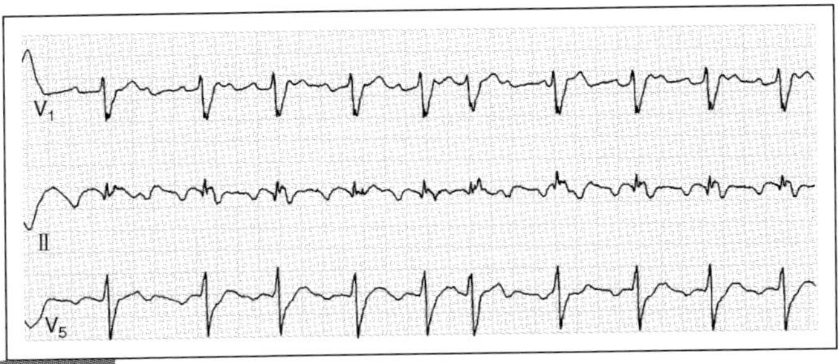

图 5.20

慢 AFL。V_1、Ⅱ、V_5 导联节律条带显示扑动波。AFL 频率约为 175 次 / 分。虽然这比 250 ～ 350 次 / 分的典型 AFL 速率慢得多，但它代表了典型 AFL 的缓慢形式，有典型的锯齿状扑动波，其在Ⅱ导联中倒立并且在 V_1 导联中直立。这例患者因为使用了多种抗心律失常药物，使扑动波频率减慢到常规范围以下

病因

AFL 通常与潜在的结构性心脏病相关，但也可能发生在结构正常的心脏。AFL 经常与 AF 共存。AFL 的病因与 AF 相似，包括冠状动脉疾病、风湿性和非风湿性心脏瓣膜疾病（特别是二尖瓣疾病）、心肌病、高血压、肺部疾病、甲状腺功能亢进、酒精或咖啡因摄入、心包炎、急性心肌梗死（罕见）、肺栓塞和先天性心脏病或其修补术。缓慢 AFL 是由于 AF 的药物治疗。如果 AFL 发生于健康的年轻人，则应进行评估以排除基础结构性心脏病。

临床表现

AFL 可能是阵发性或持续性。AFL 通常与 AF 共存，抗心律失常药物使用过程中的复发可以是 AFL 而非 AF。AFL 也可能发生于术后状态。AFL 通常伴有症状，包括心悸，颈部搏动（由于扑动波在 QRS 波附近出现，如大炮波），头晕，呼吸急促，胸部不适，疲劳和运动不耐受。

处理方法（流程图 5.10）

通过使用药物来减慢心室率并维持窦性心律有时会有效，然而，几乎没有长期对照试验显示单纯药物治疗 AFL 的疗效，抗心律失常药物的疗效可能弱于 AF。控制 AFL 心室率通常需要比控制 AF 心室率时使用更大剂量的房室结阻滞剂，包括 β 受体阻滞剂、维拉帕米、地尔硫䓬或地高辛。地高辛是效果最差的，因为其房室结阻滞作用不是直接的，而是依赖于迷走神经机制，因此在活动和休息时效果不同。直流心脏电复律（DCC）是有效的，并且需要比 AF 时更低的能量（如 25 ～ 100 J 双相波），但是低能量电击也可能引起 AF。快速心房超速起搏可以终止Ⅰ型 AFL，并且可能是有效的，特别是在已经放置了临时心房起搏导线的心脏手术之后，或者是植入了具有该能力的永久起搏器。ⅠA、ⅠC 或Ⅲ类抗心律失常药已成功用于控制 AFL 患者的心房率；然而，使用减慢心房传导的药物可能会降低 AFL 频率，导致 1∶1 的房室传导，偶尔具有类似于室性心动过速的宽 QRS 波。通常需要同时使用房室结阻滞剂来预防 1∶1 的房室传导。AFL 的长期治疗通常难以单纯通过药物实现。非药物治疗，如消融，可以治愈 90% 以上的典型 AFL。非典型或非峡部依赖性 AFL 也可能被标测和消融，尽管成功率较低。AFL 的消融也成功应用于需要抗心律失常治疗 AF，其复发以 AFL 为表现的患者。如果 AFL 需要紧急心脏复律，应使用类似于 AF 的抗凝策略；如果计划进行择期心脏复律，建议进行经食管超声心动图（TEE）排除左心房血栓，除非患者已经抗凝至少 3 ～ 4 周，如果使用华法林进行抗凝治疗，则应确保 INR 在治疗范围内。AFL 的抗凝治疗与 AF 相同（表 5.9）。

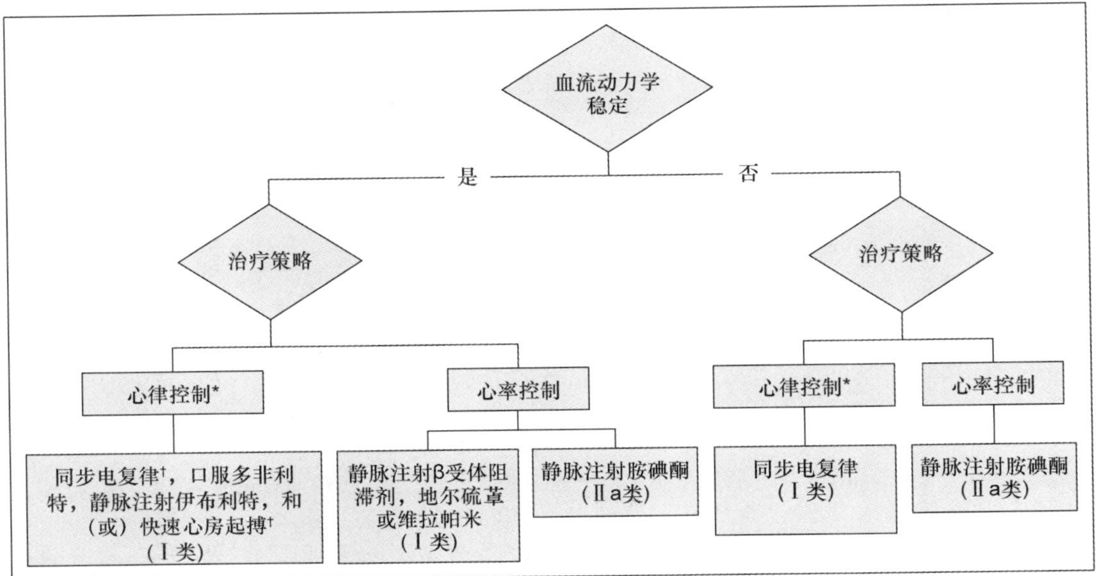

流程图 5.10

AFL 的急性治疗。 * 按照指南进行强制性抗凝治疗。† 对于自发停止或再发的节律，同步心脏复律或快速心房起搏不适用（经允许引自 Page RL et al. 2015 ACC/AHA/HRS Guideline for the Management of Adult Patients With Supraventricular Tachycardia. JACC 2016；67（13）：e27-e115.）

表 5.9

心房扑动的治疗

急性治疗耐受不良的 **AFL** 或持续的快心室率	• 如果 AFL 发作时间较长（即＞ 48 ～ 72 h），用肝素抗凝治疗后使用华法林或 NOAC 来预防复律有关的血栓栓塞风险。心脏复律的抗凝方案与 AF 相同，长时间发作可能需要行 TEE。腺苷和颈动脉窦按摩可帮助诊断伪装成窦性心律的 AFL • **一线治疗**：必要时于麻醉下行直流心脏电复律并行必要的抗凝治疗。考虑发作的时长 • **二线治疗**：在直流心脏电复律之前尝试使用伊布利特或普鲁卡因胺进行复律。如果 AFL ＜ 48 h，伊布利特有效率为 70%，尽管通常不确定。普鲁卡因胺可以帮助维持窦性心律 • **替代治疗**：快速心房起搏（经食管、心外膜或心内膜，视情况而定）。为使起搏终止 AFL，应将起搏频率设置比 AFL 频率快 10% ～ 20% 并起搏 10 ～ 15 s。如果无效，以比 AFL 快 10 次 / 分的频率爆发起搏 10 ～ 15 s，直到转换成 AF 或窦性心律。加用普鲁卡因胺有助于增强起搏转复效果；然而，如果房室结阻滞剂不能充分控制心室率，则普鲁卡因胺可能加速房室传导（参见下文的慢性预防）；根据患者选择手术，20% ～ 30% 的患者将被转为 AF，10% ～ 20% 将无效。当 AF 发生时，通常是短暂的，并在 24 h 内自发终止。如果持续存在，可行直流心脏电复律，合并使用或不用抗心律失常药。快速 AFL（心房率＞ 350 次 / 分）和 AF/AFL 通常不能被起搏终止。然而，任何扑动波形态的慢 AFL（速率＜ 350 次 / 分）通常可被起搏终止 • 单独口服药物终止 AFL 很少有效 • 如果反复发作，可使用 Ⅰ C 或 Ⅲ 类抗心律失常药物，直到达到稳定状态，然后尝试复律。这些药物（特别是 Ⅰ C 药物）可以稳定扑动环路。它也可能产生另一种形式的 AFL——“Ⅰ C” AFL——来自 AF。消融仍然是一线治疗，特别是如果 AFL 是峡部依赖性的

表 5.9

心房扑动的治疗（续表）

	• 对于所有持续性、难治性或症状性 AFL 应考虑消融。然而，尽管 AFL 被消融，但可能发生 AF，特别是在患有基础结构性心脏病的患者中 • 房室结消融虽然不是首选，但当无法实现心室率控制、扑动不能被消融，或者症状性、难治性和（或）合并心动过速性心肌病，则可以考虑房室结消融。具有多种形式的不可被消融的 AFL 或 AF 的患者，特别是对于非峡部依赖性 AFL 患者，可以考虑该方法
慢性预防	• 未合并充血性心力衰竭的结构性心脏病：索他洛尔（在医院开始）、多非利特、胺碘酮 • 合并充血性心力衰竭的结构性心脏病：胺碘酮、多非利特 • 如果没有结构性心脏病：普罗帕酮、氟卡胺、索他洛尔、多非利特或胺碘酮，但普罗帕酮或氟卡胺可能需要加用房室结阻滞剂以防止 1∶1 传导 • 如果使用Ⅰ类或Ⅲ类药物，首先用房室结阻滞剂控制心室率。否则，ⅠA 类药物的去迷走神经作用可以增强房室结传导，ⅠA 和ⅠC 类药物可以导致 1∶1 房室传导的 AFL • 仅使用药物治疗单纯 AFL 通常是无效的 • 早期考虑射频消融已成为一线治疗
有严重症状的无应答者	• 如果为Ⅰ型 AFL，可行右心房峡部射频消融 • 非典型 AFL 更难以消融，并且取决于折返环的位置。成功率低于典型 AFL。当有先天性心脏病、心脏瓣膜疾病或存在先前手术留下的显著瘢痕区域时更困难 • 可以对非典型、不可行消融的 AFL 进行心室率控制，抗心律失常药物或房室结消融（非首选） • 如果行房室结消融和起搏并且 AFL 是间歇性的，则模式切换功能应被设置为“开”

表 5.9

心房扑动的治疗（续表）	
心肌梗死	• 如果血流动力学不耐受或合并难治性心肌缺血，行急诊心脏复律。由于心室率快，AFL 可能增加心肌耗氧量（MVO_2），导致进一步的缺血、舒张功能障碍、肺充血和水肿 • 如果复发，静脉注射胺碘酮或普鲁卡因胺 • 如果复发且耐受性差，考虑临时的抗心律失常起搏
术前	• 对于心脏手术，如果已经达到足够的抗凝，应将 AFL 转复为正常窦性心律，或确保心室率得到良好控制 • 如果为择期手术，且为慢性 AFL，可以考虑使用抗心律失常药物或导管消融。然而，在择期手术之前，长期 AFL（> 48 h）转复后应持续抗凝至少 3 周 • 对于无法使用抗凝的更紧急手术，可考虑无心脏复律的心室率控制 • 对于短期 AFL（< 48 h），可以进行直流心脏电复律（可以在直流心脏电复律之前使用肝素并外科咨询以了解风险）
术后	• AFL 发生在 10% ～ 20% 的心脏手术后患者中，常伴随 AF。术后 2 ～ 3 天为发病高峰。在老年患者中更常见。其他类型的手术很少发生。AFL 可以自发停止，但其可延长住院时间，加重心力衰竭，减缓恢复过程，并引起症状 • 如果没有充血性心力衰竭或支气管痉挛性疾病且 LVEF 良好（> 40%），可使用 β 受体阻滞剂控制心室率。地尔硫䓬通常作为二线药物，但在 LVEF 差的患者中谨慎使用。地高辛心率控制效果较差，但可以考虑在左心室功能差的患者中使用

表 5.9

心房扑动的治疗（续表）
● 静脉注射胺碘酮可能对持续性和耐受性差的 AFL 有效；胺碘酮或其他抗心律失常药物可能对于反复发作有帮助 ● 直流心脏电复律或心房起搏终止 AFL（如果存在心房起搏导线）通常是成功的，特别是在 AFL 发作早期 ● 如果可能，停用变力性药物

房室结折返性心动过速

特点

房室结折返性心动过速（AVNRT）（图 5.21）占所有阵发性规则 SVT 的 60% ～ 70%。AVNRT 涉及房室结和房室结周围组织。在 AVNRT 患者中至少存在两条功能和解剖学传导途径。在典型的 AVNRT 中，经快径逆传，经慢径顺传。快径通常具有比慢径更长的不应期。在窦性心律时，激动通过快径经过房室结-希浦系统；然而，房性早搏（最常见的诱发事件）时，当激动到达快径时正处在其不应期而发生传导阻滞，但却可能通过慢径继续传导，并表现为延长的 PR 间期。如果通过慢径向前传导足够缓慢，则可实现由快径向上的逆传，可导致 AVNRT 的发生。

在典型或常见的 AVNRT 中，顺传通过慢径，逆传通过快径，导致（通常）窄 QRS 波心动过速，无明显 P 波（图 5.21），除了可能在 QRS 波的最后段与窦性心律时的 QRS 波形态有些不同。AVNRT 的心率通常在 150 ～ 200 次 / 分，尽管最快心率可达 250 次 / 分。AVNRT 通常发生在房性早搏后（很少在室性早搏后），跟随一个长的 PR 间期（在快径延迟或阻滞，通过慢径向下传导），P 波淹没在 QRS 波起始的 70 ms 内。V_1 导联的伪 R′波和下壁导联的伪 S 波是 AVNRT 的心电图特征，代表逆向心房激动。下壁导联的伪 S 波反映逆行心房去极化的倒置 P 波。因为胸导联是前后向的而不是上下向的，因此逆行 P 波不会在 V_1 导联中倒置。

另一种非典型的或不常见的 AVNRT 占 5% ～ 10%（图 5.22），经快径顺行传导（产生正常 PR 间期）和经慢径逆行传导（导致较长的 RP 间期），在下壁导联（Ⅱ、Ⅲ、aVF）中表现为负向、倒置的 P 波。

第三种 AVNRT 使用两条慢径（“慢-慢”型 AVNRT），

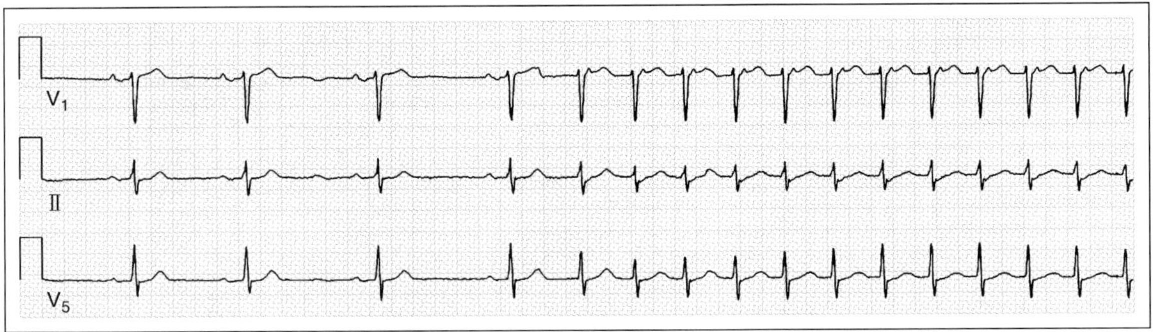

图 5.21

AVNRT。V_1、Ⅱ和 V_5 导联节律条带显示窄 QRS 波心动过速，是 AVNRT 伴慢径顺传并逆行激活房室结（AVN）的快径。心电图的前 4 跳是窦性心律。房早（见第 4 跳的 T 波变形）以一个较长的 PR 间期传导到心室（反映经房室结慢径传导）。其后是一个窄 QRS 波心动过速。在 SVT 的第 1 次搏动之后，逆行 P 波在 QRS 波结束时以小 R′ 波形态出现，最易在 V_1 导联中看到。这表明非常短的 RP 间期（< 90 ms），符合 AVNRT，并且有助于区分 AVNRT 与其他 RP 间期稍长（> 100 ms）的短 RP 间期心动过速，例如沿旁路逆行传导的房室折返性心动过速

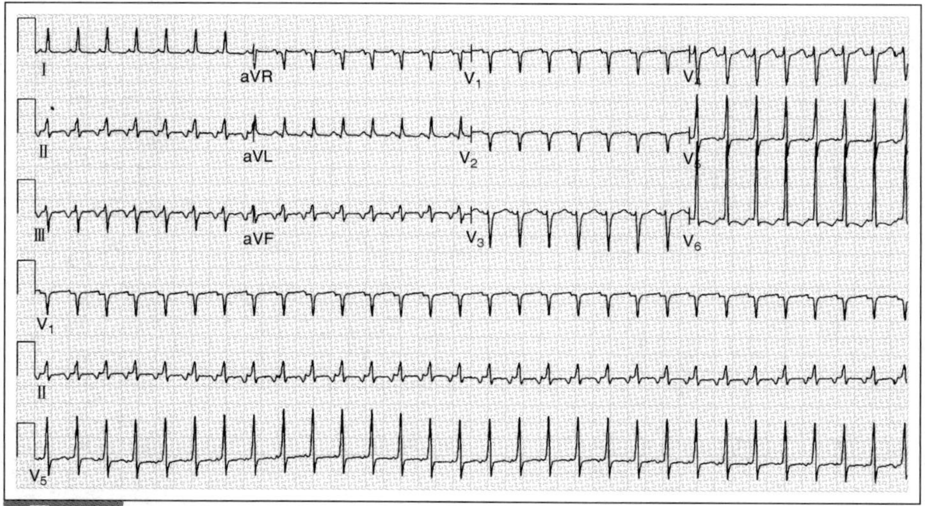

图 5.22

非典型 AVNRT。12 导联心电图和 V_1、Ⅱ、V_5 导联节律条带显示长 RP 间期的窄 QRS 波心动过速，代表非典型 AVNRT（通过电生理检查诊断）。激动经房室结快径顺传，然后经慢径逆传，导致长 RP 间期。长 RP 间期心动过速的鉴别诊断包括 AT 和房室折返性心动过速（由隐性慢传导的递减旁路逆传介导）

呈现为类似于非典型 AVNRT 的长 RP 间期心动过速。

偶尔，AVNRT 会出现 QRS 波电交替。其确切机制未知，可能与心动过速频率有关；它并不表示有两条途径交替传导至心室。

病因

AVNRT 发作可以发生在任何年龄，并且通常发生在没有结构性心脏病的患者中。大约有 70% 病例报告为女性。

临床表现

AVNRT 可表现为从孤立发作到持续复发。在一些情况下可以通过高儿茶酚胺状态诱发。AVNRT 很少有生命危险，但却可有明显症状。症状从心悸、颈部搏动、头晕、乏力、焦虑、呼吸急促和（或）胸痛到心绞痛、肺部充血、近乎晕厥样表现或晕厥，部分取决于是否存在潜在的心脏病和其严重程度。晕厥可源于 SVT 速率本身，也可因心房收缩时恰好房室瓣关闭所致每搏量减少，或因相同原因所致的心房牵张和心房内压力升高引起的反射性低血压。眩晕、先兆晕厥或晕厥偶尔可能是由于 SVT 终止时发生的心脏停搏。

处理方法（流程图 5.11）

急性发作对迷走神经刺激有反应，如颈动脉窦按摩或 Valsalva 动作；静脉注射腺苷或维拉帕米（如果节律对腺苷无反应）可成功终止超过 90% 的发作。超过 90% 的迷走神经刺激或腺苷可终止的心动过速是由于 AVNRT 或由旁路介导的房室折返性心动过速（AVRT）（稍后讨论）。在 95% 以上的病例中，射频消融可治愈典型和非典型的 AVNRT，建议作为频繁或显著症状性复发患者的一线治疗。消融的方法是针对慢径，其位于右心房和右心室交界处的后下间隔部

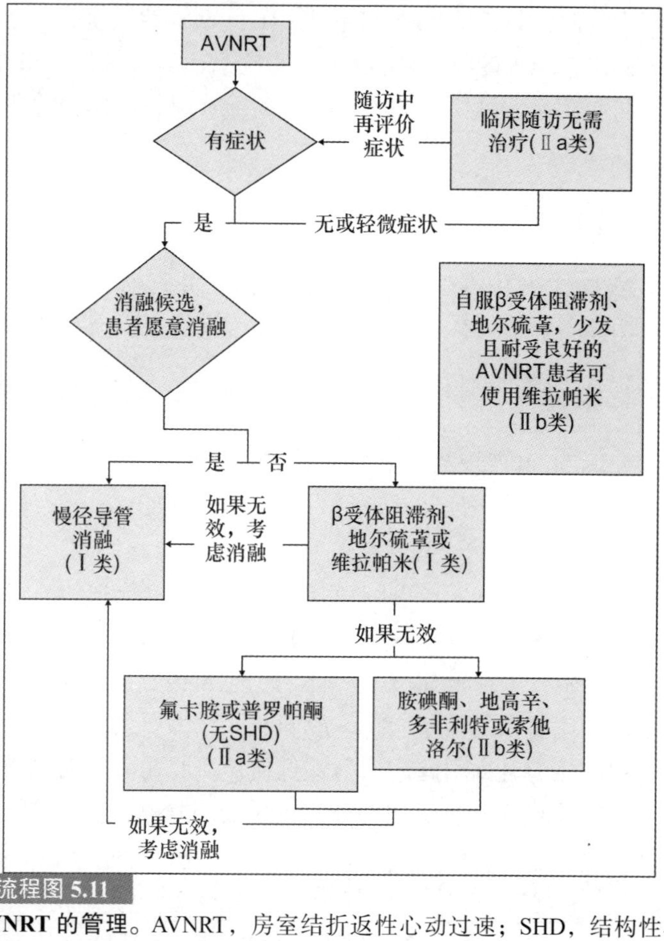

流程图 5.11

AVNRT 的管理。AVNRT，房室结折返性心动过速；SHD，结构性心脏病。（经允许引自 Page RL et al. 2015 ACC/AHA/HRS Guideline for the Management of Adult Patients With Supraventricular Tachycardia. JACC 2016；67（13）：e27-e115.）

分。折返环路的中断使得心律失常无法维持。消融的风险在于可能导致房室传导阻滞，但风险小于 0.7%（在 AVNRT 中，AVRT 时更少）。对于所有 AVNRT 复发患者，长期治疗应考虑消融治疗。对于备孕期的年轻女性尤其如此，因为妊娠期间发作趋于恶化，而药物治疗困难并且对胎儿有潜在危险（表 5.10）。

交界区心动过速

特点

交界区心动过速（junctional tachycardia，JT）（图 5.23）是房室结产生的自律性或触发节律。它通常是持续性的（非阵发性的）。它通过心率（超过 100 次 / 分）与加速性交界区节律相区别。它通过存在房室分离与 AVNRT 相区别，除非其伴有逆行的心房去极化，逆行 P 波埋在 QRS 波内。JT 可能难以与低位 AT 区分。JT 通常对颈动脉窦按摩无反应。它可能会对腺苷有反应（减慢或终止），但会逐渐或突然再发。起搏可以超速抑制本节律，但不会终止它。

病因

JT 倾向于发生在心脏手术后、心肌梗死期间（有时在纤维蛋白溶解治疗后）、心房颤动心律转复后、心肌炎、运动中（甚至在其他健康的个体）、窦房结功能异常，以及现今很少见的洋地黄中毒。低血钾可能加重该节律，其自然病程取决于临床情况。JT 在成年人中相对不常见，在儿童中更常见。

临床表现

当 JT 与独立的心房节律共存时可使房室失同步，或失去最佳的房室关系，甚至当房室同步存在时，由于同时房室激活或逆行性心室心房激活，可导致低血压、心悸、疲劳、呼吸急促、低心输出量和心力衰竭症状。

表 5.10

房室结折返性心动过速的治疗	
急性治疗，病情稳定	• 迷走神经刺激（由医师操作）：Valsalva 动作（患者仰卧位）或颈动脉窦按摩（无颈动脉杂音或脑血管疾病的病史或证据）。如果低血压（血压＜ 90 ～ 100 mmHg）和心率＞ 220 次 / 分，颈动脉窦按摩不太可能有效，但 Valsalva 动作可能在仰卧位或头低脚高（Trendelenburg）位有效。如果稳定，患者可以按照以下顺序在家中进行迷走神经刺激：Valsalva 刺激、潜水反射（将头部浸入冷水 1 ～ 2 s）、呕吐反射、面部冷水刺激和颈动脉窦按摩，前提是没有颈动脉疾病或杂音 • 腺苷 6 mg 快速静脉推注并用盐水冲洗。如果在 30 ～ 60 s 内无效，给予 12 ～ 18 mg。如果仍然无效，重新评估节律诊断。如果心动过速仅仅减缓，则可能是窦性心动过速。如果给予恰当，腺苷能成功终止＞ 90% 的 AVNRT。副作用发生率＞ 40%，但通常持续＜ 1 min，包括潮红、胸痛和呼吸困难（由于支气管痉挛）。支气管痉挛是最严重的副作用，需立即治疗。腺苷的药物半衰期为 10 s。腺苷的作用可被双嘧达莫增强，被茶碱抑制（在茶碱存在时不起作用）。腺苷可以促使心房颤动发生，但这通常是自限性的，并且倾向于在大剂量时发生。不应该给予心脏移植患者腺苷，因为可能会出现心搏停止 • 维拉帕米 5 ～ 15 mg 在 5 min 内静脉给予。在数秒到数分钟之内发挥作用。成功率超过 90%。**不能用于宽 ORS 波心动过速（QRS 波＞ 0.12 s），因为此时 AVNRT 的诊断可能不正确。维拉帕米预留用于腺苷终止后 AVNRT 复发的患者** • 其他可能有效但很少用到的药物包括地尔硫䓬 0.25 ～ 0.35 mg/kg 静脉注射（与维拉帕米相比，效果差并可能引起低血压），美托洛尔 1 ～ 8 mg 静脉滴注 15 ～ 30 min，或艾司洛尔 50 ～ 250 μg/（kg · min），特别是当 AVNRT 由运动或焦虑引起时 • 以上措施无应答者：QRS 波同步直流心脏电复律（麻醉，然后 50 J 首次电击）

表 5.10

房室结折返性心动过速的治疗（续表）	
急性治疗，病情不稳定（胸痛、严重呼吸困难、低血压、晕厥、意识障碍）	• 血压 > 90 mmHg，清醒：如果迷走神经刺激不成功，腺苷 6 mg（如有必要，5 min 内另加 12 mg）。如果不成功，麻醉下行同步直流心脏电复律 • 血压 < 90 mmHg 但心率 > 220 次 / 分和（或）有显著症状、充血性心力衰竭或严重的潜在心脏病：直流心脏电复律
充血性心力衰竭	• 如果合并急性肺水肿：心脏复律 • 如果无肺水肿：迷走神经刺激，如上所述；腺苷，如上所述
转复为窦性心律后不久复发	• 药物治疗以稳定心律：静脉输注地尔硫草或维拉帕米（首选）；如果认为短效 β 受体阻滞剂是首选，可选美托洛尔或艾司洛尔 • 根据发作频率、症状严重程度和心动过速频率进一步治疗
慢性预防（不频繁，耐受良好，短暂发作）	• 没有针对单发或首发的特别治疗方法 • 指导患者避免可诱导发作的活动和兴奋剂（包括咖啡因） • 指导患者进行迷走神经刺激：见“急性治疗，病情稳定”，如上所述 • 考虑必要时用药如 β 受体阻滞剂、地尔硫草或维拉帕米，发作时服用 • 电生理检查及射频消融被认为是一线治疗

表 5.10

房室结折返性心动过速的治疗（续表）	
慢性预防，所有其他情况［频发，耐受不良或快速心率（> 220 次 / 分）］	• **一线治疗：**慢径的导管消融。房室结慢径干预成功率 > 95%，需要植入永久心脏起搏器的风险低（< 1%），可于门诊（23 h 入院）进行。如果患者年轻，成本效益比倾向于消融，否则将需要长期药物治疗 • **二线治疗：**药物治疗 　◦ 无充血性心力衰竭：首选药物为 β 受体阻滞剂（阿替洛尔、醋丁洛尔、美托洛尔），特别是当发作与劳累或压力相关时。替代方案（可能效果较差但耐受性较好）为维拉帕米（长效制剂）或地尔硫䓬 　◦ 充血性心力衰竭或 LVEF 降低：β 受体阻滞剂，如果耐受，也利于心力衰竭患者的生存；地高辛（效果较差） 　◦ 如果患者选择药物治疗试验但药物治疗失败，则进行消融
无反应者	• **一线治疗：**导管消融 • **二线治疗：**药物治疗为房室结阻滞剂（β 受体阻滞剂、钙通道阻滞剂、地高辛） 　◦ 无结构性心脏病：Ⅰ C 类药物（普罗帕酮、氟卡胺）单药治疗。Ⅰ C 类药物可在门诊开始使用；一般很少使用，很少需要。不太理想的替代方案：使用一种“慢性预防，所有其他情况”中列出的药物同时给予Ⅰ A 类药物（奎尼丁、普鲁卡因胺、丙吡胺）。由于尿潴留和充血性心力衰竭加重的发生率高，不推荐老年男性患者使用丙吡胺。Ⅰ A 类抗心律失常药物很少用于 AVNRT

表 5.10

房室结折返性心动过速的治疗（续表）

	• 有结构性心脏病：使用Ⅲ类药物（索他洛尔或胺碘酮）单药治疗。应在住院期间开始索他洛尔的治疗，应避免肾功能不全的患者使用。胺碘酮可在门诊开始使用。不应将Ⅰ C 类药物用于结构性心脏病或冠状动脉疾病患者
心肌梗死	• 见上述“急性治疗” • 如果先前没有 AVNRT 病史，β 受体阻滞剂治疗 2 个月。如果没有既往病史，继发于心肌梗死可能是由于儿茶酚胺水平高，可能不会复发 • 非急性心肌梗死的节律，虽然节律可引起缺血或非 Q 波心肌梗死（非 QMI） • 心肌梗死后复发：射频或冷冻导管消融是首选
术前	• 急性发作：见上述“急性治疗” • 有 AVNRT 病史，现在为窦性心律：见“慢性治疗”。最好在术前进行治疗。若术前出现但未经治疗，围术期可能恶化
术后	• 无 AVNRT 病史，术后急性发作：见“急性治疗” • 不要开始慢性治疗，除非复发。若术后早期复发考虑 β 受体阻滞剂 • 所有类型的手术均可能会加剧由高循环儿茶酚胺引起的心律失常 • 有 AVNRT 病史，术后急性发作：见“急性治疗”和“慢性预防”
妊娠	• 妊娠往往会导致问题加剧 • 尽可能避免药物治疗。如果需要，可以给予腺苷。地高辛或低剂量 β 受体阻滞剂可能是安全的 • 如果 AVNRT 是妊娠期间的主要问题，可考虑射频或冷冻导管消融术

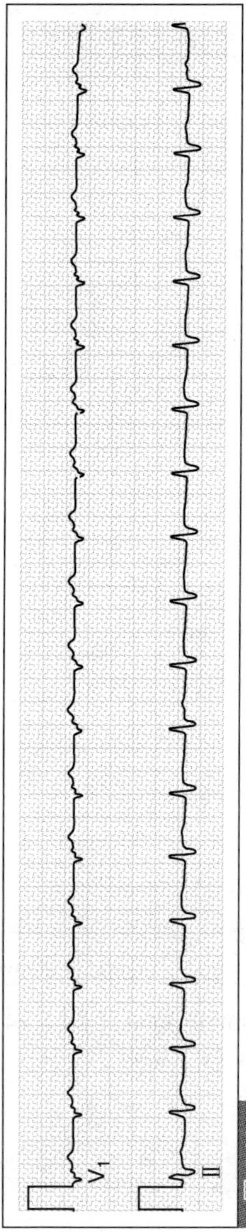

图 5.23 **JT**。V_1 和Ⅱ导联节律条带显示快速（频率约为 107 次 / 分）交界区节律，其特征为逆行 P 波或无 P 波。这些发现符合 JT

处理方法

恢复窦性心律可显著改善血流动力学。β 受体阻滞剂或钙通道阻滞剂是首选药物。其次，可以尝试Ⅰ类或Ⅲ类抗心律失常药物。对于持续性、复发性症状性 JT，针对病灶起源点进行消融可以治愈，但有伴随房室传导阻滞的风险（表 5.11）。

预激综合征

特点

“预激综合征”是一个广泛术语，用于描述可导致多种形式 SVT 的多种疾病。心室预激是由于心房和心室之间存在房室结以外的肌纤维连接（旁路，肯特束）。该连接通常允许在顺行方向和逆行方向上传导。旁路可存在于心脏右侧或左侧和（或）间隔中的任何位置。激动传导到心室可以完全通过旁路（最大预激），或完全通过房室结（无预激），或通过两种通路（融合波，可显示预激程度的多寡）。当激动顺利通过旁路到达心室组织，出现在经由房室结到达之前，会出现异常的 QRS 波，因为通向心室的传导不是完全通过正常的房室结-希浦通路进行。由于冲动传导几乎不在房室结延迟，PR 间期短于正常，并且在 QRS 波之前有一个 δ 波，反映冲动通过旁路直接从心房传导到心室组织。短 PR 间期和 δ 波是 WPW 综合征的特征（图 5.24 至图 5.26）。心电图上的 δ 波矢量可以预测旁路的位置。大约 10% ～ 15% 的旁路伴随第二旁路；具有多于一条旁路的患者通常具有间隔旁路。

取决于旁路和房室结的传导特性，心室预激在监测仪和心电图上可能是间歇性的（图 5.27）。这些都可以随着心率

表 5.11

交界区心动过速的治疗	
阵发性发作	• 除非耐受不良，否则无需治疗 • 去除诱发药物，如地高辛 • 纠正低钾血症 • 如果频繁发作，可考虑 β 受体阻滞剂
维持治疗	• **一线治疗：**β 受体阻滞剂 • **二线治疗：**钙通道阻滞剂。可能被地高辛抑制，只要患者无洋地黄中毒 • 如果有症状且上述措施无效，可能需要用抗心律失常药物进行抑制。如果患者没有结构性心脏病，可考虑普罗帕酮或氟卡胺；否则，选择索他洛尔。Ⅰ A 类抗心律失常药物（如普鲁卡因胺）也可能是有益的。最后的替代方案是胺碘酮 • 在具有永久性交界区折返性心动过速（PJRT）的儿童（和部分成年人）中，心动过速由于涉及后间隔旁路折返；射频消融可治愈 • 自律性 JT 对迷走神经刺激或阿托品无反应 • 消融病灶起源是治愈性的，尽管存在导致房室传导阻滞的风险
心肌梗死	• 如无症状，无需治疗。这是一种常见的一过性下壁心肌梗死后遗症。如果为急性且与血运重建有关，则可能代表再灌注损伤节律 • 如果有症状，一线治疗是 β 受体阻滞剂；二线治疗是钙通道阻滞剂
术前	• 排除洋地黄中毒 • 如果有症状，一线治疗是 β 受体阻滞剂；二线治疗是钙通道阻滞剂 • JT 不是手术的禁忌证
术后	• 如果症状显著，一线治疗是 β 受体阻滞剂；二线治疗是钙通道阻滞剂 • 可以在冠状动脉旁路移植术和瓣膜手术后发生 • 排除洋地黄中毒

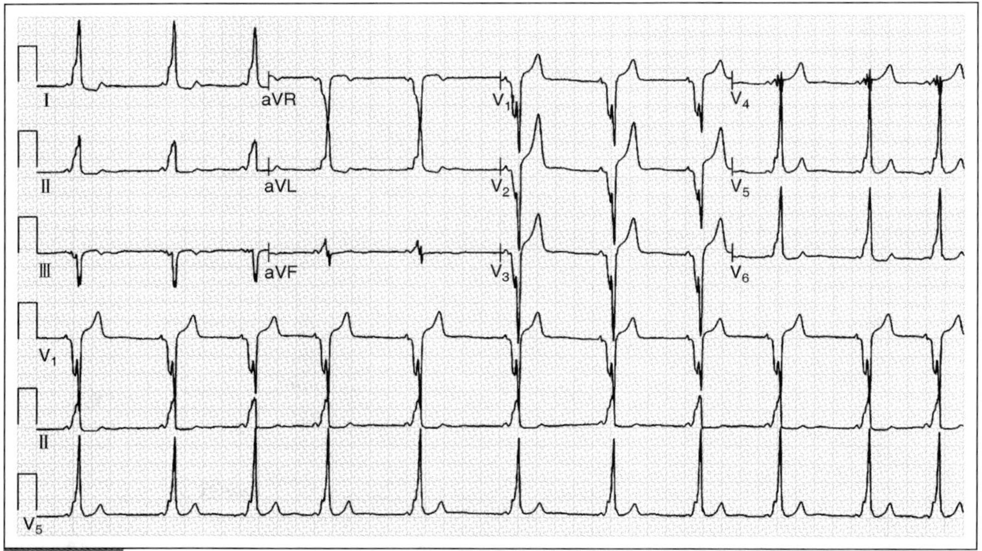

图 5.24

Wolff-Parkinson-White 综合征。12 导联心电图和 V_1、Ⅱ、V_5 导联节律条带显示连接右心房和右心室的旁路预激。其导致类似 LBBB 的形态，是因为心室被右侧旁路激活。心电图显示了 WPW 综合征的典型特征，包括短 PR 间期、宽 QRS 波和 δ 波

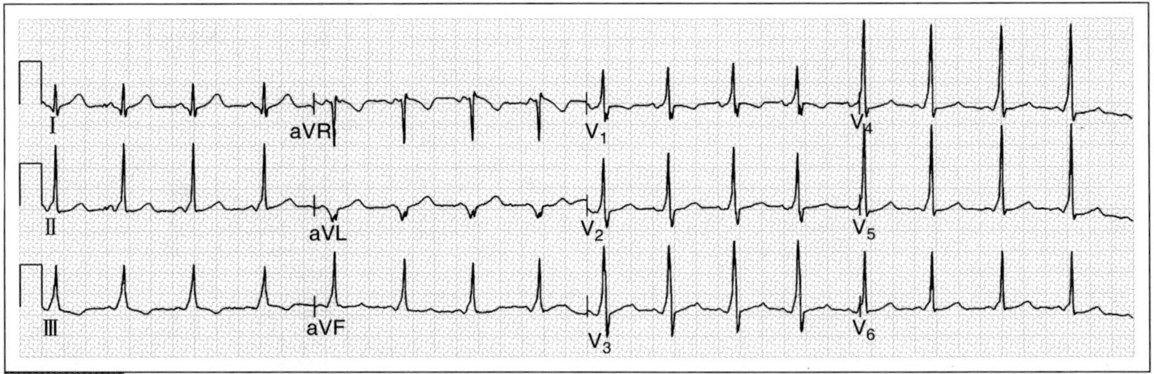

图 5.25

左侧旁路的 Wolff-Parkinson-White 综合征。12 导联心电图显示连接左心房和左心室的旁路预激，其导致类似 RBBB 形态，是因为心室被左侧旁路激活。心电图显示 WPW 综合征的典型特征，包括短 PR 间期、宽 QRS 波和 δ 波。Ⅰ 和 aVL 导联中的负向 δ 波表明左侧旁路插入左心室的外侧游离壁

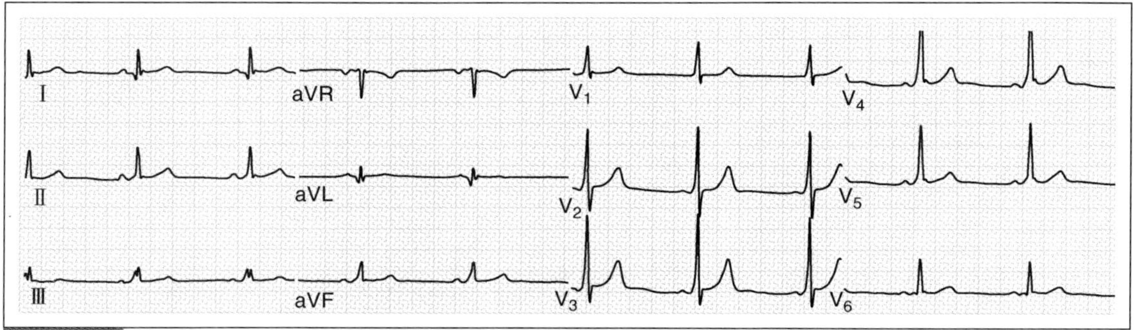

图 5.26

左侧旁路的 Wolff-Parkinson-White 综合征（融合预激）。12 导联心电图显示窦性心律伴预激，但这里的表现更为轻微。虽然存在短 PR 间期和 δ 波，表明患者具有 WPW 综合征，但是与之前的那份 QRS 波持续时间为 110 ms 的心电图相比，它的预激程度更小。由房室结和旁路共同前传产生了更窄的 QRS 波。$V_1 \sim V_3$ 导联中的正向 δ 波表明这是左侧旁路。Ⅰ和 aVL 导联中的负向 δ 波也符合左侧旁路

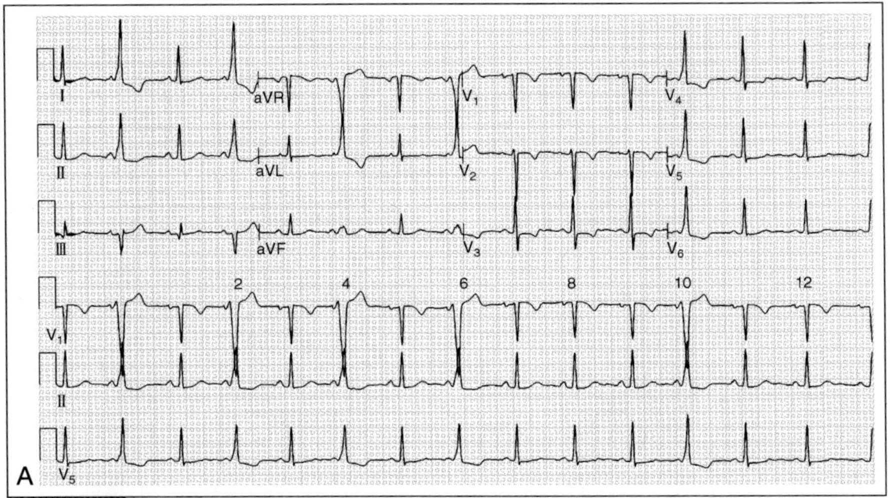

图 5.27

Wolff-Parkinson-White 综合征伴间歇性预激。12 导联心电图和 V_1、Ⅱ和 V_5 导联节律条带显示窦性心律和窦性心律失常。由于 WPW 综合征伴间歇性预激，QRS 波偶尔会发生变化。（A）第 2、4、6、10 跳表现出短 PR 间期、δ 波和宽 QRS 波。其他搏动不显示预激，而显示房室结传导的正常（窄）QRS 波

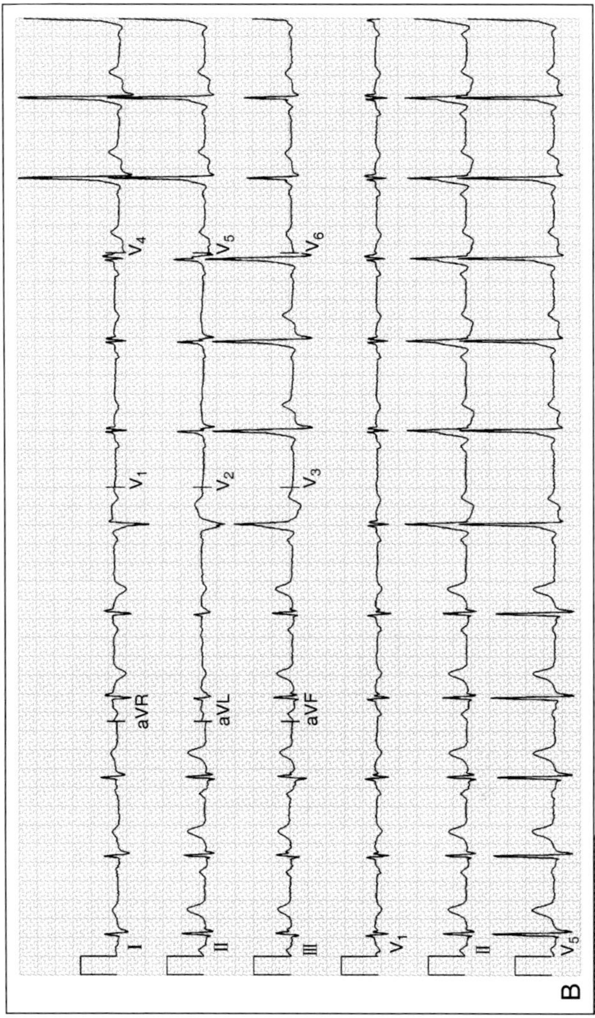

图 5.27（续）

（B）前 5 跳不是预激，但是随着窦性频率下降，其余的搏动显示预激

和儿茶酚胺水平而改变。大多数旁路在顺向和逆向上都可传导。仅逆向传导的旁路在心电图上“隐匿”。发生这种情况时，不存在真正的心室预激。

一些心动过速是与肯特束相关的预激综合征。最常见的是顺向型 AVRT（图 5.28）。在顺向型 AVRT 中，电激动从房室结-希浦系统到达心室，然后逆向通过旁路传导。由于心室去极化沿着正常通路发生，具有正常的窄 QRS 波，除非存在束支传导阻滞，否则心室预激不存在，也不会有 δ 波。与 AVNRT 相比，这种类型的 AVRT 是明显不同的，因为 P 波在 ST 段可见，而不是在 QRS 波内或之后，并且存在短 RP 间期，但是比典型的 AVNRT 更长。

逆向型 AVRT 是一种较不常见的心动过速，仅发生在约 5% 因心室预激引起的 SVT 中（图 5.29）。逆向型 AVRT 发生在激动通过旁路下传，然后通过房室结或另一条旁路上传。它能够最大程度预激，是一种宽 QRS 波心动过速，起始处有 δ 波；逆向型 AVRT 可类似于 VT。

旁路还可以允许各种 SVT 的被动激活，如心房扑动和窦性心动过速。通过未知机制，旁路似乎与心房颤动的存在相关。由于许多旁路的不应期短，向下通过旁路传导是快速的，可在 WPW 综合征合并心房颤动患者中出现。心房颤动中的旁路通常是顺向传导，但偶尔也可以逆向传导。心房颤动通过旁路传导到心室是最可怕的预激综合征心动过速，因为心室率可以非常快（图 5.13），甚至可导致心室颤动（VF）（图 5.30）。在药物治疗这些患者时，需要采取特别的预防措施。急性期，他们不应该接受地高辛或维拉帕米，甚至是 β 受体阻滞剂，因为这些药物延迟房室结内的传导，允许更大程度的旁路传导。长期而言，这些患者不应接受地高辛或维拉帕米。旁路的消融通常会消除心房颤动。

有一些旁路连接心房与束支分支（右束支、房束纤维、

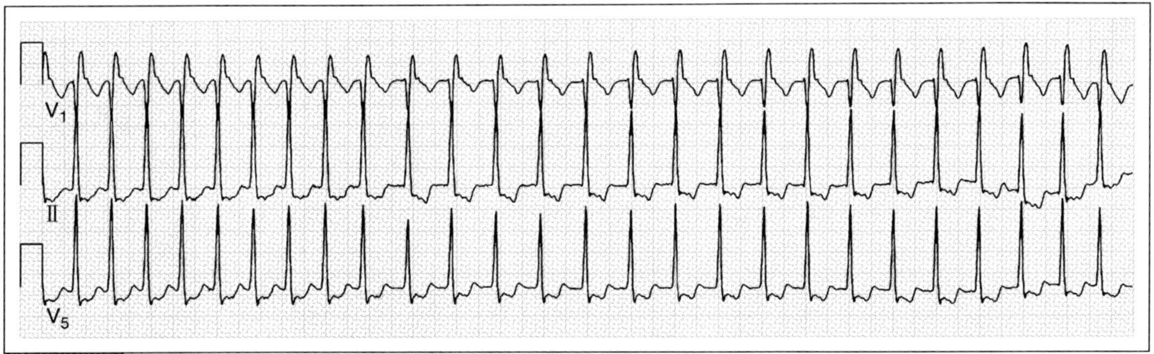

图 5.28

AVRT。V_1、Ⅱ和 V_5 导联节律条带显示短 RP 间期窄 QRS 波心动过速，RP 间期超过 100 ms，符合 AVRT。QRS 波显示典型的 RBBB 形态。折返环路通过旁路逆传。在这个病例中，患者的基线心电图显示窦性心律，没有 WPW 综合征导致的 δ 波，表明“隐蔽”旁路只能逆传

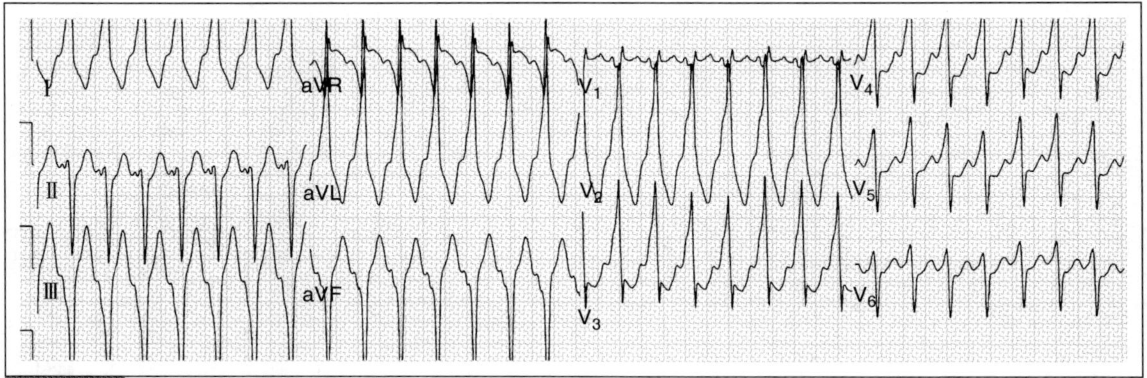

图 5.29

类似室性心动过速：逆向折返。12 导联心电图显示逆向型 SVT，其旁路在电生理检查时确定。由于沿旁路顺传而导致宽 QRS 波。逆行激活途径在该心电图上不能被确定，但电生理检查确定是房室结逆传。逆向型 SVT 可以看起来与 VT 相同，并且难以与 VT 区分，即使使用 Brugada 标准也难以区分

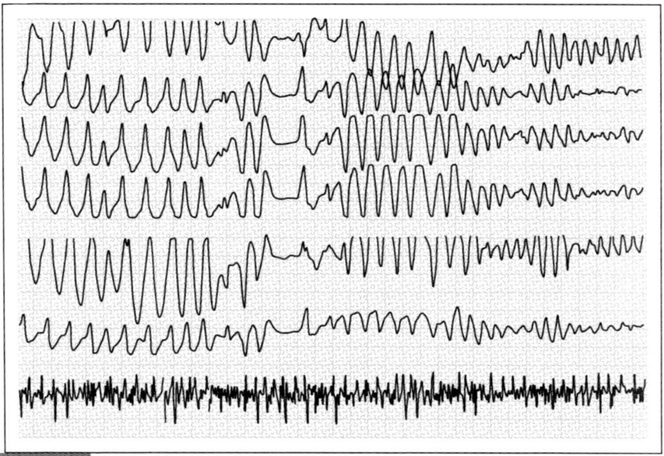

图 5.30

AF 伴预激恶化为 VF。WPW 综合征患者电生理检查中记录的心电图和心内电图（最下面）。心电图显示 AF 伴预激，具有非常快速的心室率，恶化为 VF。AF 伴 WPW 综合征患者有短不应期旁路时非常危险。本例患者成功除颤，旁路被成功消融

Mahaim 纤维），其他一些旁路将束支分支（右束支周围部分）连接到心室肌（束室间纤维）。Mahaim 纤维有独特性质。Mahaim 纤维在更快频率和早期的额外刺激下有逐渐减慢传导的特点。事实上，Mahaim 纤维可看作是连接到错误地方的第二房室结。Mahaim 纤维不会逆向传导。有 Mahaim 纤维的患者不一定有症状。由于 Mahaim 纤维引起的心动过速可能与 Mahaim 纤维的向下传导和希浦系统和房室结逆向传导有关，从而形成一个大折返环路。此外，Mahaim 纤维患者可以具有双重房室结生理特性和通过 Mahaim 纤维被动下传的 AVNRT。

另一种重要的心室预激形式通常表现为仅通过旁路逆行激活；该旁路是一个后间隔慢逆行通路。对于有这个问题的患者，可以有一种独特形式的心动过速，称为持续性交界区反复性心动过速（PJRT）（图 5.31）。这种心动过速是不间断

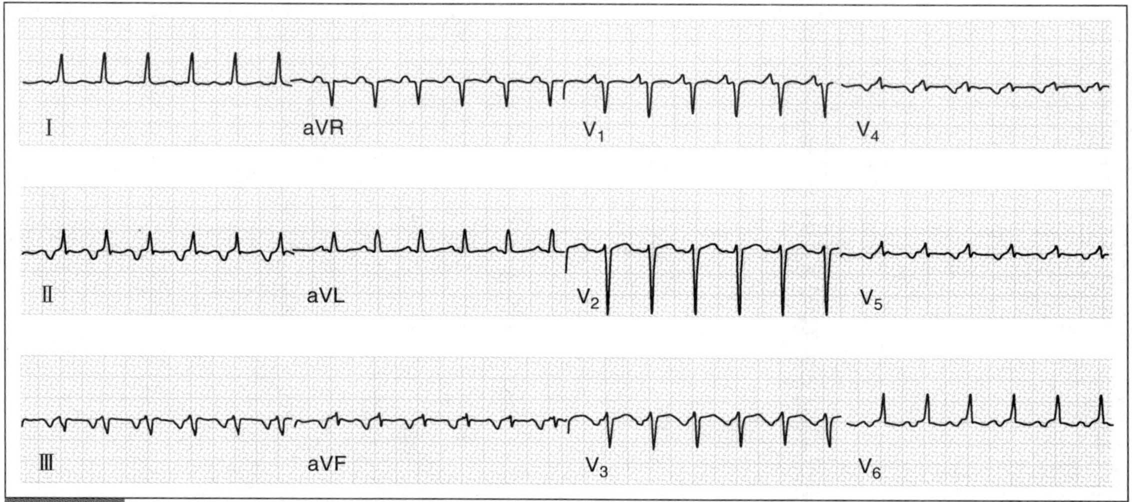

图 5.31

PJRT。12 导联心电图显示具有长 RP 间期和规律窄 QRS 波 SVT，其鉴别诊断包括房性心动过速、非典型房室结折返性心动过速和 PJRT。下壁导联中的负向 P 波表示心房正在从低到高的方向被激活。在电生理检查时，该患者被证明具有 PJRT。使用 PJRT 这一名称并不恰当；它不是交界区反复性心动过速，而是一种顺钟向的 SVT，其涉及间隔部旁路，与其他旁路不同，它具有递减伴延长的室房（V-A）传导的，经常从童年开始。随着时间的推移，患者经常发展为心动过速性心肌病，需要消融旁路，因为没有其他治疗方法。如果没有及时诊断和纠正，患者可以发展成威胁生命的室性心律失常或需要心脏移植的症状性充血性心力衰竭。

还有其他报道的心室预激形式，其涉及房室结的快速传导，导致短 PR 间期，但是有正常的 QRS 波。这种心电图表现本身并不属于 Lown-Ganong-Levine（LGL）综合征，正如其原始描述，属于 SVT 和短 PR 间期。实际上，短 PR 间期并不提示存在旁路，可以是由于增强的房室结传导。随着房室结传导的增强，AH 间期（即穿过房室结所需的时间）缩短，并且房室结的不应期短，从而使传导非常迅速。对于发生心房颤动的患者，心室率极快；因为病情涉及房室结而不是房室结外的旁路，所以没有 δ 波，因此没有心室预激的证据。LGL 综合征患者可能有其他涉及折返性心动过速的旁路；但是，这些没有得到很好的描述。用钙通道阻滞剂或 β 受体阻滞剂治疗可能无效，并且通常需要使用抗心律失常药物，如 Ⅰ C 类或Ⅲ类抗心律失常药物进行治疗。

病因

旁路与任何其他临床综合征之间没有特定关联。然而，心室预激与心房颤动相关，旁路的消融可以消除心房颤动。一些右侧旁路与 Epstein 畸形有关，Epstein 畸形有三尖瓣的心室化。有证据表明肥厚型心肌病与左侧旁路有关联。

临床表现

心室预激的患者可能完全无症状。这往往给长期治疗造成难题。部分患者可能具有心房颤动合并快速心室率的风险，特别是在某些情况下，如妊娠或心血管手术。另一方面，心室预激患者可能没有心律失常。有些人主张所有患者均应消融旁路和消除心室预激，包括无症状者；但是，必须承认进行侵入性手术的风险。或者，从事高风险工作的患者不应继续工作，直到其旁路被消除。心室预激患者出现症状通常是由于 SVT（AVRT、心房颤动）。症状包括心悸、头晕、眩晕、晕厥、虚弱、疲劳和气短。

处理方法（流程图 5.12）

治疗心室预激首先要了解心律失常的机制，并记录心室预激的存在，因为 δ 波在心电图中可能不容易看到，或者可能与非特异性室内传导延迟混淆。对于出现宽 QRS 波心动过速的患者，可能无法知道是否是由于预激综合征引起的。在出现窄 QRS 波心动过速的患者中，心动过速可能是也可能不是由于逆向的旁路（隐藏旁路）引起的。在这种情况下，最好是首先在患者稳定后进行电生理检查。在电生理检查中，如果发现旁路，则应通过消融来消除。如果因任何原因不推荐消融，由于患者偏好或难以消融特定的旁路，抗心律失常药物治疗可能有帮助。有效的药物包括索他洛尔、氟卡胺、普罗帕酮、胺碘酮、普鲁卡因胺和（或）奎尼丁。但是，药物治疗不是首选方法。β 受体阻滞剂可能对只有顺向型 AVRT 的患者有用。特定人群，如妊娠患者和心血管外科手术术后患者，存在较高的风险。如果这些患者发生心房颤动，则可能难以控制快速心室率（表 5.12，流程图 5.13）。

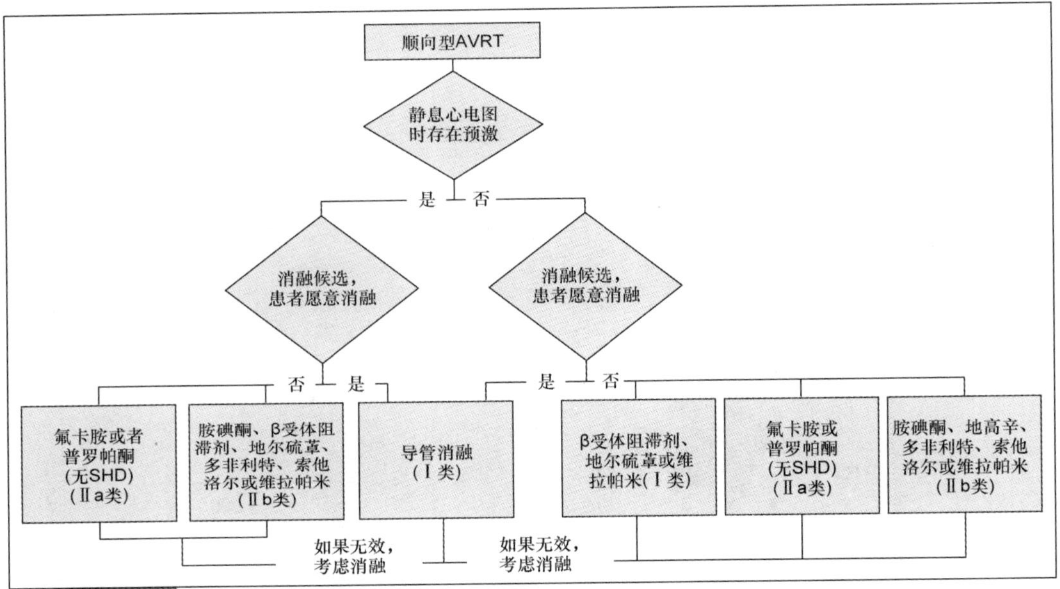

流程图 5.12

顺向型 AVRT 的管理。AVRT，房室折返性心动过速；SHD，结构性心脏病（包括缺血性心脏病）（经允许引自 Page RL et al. 2015 ACC/AHA/HRS Guideline for the Management of Adult Patients With Supraventricular Tachycardia. JACC 2016；67（13）：e27-e115.）

表 5.12

预激综合征的治疗

AF伴心室预激和快速心室率：急性治疗不稳定状态（低血压、心绞痛、心力衰竭症状）	• **一线治疗**：同步直流心脏电复律（50～200 J伴麻醉） • **二线治疗**：静脉注射普鲁卡因胺或胺碘酮阻断旁路传导，如果患者能够耐受药物的降压作用且在完全的血流动力学崩溃前有足够的时间 • 不使用地高辛、腺苷或维拉帕米。避免使用β受体阻滞剂。这些药物可阻止房室结传导，导致更多激动通过旁路下传 • 这种方法不仅对急诊患者有效，对术后由于预激导致的快室率患者也有效
AF伴心室预激且心室率得到控制，无血流动力学不稳定：急性治疗	• **一线治疗**：静脉注射普鲁卡因胺或胺碘酮。普鲁卡因胺是首选，但可能难以找到 • **二线治疗**：麻醉下行同步心脏电复律 • 不使用房室结阻滞剂
顺向型AVRT：急性治疗	• **一线治疗**：颈动脉窦按摩或Valsalva动作 • **二线治疗**：腺苷6 mg静脉注射，如果无效，给予12 mg。需注意，高剂量的腺苷可能会引发AF • **三线治疗**：静脉注射维拉帕米5～15 mg。在许多情况下尚不清楚顺向型AVRT患者是否在窦性心律时有心室预激。如果有心电图记录的窦性心律时心室预激证据，这可能不是最理想的疗法，但用维拉帕米治疗这种特殊节律不会导致快频率的AF，如果为顺向型SVT伴窄QRS波，房室结应该是环路的一部分，并对维拉帕米有反应 • **四线治疗**：静脉注射β受体阻滞剂和艾司洛尔或美托洛尔 • **五线治疗**：同步心脏电复律；如果有与心动过速相关的血流动力学崩溃，这是一线治疗

表 5.12

预激综合征的治疗（续表）

逆向型 AVRT：急性治疗	• **一线治疗：**静脉注射普鲁卡因胺或胺碘酮。普鲁卡因胺是首选。如果血压大于 100 mmHg 可先行颈动脉窦按摩或 Valsalva 动作 • **二线治疗：**同步心脏电复律；如果患者有血流动力学崩溃，则为一线治疗 • 避免使用地高辛、β 受体阻滞剂和钙通道阻滞剂
长期治疗：由旁路引起的 WPW 综合征	• **有症状的患者：**＞90% 的患者导管消融可成功。在出现 AF 的患者中，旁路的导管消融趋于同时消除 AF，特别是对于那些无结构性心脏病的患者。消融是症状性预激综合征患者的一线治疗 • **无症状的患者：**年轻的患者应考虑导管消融，特别是处于高度活跃或从事高风险职业的患者 • 对于不想消融或消融难以纠正旁路的患者，药物治疗是二线治疗。氟卡胺、普罗帕酮、索他洛尔、胺碘酮和普鲁卡因胺（依次）可以用于无结构性心脏病的患者。在一些情况下使用药物治疗来代替消融“高风险”旁路，比如在中间隔和希浦系统附近的旁路 • 对于心脏结构异常的患者，不建议使用Ⅰ C 类抗心律失常药物。具有完善心室功能的患者，索他洛尔是一线治疗，如果无效，胺碘酮是二线治疗 • 对于心室功能差不推荐消融或由于其他因素和医疗条件不能消融的患者，胺碘酮是一线治疗
Mahaim 纤维心动过速	• 急性治疗与 AVNRT 类似 • **一线治疗：**颈动脉窦按摩或其他迷走神经刺激动作 • **二线治疗：**腺苷 • **三线治疗：**静脉注射普鲁卡因胺或胺碘酮 • 避免使用房室结阻滞剂

表 5.12

预激综合征的治疗（续表）

	• 长期治疗包括消融。如果由于其他伴随疾病无法消融，非患者意愿，或者治疗无效，则一线治疗包括索他洛尔、氟卡胺或普罗帕酮。单独使用 β 受体阻滞剂同样有效
LGL 综合征（伴 SVT）	电生理检查后行心动过速消融。如果心律失常是 AF、AFL 或 AT 伴房室结快速传导，可使用 β 受体阻滞剂或钙通道阻滞剂
PJRT	消融是一线治疗。药物选择包括房室结阻滞剂（β 受体阻滞剂、地尔硫䓬、维拉帕米或地高辛）、氟卡胺、普罗帕酮、索他洛尔或胺碘酮。如果有结构性心脏病，如心肌病或冠心病，应该避免使用氟卡胺和普罗帕酮

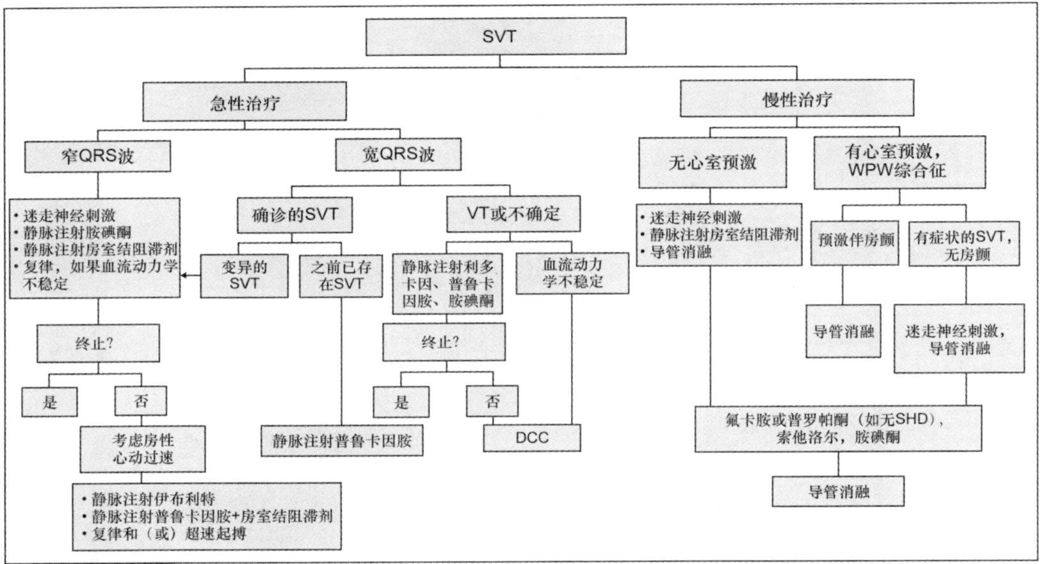

流程图 5.13

室上性心动过速。DCC，直流心脏电复律；SHD，结构性心脏病（没有明显的心肌、瓣膜、先天性疾病或冠心病）；SVT，室上性心动过速；VT，室性心动过速；WPW 综合征，Wolff-Parkinson-White 综合征

第六章
室性心动过速

（庞旸　译　李晶晶　校）

非持续性室性心动过速

特点

室性心动过速（室速）是指连续出现 3 个或 3 个以上的室性激动且频率大于 100 次 / 分。当室速持续时间小于 30 s 且能自行终止时称为非持续性室速（NSVT）（图 6.1）。室速根据 QRS 波形态不同又可以分为单形性室速（心电图导联形态单一）及多形性室速（心电图导联上形态变化），QT 间期正常的多形性室速常由心肌缺血性病变引起，而 QT 间期延长的 NSVT 则多指尖端扭转型室速（TdP），和非缺血性病变相关。室速的频率一般在 100 ～ 280 次 / 分，由于激动在心室之间传导较通过浦肯野纤维传导更慢，因此 QRS 波形态较正常 QRS 波宽大，室速的发生机制及起源进一步决定了 QRS 波的时限。

病因

NSVT 通常伴有结构性心脏病。NSVT 患者的死亡率一般由其基础疾病决定，同时受左心室功能影响。例如，当患者具有冠心病且 LVEF ＜ 40% 时，患者就具有心脏性猝死（尤其是心律失常性猝死）的风险。有大约 95% 的扩张型心肌病患者具有 NSVT，但这对其预后的影响还不明确，因为这一般不会引起患者出现症状。NSVT 机制受基础疾病种类及该疾病进程影响，但就算是和冠心病相关的 NSVT，其机制也会和持续性室速不同。其中触发机制及折返机制是最常

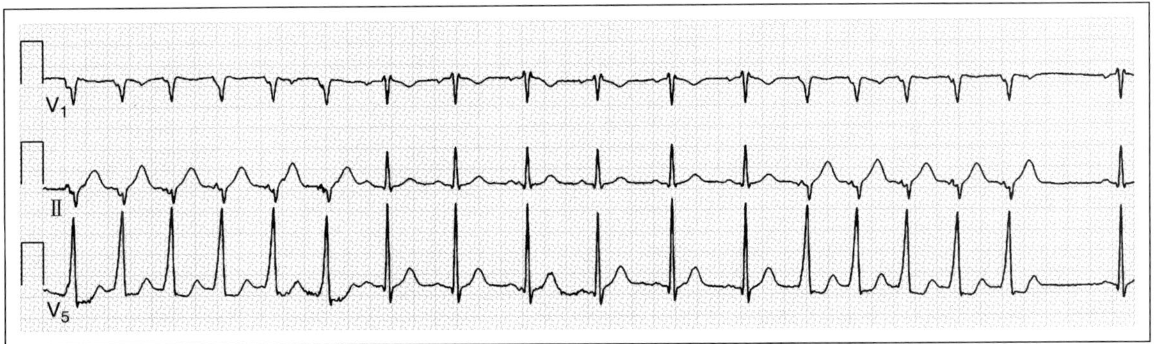

图 6.1

非持续性室速。V_1、Ⅱ、V_5 导联节律条带上有连续出现的非持续性宽 QRS 波心动过速（5 ～ 6 跳，心率 125 ～ 135 次 / 分）提示非持续性室速。第二阵室速后出现代偿间期。V_1 导联上可发现第一阵室速有房室分离现象

出现的。NSVT 也可以出现在心脏结构正常的患者中。由运动诱发的非持续性单形性室速通常是儿茶酚胺依赖的，这种类型室速的具体发生率还无法确定。心脏结构正常的 NSVT 常起源于左心室或右心室流出道，在心电图上表现为下壁导联（Ⅱ、Ⅲ、aVF 导联）R 波直立，表明激动从心底部传向心尖部。左心室特发性分支型室速也可表现为 NSVT 心电图表现出的 QRS 波电轴向上同时伴有右束支传导阻滞（RBBB）形态。起源于束支的室速与起源于心室肌的室速相比，其 QRS 波更窄，因为其至少有一部分激动通过浦肯野纤维传导。

临床表现

大部分 NSVT 不伴有临床症状，但对于部分患者，NSVT 不仅是心脏性猝死的先兆，也常出现临床不适，如心悸、呼吸困难、胸部不适、头晕、眩晕及晕厥。期外收缩引起的心脏搏动通常会表现为胸口重击般的不适。

处理方法（流程图 6.1）

除非 NSVT 引起临床症状，或伴有左心室功能不全的冠心病及其他结构性心脏病，否则其死亡风险很低，也不需要特殊治疗。然而，新出现的 NSVT 常提示原有的结构性心脏病进一步进展，这时应进一步评估有无引起室速的特殊原因及心脏疾病。初步评估应包括心电图——分析有无 Epsilon 波，QT 间期及 Brugada 表现；超声心动图——评估心室结构及功能。其他检查包括动态心电图、事件记录器、运动平板试验及电生理检查。如果这些检查高度提示某些严重的结构性心脏病，则可进一步行心导管及影像学检查如心脏磁共振检查。

NSVT 的经验性治疗产生的不良反应常要超过疾病本身的危害，因此只有对于临床症状明显、心脏性猝死风险较高

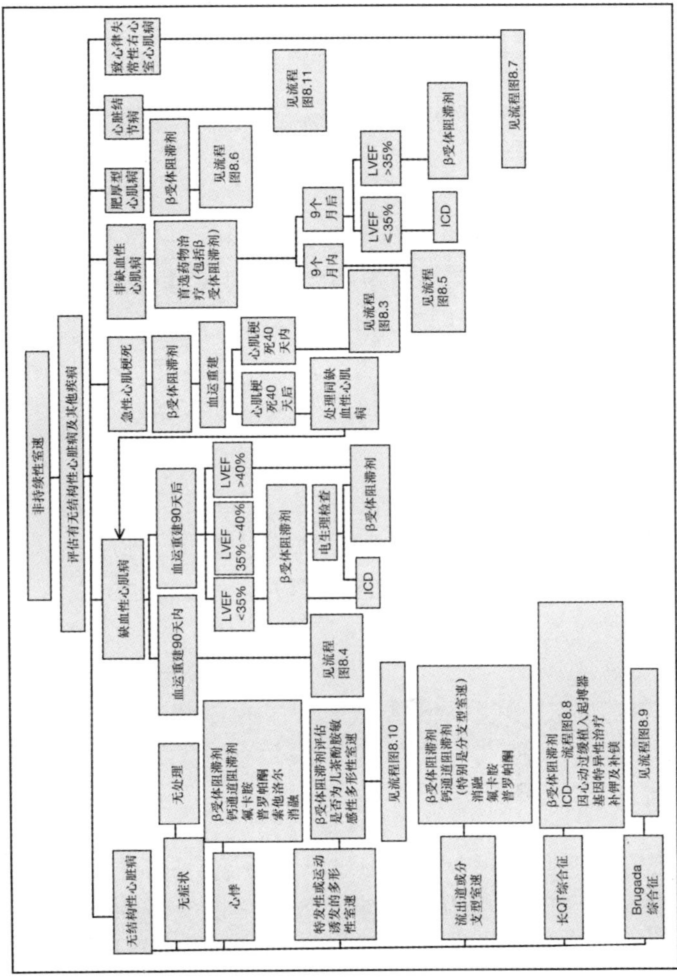

流程图 6.1
非持续性室速

及NSVT负担较重导致心动过速性心肌病的患者才推荐治疗。心悸是NSVT最常见的症状，单凭心悸一个症状并不建议进行非常积极的抗心律失常治疗。对于症状性的特发性NSVT，β受体阻滞剂、Ⅰ类抗心律失常药物、索他洛尔及胺碘酮都可以用于缓解症状。当药物治疗无效或NSVT频发进展为心动过速性心肌病时（典型表现为室性期前收缩负荷超过25%或大于1000次/24小时），可考虑行射频消融治疗。

多形性室速并不一定是持续性室速的先兆。TdP一般为反复非持续性发作，也能转变为NSVT和心室颤动。一般无结构性心脏病。儿茶酚胺敏感性多形性室速（CPVT）通常是运动介导室速的主要原因，且伴有控制内向钙电流基因的突变。这类患者对β受体阻滞剂反应良好，若具有晕厥病史及猝死家族史，则建议植入埋藏式心脏复律除颤器（ICD），与洋地黄中毒患者相比，这类患者更易出现双向性室速。心室流出道起源室速及特发性左心室分支型室速一般对药物[β受体阻滞剂、钙通道阻滞剂（特别是维拉帕米）、Ⅰ类及Ⅲ类抗心律失常药物]反应良好，且能通过射频消融术治愈（表6.1）。

持续性室性心动过速

特点

若室速时间超过30 s或因血流动力学不稳定而需要早期或即刻复律，则称为持续性室速（图6.2）。室速形态可表现为单形性或多形性。单形性室速的周期可以是规则的也可以是不规则的，同时可表现为温醒现象，即激动周期在室速发生后逐渐缩短。同一患者在不同时间也可表现为不同形态的单形性室速。多形性室速的周期一般是不规则的。QT间期正常的多形性室速（图6.3）常和心肌缺血或心肌梗死

表 6.1

非持续性单形性及多形性室速的治疗

临床情况	治疗	建议
左心室功能正常	• 无症状，无心脏疾病：无需治疗 • 年轻患者，可能危及生命的双向性或多形性室速（CPVT）：β 受体阻滞剂 • 心悸症状，无心脏疾病：β 受体阻滞剂（如醋丁洛尔 200 ～ 800 mg/d） • 特发性左心室分支型室速（RBBB，电轴左偏）：维拉帕米 • 如果为 LBBB（电轴向下）β 受体阻滞剂为一线治疗。其他药物包括索他洛尔（院内开始）、普罗帕酮、氟卡胺、胺碘酮 • 射频消融治疗能够治愈 95% 的分支型室速患者	• 根据患者的年龄、心脏疾病及症状存在不同临床情况 • 特发性室速表现为反复单形性室速，伴有临床症状 　• 不危及生命 　• 运动、应激及儿茶酚胺可加重 • 年轻患者的特发性多形性室速可能会危及生命 　• 可使用 β 受体阻滞剂 　• 通过基因检测进行 CPVT 分型 • 当心电图表现为 LBBB（电轴不向下）时考虑致心律失常性右心室心肌病（发育不良）
	• 冠心病，无症状：β 受体阻滞剂，无需其他抗心律失常药物 • 冠心病，有症状：β 受体阻滞剂、索他洛尔、胺碘酮（院内开始）	• 考虑缺血可能 • 12 导联 ECG 有助于诊断 　• LBBB 伴电轴向下提示左 / 右心室流出道或主动脉窦起源，一般心脏结构正常，可被消融治疗 　• Ⅰ、aVL 导联 QRS 波负向，提示间隔起源

表 6.1

非持续性单形性及多形性室速的治疗（续表）

临床情况	治疗	建议

	• 多形性非持续性室速
	  • 如果存在 LQTS 且出现晕厥，则需要处理
	  • 通过基因检测进行分型
	  • 1 型 LQTS 首选 β 受体阻滞剂
	  • 有猝死及晕厥家族史的 2 型及 3 型 LQTS：植入 ICD
		• 如果这些导联 QRS 波正向，提示游离壁起源，可能对腺苷敏感
		• 室速可能对 β 受体阻滞剂、维拉帕米及大部分抗心律失常药物敏感
		• 如果为 RBBB 伴电轴左偏，提示起源于左心室心尖间隔部的折返性室速
		  • 由分支折返形成
		  • 能通过消融治疗
		  • 对维拉帕米敏感（只在确定为该类室速时使用）
		• 即使患者无结构性心脏病，与一般人群相比，其心脏停搏风险略高，但进一步评估及治疗并不获益
		• 多形性室速可由缺血或心肌梗死引起，可为一过性

缺血性心肌病	• LVEF ≤ 30%，心肌梗死后 1 个月，血运重建后 3 个月，ICD 植入 • LVEF ≤ 35%，NYHA 心功能 Ⅱ ～ Ⅲ 级，推荐 ICD 植入	• 猝死及总死亡率增加 • 危险增加与发作时长无关 • 可行电生理检查进行危险分层

表 6.1

非持续性单形性及多形性室速的治疗（续表）

临床情况	治疗	建议
	• LVEF ≤ 40%，推荐电生理检查，若能诱发持续性室速，则推荐 ICD 植入 • NYHA 心功能Ⅲ～Ⅳ级，LVEF ≤ 35%，QRS 波 ≥ 120 ms，推荐心脏再同步化治疗	
非缺血性心肌病	• β 受体阻滞剂、ACEI 及其他合理的抗心力衰竭药物 • LVEF ≤ 35%，NYHA 心功能Ⅱ～Ⅲ级，推荐 ICD 植入 • NYHA 心功能Ⅲ～Ⅳ级，LVEF ≤ 35%，QRS 波 ≥ 120 ms，推荐心脏再同步化治疗	
肥厚型心肌病	• β 受体阻滞剂，尤其是有症状的患者 • 循环事件记录仪有助于将症状与心律失常发生时间相关联 • 无症状者，无须使用胺碘酮或其他抗心律失常药物 • 住院期间有症状者，使用胺碘酮 • 以下情况须行 ICD 植入术	• 具有发生危及生命的恶性室性心律失常的潜在危险 • 电生理检查无获益

表 6.1

非持续性单形性及多形性室速的治疗（续表）

临床情况	治疗	建议
	● 室间隔＞ 30 mm ● 晕厥 ● 非持续性室速 ● 猝死家族史 ● 高风险基因型 ● 既往心脏停搏史 ● 持续性室速 / 室颤	
心肌梗死	● 无需特殊治疗 ● 左心室功能评估 ● β 受体阻滞剂，亦为心肌梗死后治疗方案之一 ● 心肌梗死后 4 ～ 6 周，若左心室功能进行性减退（LVEF ＜ 40%），并连续出现非持续性室速，应考虑植入 ICD 和抗心律失常治疗，从而减慢室速速率，预防休克	● 心肌梗死早期无预后评估价值。随着心肌梗死时间的延长，预后评估价值越来越高 ● 若为多形性，须考虑缺血可能（若 QT 间期延长须考虑电解质紊乱） ● 可能为冠状动脉再灌注损伤性心律失常
手术前	● 若非心外科手术，评估患者症状、存活寿命及药物使用情况	

表 6.1

非持续性单形性及多形性室速的治疗（续表）

临床情况	治疗	建议
	• 若为新发心律失常，评估左心室功能 • 若 LVEF ≤ 40% 且为冠心病患者，须考虑进行电生理检查 • 无 CHF 的 LVEF ≤ 30% 及有 CHF 的 LVEF ≤ 35% 患者，植入 ICD	
手术后	• 无需治疗 • 术后早期无预后评估价值 • 绝大多数患者可自行消失 • 若存在危险因素，需评估心脏基础疾病 • 行动态心电图监测。若发作呈持续趋势，须考虑电生理检查。若检查过程中可诱发 VT，对于 LVEF ≤ 40% 或符合其他诊断标准的患者（缺血或非缺血性心肌病，之前已有说明），考虑植入 ICD • 若无症状，根据心电监护结果或电生理检查结果酌情治疗	

ACEI，血管紧张素转化酶抑制剂；CHF，充血性心力衰竭；LVEF，左心室射血分数；LQTS，长 QT 综合征

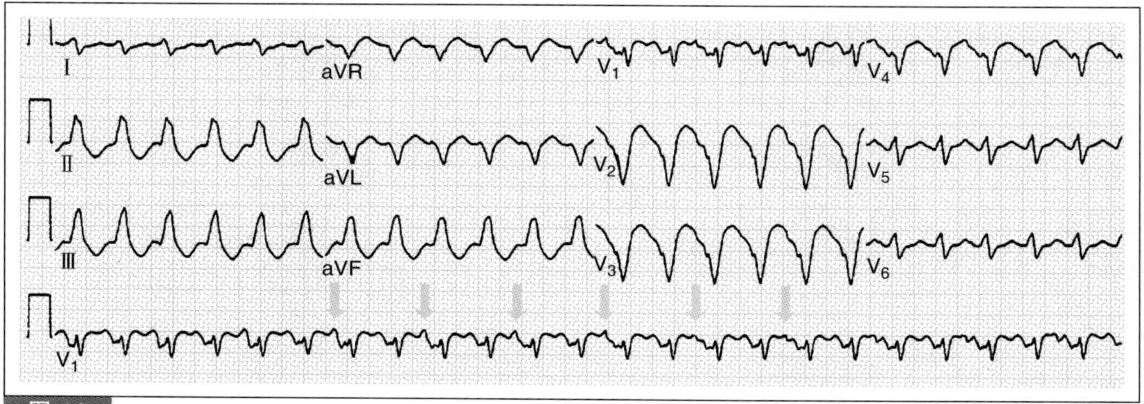

图 6.2

持续性单形性室速。12 导联心电图和 V_1 导联节律条带显示一个宽 QRS 波心动过速（心率 140 次 / 分），图中可见室速特征包括：QRS 波较宽（0.16 s）及房室分离（箭头显示窦性 P 波频率约为 72 次 / 分）

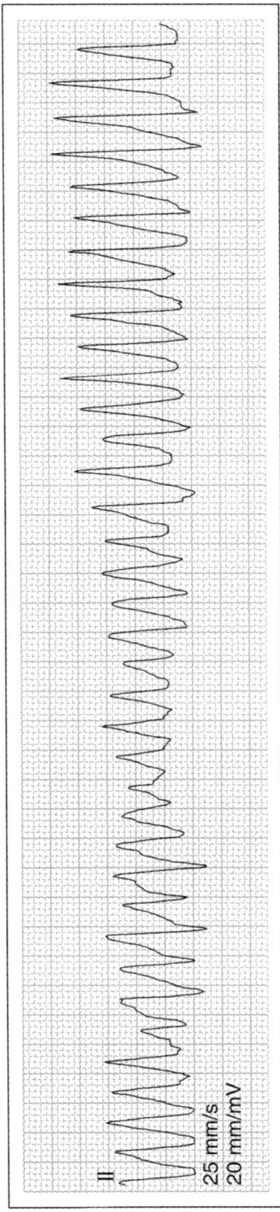

图 6.3 **多形性室速。** II 导联显示多形性室速。室速发生于一位心肌缺血患者，无 QT 间期延长

相关，QT 间期延长的多形性室速定义为 TdP。室速频率一般在 100 ～ 280 次 / 分，由此和加速性室性心律鉴别。持续性室速是一种风险极高的心律失常，特别是当伴有结构性心脏病时。室速时的血流动力学状态取决于频率、基础心脏疾病、心室功能、心室激动特征、房室关系及药物治疗。60% ～ 70% 的患者可出现房室分离，但仅有 30% 的患者能在心电图上表现出来，因为室速频率过快，P 波易被埋藏在 QRS 波中。当窦性心动过速或室上性心动过速（室上速）伴束支传导阻滞（图 6.4）、高钾血症（图 6.5）、旁路前传的逆向型 AVRT（图 5.29）及伪差（图 6.6）时可出现类似室速的心电图表现。

病因

室速发生可由多种机制引起。对于室速发生机制的理解可以帮助我们拟定室速的即刻及长期诊疗方案。单形性室速可由瘢痕周围的心室肌微折返或大折返引起，也可由束支折返引起（特别是扩张型心肌病，5% 以上患者室速与该机制相关）。室速也可由延迟后除极（DAD）引起的触发活动引起，如右心室流出道特发性室速，也可由早期后除极（EAD）引起，如 TdP。洋地黄中毒引起的室速包括双向性室速（图 9.4），虽然少见，但也和触发活动相关。

持续性单形性室速最常见的病因包括心肌梗死、扩张型心肌病、心脏瓣膜疾病、抗心律失常药物的致心律失常作用及致心律失常性右心室心肌病（ARVC）。即使没有出现低血压症状，室速与心肌缺血和（或）心力衰竭（CHF）亦可互为因果。

当持续性单形性室速不伴有结构性心脏病时，称为特发性室速。这种室速一般有两种类型：①最常见于右心室流出道（左束支传导阻滞形态，电轴向下），也可见于左心室流出道 / 主动脉窦（左束支或右束支传导阻滞形态，电轴向下）

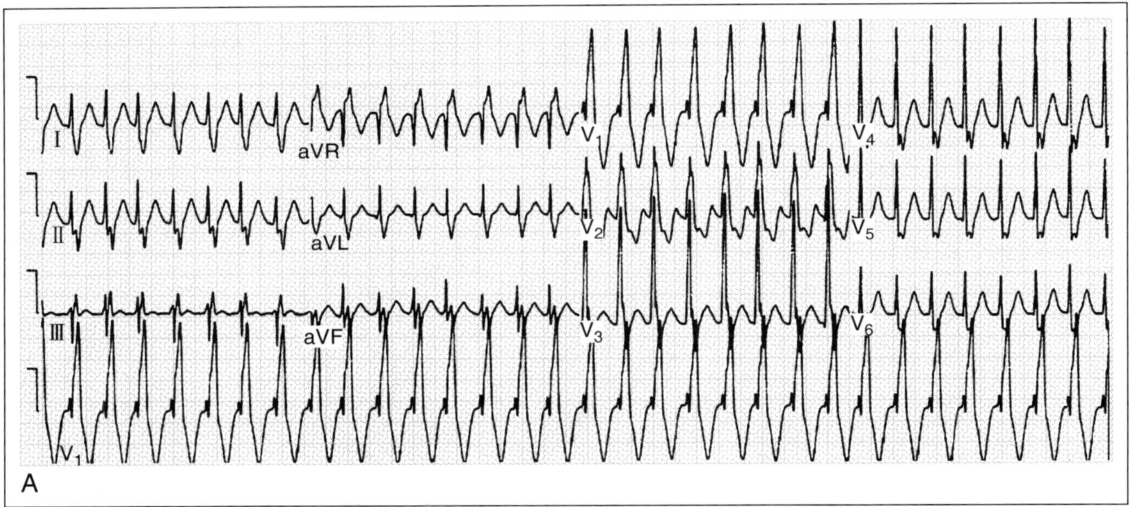

图 6.4

（A）类似室速形态：室上速伴束支传导阻滞。12 导联心电图和 V_1 导联节律条带显示快频率宽 QRS 波心动过速，类似室速表现。然而，仔细观察可发现这是一个典型的 RBBB 形态，QRS 波终末可见逆行 P 波。图中的心律实际上是室上速伴 RBBB 导致的宽 QRS 波；**（B）类似室速形态：窦性心动过速伴 LBBB**。12 导联心电图和 V_1、Ⅱ、V_5 导联节律条带提示宽 QRS 波心动过速，类似室速形态。实际上，每个 QRS 波前可见 P 波，QRS 波为典型的 LBBB 形态。因此，图中心律为窦性心动过速伴 LBBB 导致的宽 QRS 波

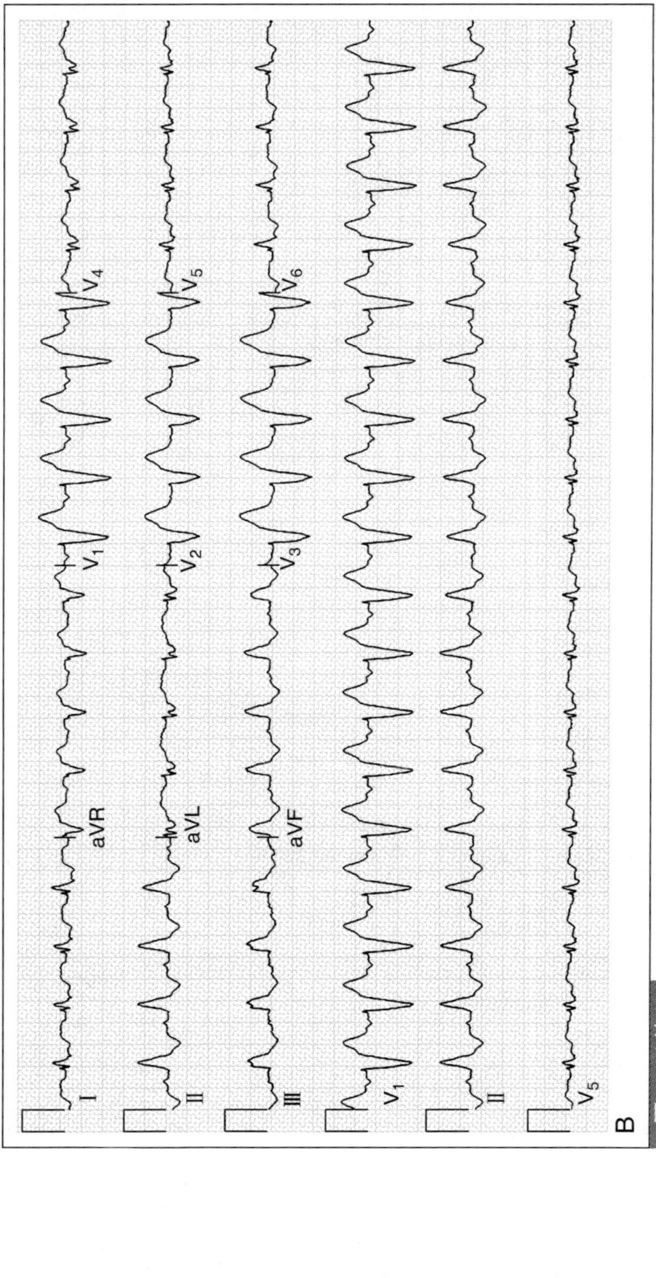

图 6.4（续）

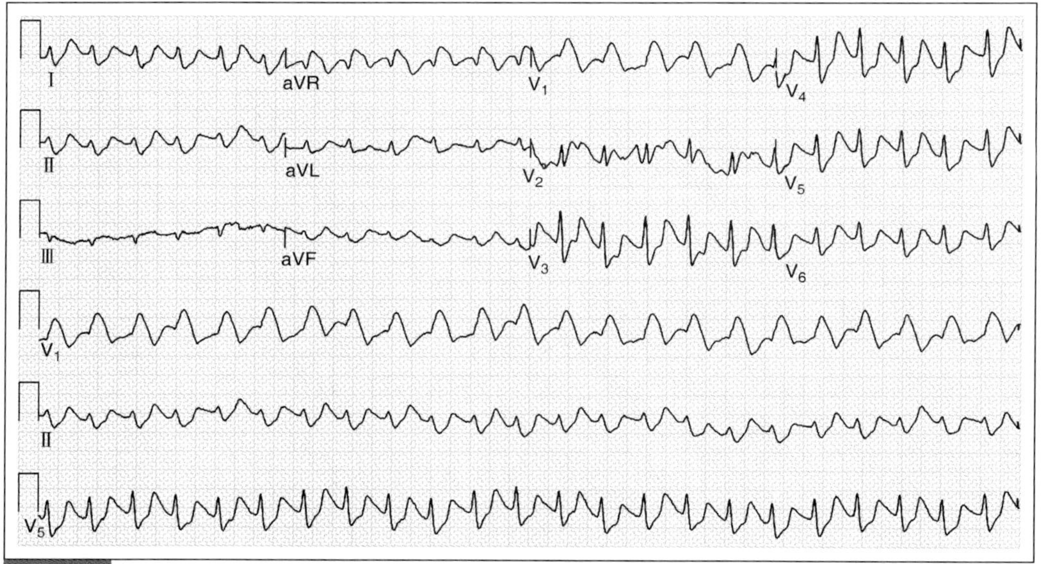

图 6.5

类似室速的心电图：高钾血症。这是一位肾功能不全伴血钾 > 7 mmol/L 患者的心电图，12 导联心电图和 V_1、Ⅱ、V_5 导联节律条带提示宽 QRS 波心动过速。要注意宽 QRS 波类似于正弦波形态，当处理了高钾血症后，QRS 波恢复了正常

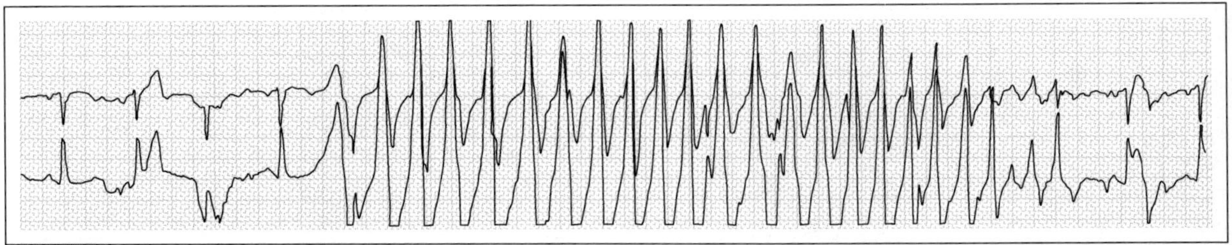

图 6.6

类似室速的心电图：正常窦性心律伴伪差。2 个导联提示多形性宽 QRS 波心动过速，类似室速表现。但是图中可见第 2 个、第 3 个及最后 3 个 QRS 波中有明显的干扰波。干扰波中可见正常 QRS 波，特别是在导联最后。导联最后基线的干扰波有些类似室颤的表现，但在正常 QRS 波前后都可见这些干扰波，一般心室这时处于不应期。这些发现提示窦性心律伴伪差。伪差能被误诊为室速。鉴别要点为心动过速后无代偿间期，心动过速间仍可见正常的 QRS 波贯穿其中。这一般是在患者快速动作（如刷牙）时出现的

及二尖瓣环起源；②左心室分支型室速，右束支传导阻滞伴电轴向上多见，提示室速起源于左心室下壁的束支内。但这种形态的心动过速并不一定就是特发性室速甚至不一定就是室速。尽管如此，宽 QRS 波（> 0.12 s）心动过速，尤其是伴有结构性心脏病、心肌梗死病史或 12 导联 QRS 波形态与窦性心律时差别较大时，应首先考虑室速。当宽 QRS 波形态并不是典型的右束支或左束支传导阻滞形态时，也应考虑室速可能。

多形性室速通常具有生命危险，因此需要立即处理。TdP（图 6.7）常由药物（Ⅰ A 类或Ⅲ类抗心律失常药物）或其他原因（低钾或低镁血症）导致的 QT 间期延长引起。也存在儿茶酚胺依赖性 TdP。TdP 通常由一个长短周期（“停搏依赖性”）诱发，这个长短周期引起 QT 间期进一步延长，加大了 TU 波或 U 波，增大了病态 QRSTU 波群。TdP 中的 U 波反映了 EAD 的幅度，这也是心律失常的细胞学基础。TdP 也可由基因变异引起，通常是钾通道或钠通道相关基因变异。先天性变异通常是常染色体显性遗传（Romano-Ward 综合征），部分隐性遗传患者可表现为耳聋（Jervell 和 Lange-Nielsen 综合征）。当多形性室速 QT 间期正常时，其病因多是缺血。

临床表现

室速的耐受程度因人而异，部分患者对于稳定的单形性室速可以很好耐受，但对伴有血流动力学不稳定的室速耐受较差，并可转为心室颤动或心脏停搏。血流动力学的状态并不是判定心动过速是室速还是室上速的依据，因为血流动力学状态依赖于频率、基础心脏疾病、心室功能及使用的药物。当然，室速频率越快，心室功能越差，室速越不容易耐受。当室速频率超过 280 次 / 分，心电图上等电位线消失时

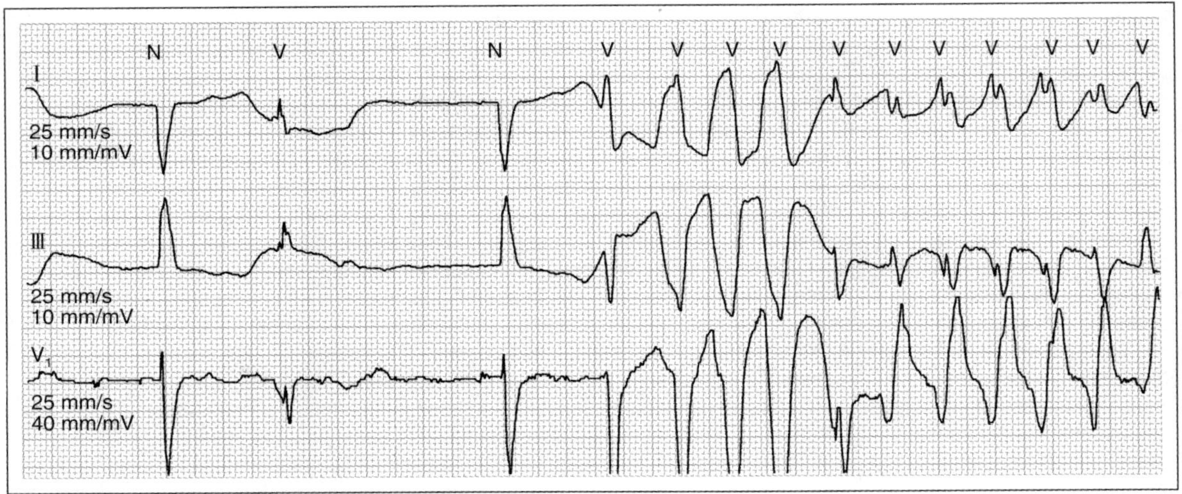

图 6.7

尖端扭转型室速。Ⅰ、Ⅲ、V_1 导联节律条带显示窦性心动过缓伴 LBBB，室早后 QT 间期明显延长，出现 R on T 现象诱发快频率多形性室速，QRS 波围绕基线旋转。尖端扭转字面意思就是“围绕尖端的旋转”

可诊断为心室扑动。

处理方法

首先，要判定血流动力学状态。如果室速引起血流动力学不稳定，则需紧急直流心脏电复律。评估宽 QRS 波心动过速是室速还是室上速也很有必要。当窦性心动过速伴有差异性传导时，电复律无效。室上速的治疗方案与室速不同，因此两者的鉴别尤为重要。

因为 70% ～ 90% 的宽 QRS 波心动过速为室速，因此就算血流动力学稳定，也应该按照室速来治疗。但如果患者能耐受心动过速，且高度怀疑室上速，则在使用利多卡因或直流心脏电复律前可尝试刺激迷走神经或使用 6 mg 腺苷静脉推注（随后 12 mg 腺苷）。腺苷能引起室房传导阻滞，从而提示室速。但腺苷也能终止部分特发性右心室流出道室速，因此腺苷终止心动过速并不能 100% 诊断为室上速。尽管维拉帕米能终止特发性室速，但对于任何病因不明的宽 QRS 波心动过速或已确认的室速，维拉帕米仍不推荐使用。

紧急处理（流程图 6.2）

直流心脏电复律最常被用于紧急终止室速。即使是耐受良好的室速，也应由经验丰富的医务人员准备好除颤器，因为血流动力学和室速频率可随时发生改变。电复律后应继续进行高级生命支持策略。如果持续性室速自行终止和（或）复发，可静脉使用抗心律失常药物（如胺碘酮）控制其发作。如患者能耐受室速，但对药物无反应，且心电图上可见等电位线，则可使用同步电复律。如果患者清醒，则在电复律前应行静脉麻醉。如果患者血压极低（如无脉性室速），则处理原则和心室颤动（室颤）一样，行非同步电复律。若室速血流动力学稳定，则初始复律能量为 50 ～ 100 J，选择

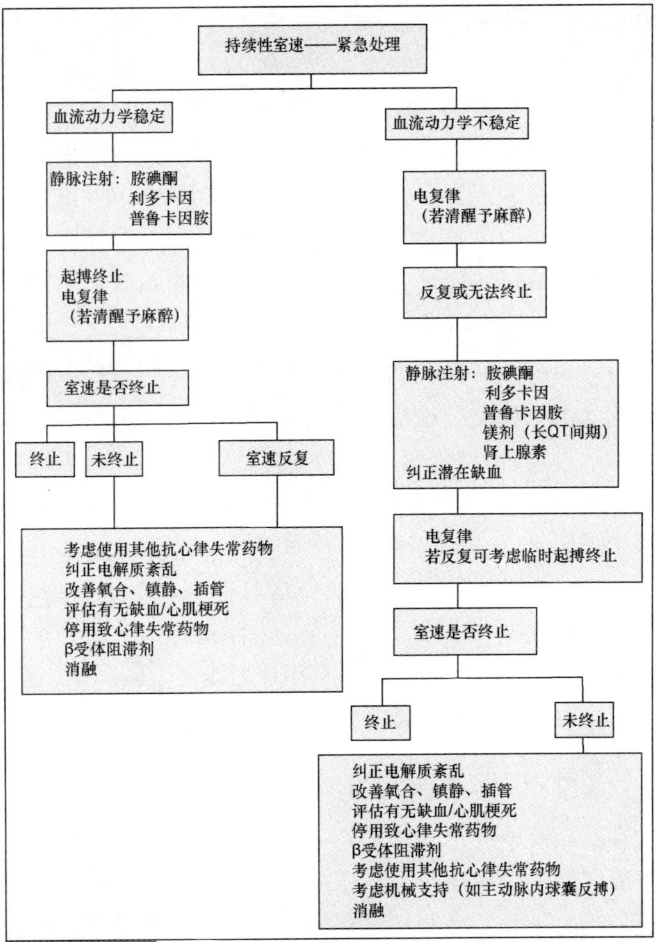

流程图 6.2

持续性室速——紧急处理

双相波电复律。若无法耐受室速，则选择非同步电复律，能量为 200 J。如果无效，则能量逐步增加至 300 J 及 360 J。若第二次 360 J 电复律仍无法转复心律，则需考虑静脉药物。大部分患者均需准备好静脉通路，并持续严密监护。

能够转复并防止室速复发的静脉抗心律失常药物包括胺

碘酮、利多卡因及普鲁卡因胺。这些药物紧急使用也能防止室速在电复律后的复发。即使不能转复心律，这些药物也能在通过其他途径实现复律后抑制室速的发作。首选胺碘酮静脉推注 150 mg，推注时间超过 10 min；利多卡因首剂 1.5 mg/kg，之后可予 0.5 ～ 1.0 mg/kg 重复使用。普鲁卡因胺 10 ～ 15 mg/kg，每分钟 25 mg 使用有助于转复或减慢室速频率使其易被起搏终止。但是 I 类抗心律失常药物会增加电复律或除颤所需能量。普鲁卡因胺具有负性肌力作用，能引起低血压。它及其代谢产物 N- 乙酰普鲁卡因胺会引起 QT 间期延长及 TdP。

如果室速频率低于 200 次 / 分但持续复发，可通过植入临时起搏超速抑制来终止。如果患者本身有 ICD，则需程控超速抑制功能。

如果电复律无效，可静脉推注肾上腺素 1 mg 或后叶加压素。当体表心电图或症状提示严重心肌缺血或怀疑急性心肌梗死时，在使用肾上腺素时应格外小心及谨慎。其他药物的应用取决于临床情况、室速类型、可能存在的基础疾病及左心室功能。

临床上还存在很多特殊情况提示室速需要长期治疗。洋地黄中毒引起的室速目前已比较少见，临床表现为双向性，对电复律无效，治疗需使用相应的拮抗剂，同时纠正电解质紊乱如低钾及低镁血症。治疗时应格外小心，因为洋地黄中毒伴有高钾血症时易出现完全性心脏传导阻滞。

室速同样能在心脏术后出现，但通常是一过性的。但如果为单形性室速且出现在术后 24 ～ 48 h，或伴有严重的左心室功能不全（LVEF ≤ 40%），则高度提示室速可能会复发。

长期治疗

心肌梗死患者中，一过性室速并不少见。QT 间期正常的多形性室速一般与缺血相关。室速同样也是再灌注损伤的表现之一。这些室速尽管是一过性的，特别是发生在心肌梗死后 48 h 内，但若伴有左心室功能不全（LVEF ≤ 40%），则仍提示远期的心律失常风险。对于这些患者特别是其中未行血运重建的患者，电生理检查可用于评估风险。若心肌梗死 48 h 后出现持续性室速，则提示心脏性猝死风险较高，需植入 ICD 行二级预防治疗。

所有患有结构性心脏病及新发室速患者均需仔细评估其基础疾病。若有证据提示冠心病及心脏瓣膜疾病进展，则建议行心导管治疗。若患者伴有扩张型心肌病，则需评估左心室功能。不伴有特殊诱因（如药物毒性、心肌梗死、心肌损伤及心脏手术）的持续性单形性室速均需长期治疗。建议行电生理检查评估。长期治疗包括 ICD 植入，射频消融治疗和（或）辅助药物治疗（表 6.2）。

血流动力学不稳定的持续性室速 / 室颤或心脏性猝死（无可逆性因素或急性心肌梗死）存活患者有极高风险会再次出现恶性室性心律失常。在制订室速的长期治疗计划之前需仔细评估患者的基础疾病。若患者有结构性心脏病且 LVEF < 35%，则一年内发生心脏停搏和死亡的风险很高（15% ～ 30%），因此需要更加积极的治疗策略。包括抗心律失常药物 vs. 埋藏式除颤器（AVID）试验在内的随机研究表明，ICD 的治疗效果要优于药物治疗。抗心律失常药物如胺碘酮及索他洛尔可作为 ICD 植入后的辅助治疗，以防止反复电击事件。室速复发的患者建议行射频消融治疗以减少因室速出现的电击事件。

若患者左心室功能正常，无结构性心脏病，且单形性室速频率较慢，则提示预后良好，这类患者建议药物治疗或射频消融治疗。

1 型长 QT 综合征（LQTS）患者对 β 受体阻滞剂反应良好。部分患者对 Ⅰ B 类药物反应良好（尤其是 LQT3 患者）。而对于心动过缓（静息心率低于 60 次 / 分，QT 间期延

表 6.2

持续性室速的治疗

临床情况	治疗	建议

急性治疗
• 单形性室速，耐受（患者清醒，无心绞痛，无心力衰竭，血压稳定）
	• 一线治疗：胺碘酮 150 mg 静注（超过 10 min），随后 1 mg/min 维持 6 h，随后 0.5 mg/min 维持
	  • 可静注胺碘酮结合口服药物，必要时静注利多卡因
	  • 利多卡因 1.5 ～ 2 mg/kg（只对 < 15% 的患者有效）
	• 二线治疗：普鲁卡因胺 10 ～ 15 mg/kg，25 mg/min（或更慢），监测血压
	  • 普鲁卡因胺能减慢室速频率，增加 20% ～ 30% 的有效率
	  • 胺碘酮比普鲁卡因胺更有效、安全及耐受
	• 三线治疗：静脉麻醉后电复律
	• 清醒时不要电复律
	• 四线治疗：起搏超速抑制
		• 评估诱因及血流动力学情况
		  • 根据患者临床症状来指导治疗
		  • 即使室速开始时稳定，之后也可能会转为室颤
		• 由于缺乏其他有效药物，胺碘酮仍是持续性室速急性发作时的一线治疗药物
		• 普鲁卡因胺具有负性肌力作用
		• 静脉起搏超速抑制需要时间及有经验的人员来完成

表 6.2

持续性室速的治疗（续表）

临床情况	治疗	建议
急性治疗，心肌梗死	• 与上述类似，但应更紧急处理 　◦ 尽可能缩短室速发作时间，即使耐受良好 • 利多卡因并不能降低死亡率	• 单形性室速 　◦ 可能不会增加远期死亡率 　◦ 可能由缺血引起，但很少见（< 3%） 　◦ 提示围绕心肌瘢痕的折返引起
急性治疗，多形性室速 • QT 间期正常 • 患者稳定	• 如果血流动力学稳定，患者清醒（罕见） 　◦ 若药物无效，麻醉后电复律（200 J 后 300 ～ 360 J） • 静注 β 受体阻滞剂	• 评估诱因及血流动力学情况 • 排除缺血、心肌梗死、电解质紊乱（低钾、低镁）或药物副作用 • 评估年龄、潜在疾病、左心室功能及可能诱因（如运动） • 根据临床情况治疗，即使稳定的室速也会转变为室颤 • 静注胺碘酮可能有效，但无应用于良好耐受的多形性室速的证据

表 6.2

持续性室速的治疗（续表）

临床情况	治疗	建议
长期预防 • 无结构性心脏病 • 特发性室速，多见于年轻患者 • 应激或运动诱发 • 通过磁共振检查排除右心室心肌病（发育不良）	• 一线治疗：β 受体阻滞剂使用到能耐受的最大剂量 • 如反复发作（伴有中重度症状）：射频消融治疗 • 对于 LBBB 电轴向下及 RBBB 电轴向上的室速，消融成功率在 90% ～ 95% • 如果患者有晕厥、血流动力学不稳定或为患者意愿，消融治疗为一线方案	• 单形性室速可伴有严重不适，但多为良性，无生命危险 • LBBB 伴电轴向下的室速多起源于流出道 　• 如果 Ⅰ 、aVL 导联 QRS 波负向，则为间隔或左心室起源 　• 如果为正向，则为游离壁起源 　• 机制为触发活动，能被消融治愈 • RBBB 伴电轴向上的室速多为浦肯野纤维系统的折返形成 　• 对维拉帕米敏感 　• 能被成功消融 • 对于 LBBB 伴电轴不向下的室速，要排除致心律失常性右心室心肌病可能

表 6.2

持续性室速的治疗（续表）

临床情况	治疗	建议
心肌梗死史，能诱发缺血	• 如果为单形性室速，多由瘢痕折返形成，与缺血无关	• 可能伴有室颤
	• 如为多形性，则应考虑缺血或心肌梗死	• 单形性室速很少由缺血单独诱发，即使在心肌梗死后短期内出现，仍要考虑和心室基质改变有关
	• 考虑运动平板试验或冠状动脉造影，如有缺血，行血运重建	◦ 如果使用了抗心律失常药物，应考虑其致心律失常作用
	• 如有影响血流动力学的持续性室速 / 室颤，建议 ICD 植入	• > 95% 的冠心病致慢性室速患者可通过电生理检查诱发，但这不会改变治疗策略
	• 消融成功率 > 50%，但复发率高 ◦ 可作为 ICD 植入后的辅助治疗 ◦ 可减少 ICD 反复放电	
	• 辅助药物治疗包括胺碘酮、索他洛尔	

长）的患者，推荐植入 DDD 型起搏器。对于心脏停搏、反复晕厥、多形性室速复发的患者，则推荐植入 ICD。

心室颤动

特点

心室颤动（室颤）（图 6.8）是引起心脏性猝死最常见的心律失常，也是心血管疾病最常见的致死情况。它是一种频率快而不规则的多形性室性心律失常，引起心室无效收缩导致无心排血量。若数分钟内无法恢复能够产生心排血量的有效心律，则会导致死亡。每年约有 0.1% ～ 0.2% 的患者因为室速或室颤导致心脏停搏，室颤往往（但非总是）可以经电复律转复，但真正转复成功的概率尚不明确。一般由一个长短周期的室性异位激动或由单形性或多形性室速诱发。

患者在室颤后会在数秒内晕厥及跌倒。院外由室颤导致的心脏停搏患者一般很少能抢救成功，因为一旦室颤持续超过数分钟，心肺复苏就无法获得良好效果。成功复苏的最佳时机是在室颤（而非停搏）刚出现时。室颤持续时间越长，患者心肺复苏的成功率越低。

此外，心电监护的心电图有时候会使细颤（和粗颤对应）（图 6.9）和心脏停搏难以鉴别。例如，LQTS 患者心电图出现快速多形性室速的图形与室颤相似，可自行终止同时伴有晕厥。绝大多数情况下，室颤会导致患者死亡。而一些特殊情况下电极干扰或是伪差（电极移动引起）能引起类似室颤的心电图表现（图 6.10）。

病因

大多数室颤患者都有潜在的心血管病因。能够引起室颤的心血管病因包括：①冠心病（心肌缺血，伴或不伴有心肌

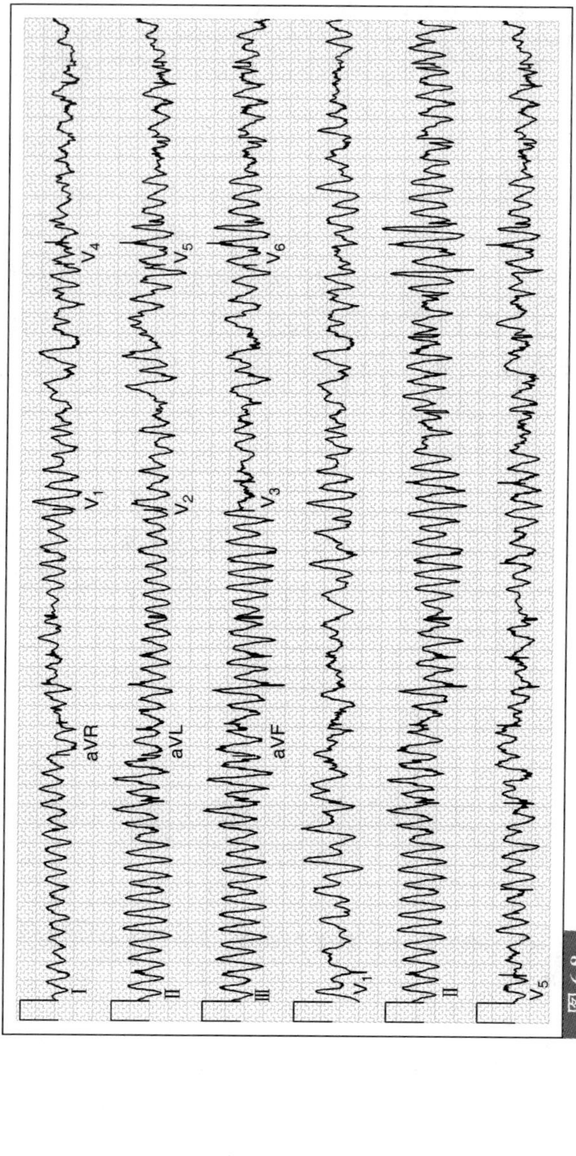

图 6.8 室颤。12 导联心电图和 V_1、Ⅱ、V_5 导联节律条带显示为紊乱、形态不规则且幅度多变的除极活动，无法分辨 P 波、QRS 波及 T 波，符合室颤的表现

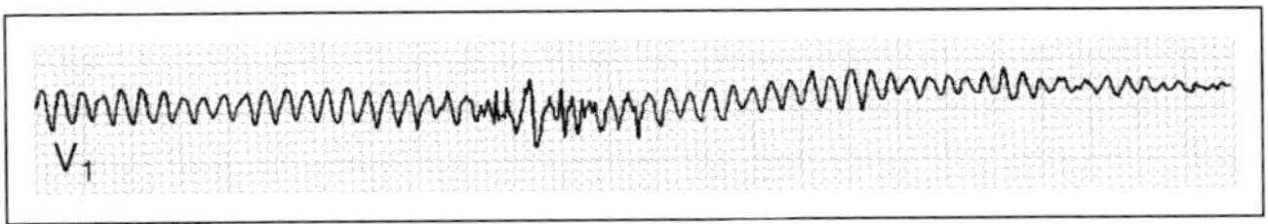

图 6.9

室颤。V_1 导联节律条带显示室颤持续一段时间后转变为心室细颤

梗死或心肌瘢痕）；②心脏瓣膜疾病（特别是主动脉瓣狭窄）；③非缺血性扩张型心肌病；④肥厚型心肌病；⑤致心律失常性右心室心肌病；⑥心血管或冠状动脉异常；⑦离子通道病，如 Brugada 综合征，LQTS 及 CPVT。其他少见病因还包括心肌炎、心脏震荡及短 QT 综合征。室颤同样也可以出现在其他一些疾病的终末阶段，如肺栓塞、卒中、急性气道阻塞及任何类型的肺动脉高压。此外，许多药物的致心律失常作用也会引起室颤发生，如抗心律失常药物、特殊药物过量、毒品（如可卡因或冰毒）、低氧、低血容量、酸中毒、中毒、心脏压塞、气胸、低血糖、低温及电解质紊乱。如果患者处于体温较低或在冷水中溺水，则心肺复苏时间应延长，因为在冷水中的“潜水反射”会改善长期存活率，即使患者心脏停搏数分钟。

处理方法

在处理室颤患者时，应评估患者情况，处理心律失常从而使患者情况稳定。要试着去诊断室颤的可能病因（根据病史，既往疾病及目击者描述）。对于持续发作的患者，在评估长期治疗方案的同时，须考虑到积极心肺复苏失败的可能。

进行规律的胸外按压及通气支持。尽快开始记录患者的心电图，并确保没有心电干扰。确认有无室颤或心脏停搏。如果无法确认患者的心律情况，则当作室颤处理，给予电复律。

对于没有目击者的心脏停搏患者，在电复律前可通过除颤电极板产生的心电图判断心律，应注意第一次电复律的时

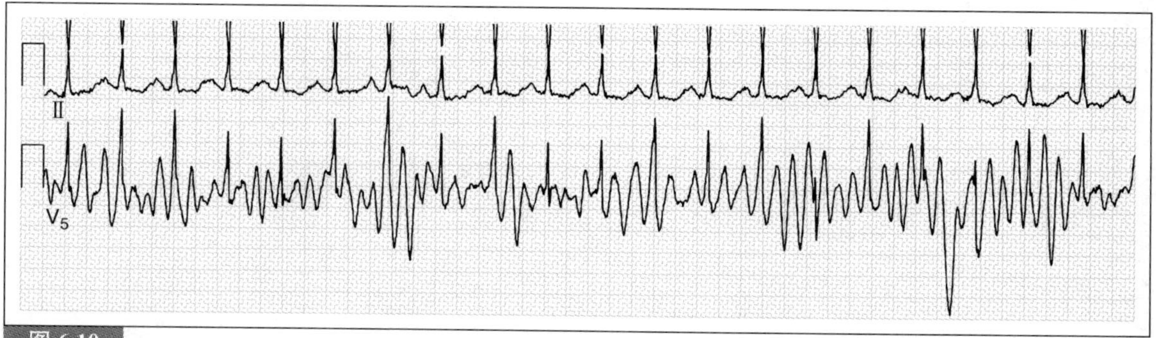

图 6.10

类似室颤的心电图：伪差。 Ⅱ和 V_5 导联节律条带可见宽 QRS 波心动过速，类似室颤及 TdP 的表现，但仔细观察可以发现导联中隐约可见一些快速但规则的 QRS 波贯穿整个心动过速，并和Ⅱ导联中的窦性节律一致，提示这是窦性心律伴伪差

机尤为重要。在等待除颤器的过程中不要停止胸外按压。在心肺复苏过程中尽快取得自动体外除颤器（AED），以确认是否存在室颤。

在心肺复苏过程中，频繁通气的重要性已逐渐降低，相反，胸外按压是必需的。胸外按压在 AED 或体外除颤器到达前应尽早开始。对由室颤引起的心脏停搏的高级生命支持策略包括：直流心脏电复律能量由 200 J 逐渐增加至 300 J、300 J、360 J、360 J，充分的心肺复苏，气管插管，静脉补镁，应用胺碘酮（300 mg 静脉推注可能有效，特别是通过中心静脉，但不能延迟除颤时机）。

如果除颤无效，则应静脉给予肾上腺素、硫酸镁，可能的话给予后叶加压素，继续心肺复苏。当转复为稳定心律时，行心电图检查，并将患者放置于急救床上（重症监护病房）。评估心脏停搏的可能病因，如果有证据提示心肌缺血或心肌梗死，则应行急诊心脏介入检查及治疗。尚无明确证据支持预防性应用抗心律失常药物能使患者获益。如果室颤对电除颤无效或反复发作，则应继续静脉使用胺碘酮。尚无足够证据表明使用抗心律失常药物（包括胺碘酮）能减少室颤的晚期复发及改善患者预后。

电复律后的治疗包括改善心肺功能，尽量寻找病因，防止心律失常复发，促进神经功能的长期恢复（如低温治疗）。短期记忆缺失在心肺复苏后较多见。

预后较差的因素包括：24 h 内无角膜反射、无瞳孔反射、无疼痛反射、无运动反射，24 ～ 48 h 脑电图提示无脑活动。

我们必须要认识到患者在室颤复苏后会昏迷较长一段时间。这段时间内，易出现多器官功能衰竭而导致血流动力学不稳定。期间也会出现电解质紊乱（如低钾、低镁及低钙血症），但这些并不一定是室颤发生的原因。儿茶酚胺会使细胞外钾离子内流而出现低钾血症；在治疗这些患者时，并不需大量补钾，因为细胞内的钾离子随后会快速外流而使血钾水平恢复正常（因此低钾血症不是室颤的病因）。

如果能确认并纠正室颤的病因（极少见），在之后并不需要额外治疗；如果室颤存活患者没有发现可纠正的病因，则为了改善患者长期生存率，可考虑植入 ICD。

特异性室性心律失常综合征

在结构性心脏病患者，特异性室性心律失常综合征包括缺血或非缺血性扩张型心肌病、肥厚型心肌病和致心律失常性右心室心肌病引起的室性心律失常。在没有结构性心脏病患者，室性心律失常综合征包括正常心脏患者出现的室性心律失常或特发性室速；这些室速可为来源于流出道（右心室或左心室流出道、主动脉窦、二尖瓣环或主动脉二尖瓣环峡部）的室速和左心室分支型室速［特发性左心室室速（ILVT）］。心脏结构正常的患者同样也能出现多形性室速合并长 QT 综合征（尖端扭转型室速）、儿茶酚胺敏感性多形性室速及 Brugada 综合征。

结构性心脏病引起的室性心律失常

室性心律失常合并缺血性心肌病

缺血性室性心律失常的机制包括折返（围绕心肌瘢痕）、触发活动或自律性增强（如缺血或再灌注损伤）。心肌梗死后早期（48 h 内）持续性室速会增加院内死亡率，这反映了急性心肌梗死引起的电生理不稳定性。紧急治疗包括电复律，抗心律失常药物，纠正代谢紊乱，治疗持续加重或反复的缺血，其中包括血运重建。

长期治疗策略包括危险分层，评估室性心律失常复发率。对于心肌梗死 48 h 后出现血流动力学不稳定的持续性室速或室颤，建议植入 ICD 行心脏性猝死的二级预防。心脏性猝死的危险因素包括心肌梗死 48 h 后出现的频发室早、非持续性室速、室速 / 室颤；低 LVEF；或电生理检查中可诱发的持续性室速。心肌梗死后非持续性室速常见，然而经验性使用抗心律失常药物（除胺碘酮）控制室早或非持续性室速反而会增加死亡率。ICD 对于心肌梗死后 LVEF ≤ 40% 的患者的一级预防研究提示，ICD 能改善患者预后，提高生存率。对于 LVEF 降低伴宽 QRS 波患者，建议行心脏再同步化治疗（CRT）。

心肌梗死后缺血性心肌病患者，植入 ICD 行心脏性猝死二级预防的指征包括：LVEF ≤ 35%，纽约心脏病协会（NYHA）心功能分级Ⅱ～Ⅲ级；LVEF ≤ 30%；NYHA 心功能Ⅲ～Ⅳ级伴 QRS 波≥ 120 ms，拟接受 CRT 治疗；有非持续性室速，LVEF 36% ～ 40%，电生理检查可诱发持续性室速或室颤。β 受体阻滞剂及 ACEI 类药物能改善患者预后，在没有禁忌证的情况下，建议这类患者常规使用。

室性心律失常合并非缺血性心肌病

研究表明，非缺血性心肌病患者中，8% ～ 50% 的死因为室速或室颤。它们的机制包括折返、触发活动或自律性增加。

束支折返性室速是一种大折返性室速，常见于一些非缺血性扩张型心肌病且有希浦系统疾病（如室内传导异常）的患者。5% 以上的室速由该机制引起。典型表现为快频率单形性室速伴左束支传导阻滞及电轴向上，右束支传导阻滞形态较少见。左束支传导阻滞形态的束支折返性室速一般由右束支前传，左束支逆传，一般可通过消融某一束支来治疗（一般选择右束支）。

对于血流动力学不稳定的室速或室颤存活患者，建议植入 ICD 行心脏性猝死的二级预防。对于未出现持续性室性心律失常的患者可通过多种有创及无创性检查来对患者进行危险分层。这些检查方法包括①动态心电图；②信号平均心电图；③ QT 离散度（心电图中 QT 间期最长与最短的差值，反映心室复极异质性）；④ T 波电交替；⑤电生理检查（与缺血性心肌病相比，它对患者心律失常事件的预测价值较低）。对于 LVEF 降低及 QRS 波＞ 120 ms 的患者建议植入 CRT。

对非缺血性心肌病患者心脏性猝死的一级预防，ICD 植入指征包括 LVEF ≤ 35%，NYHA 心功能Ⅱ～Ⅲ级；若患者 LVEF ≤ 35%，NYHA 心功能Ⅱ～Ⅳ级同时伴有 QRS 波时限＞ 120 ms，则建议植入 CRT。此外，β 受体阻滞剂及 ACEI 类药物都被证实能改善患者生存率，因此建议使用。对于植入 ICD 患者，若因非持续性室速或持续性室速而频繁放电，可行抗心律失常药物治疗或射频消融治疗作为辅助方法来减少放电频率。

肥厚型心肌病

肥厚型心肌病（图 6.11）是一种常染色体显性遗传病，通常是编码肌小节的基因突变引起。已经有超过 20 种以上的基因突变位点被报道，这些突变引起的临床表型变异度很大。根据突变不同，表型外显率为 30% ～ 80%。

心脏性猝死可发生在无症状的年轻人中，包括运动员，甚至可为首发症状。梗阻性肥厚型心肌病患者可因左心室流出道梗阻或舒张功能不全而出现症状；然而，部分肥厚型心肌病患者也能耐受自身疾病，寿命与正常人相当。心脏性猝死的危险因素包括既往的室速 / 室颤 / 心脏停搏，反复发作的晕厥，心脏性猝死家族史，运动中血压上升程度减小，严重左心室肥大（室间隔厚度 30 mm），非持续性室速，心肌

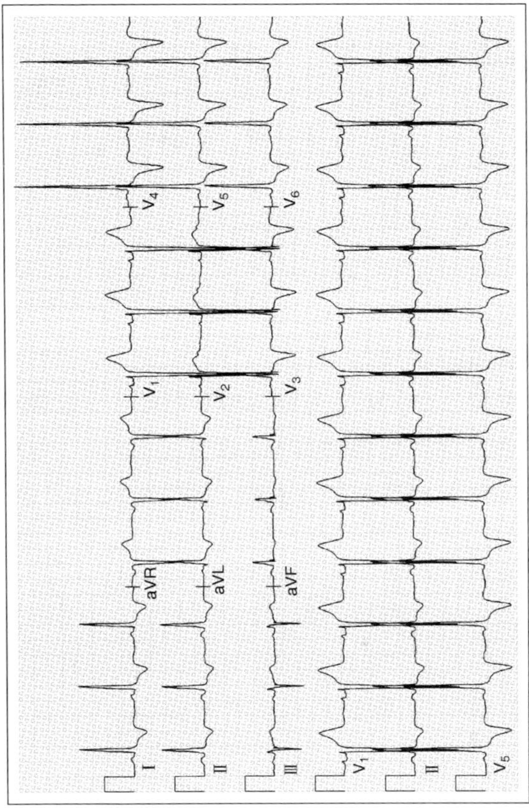

图 6.11 **肥厚型心肌病**。12 导联心电图和 V_1、Ⅱ、V_5 导联节律条带提示窦性心律，左心室肥大伴 ST-T 改变。这是一位有晕厥病史的年轻患者的心电图，提示存在肥厚型心肌病，随后超声心动图检查进一步证实了诊断

病终末期或高危基因型。室性心律失常通常是多形性的。若患者有自发性室颤 / 持续性室速或心脏停搏且至少有 1 个高危因素，则建议植入 ICD（流程图 8.3）。

致心律失常性右心室心肌病

致心律失常性右心室心肌病（ARVC），又称致心律失常性右心室发育不良（ARVD），主要累及右心室，引起右心室心肌纤维化、脂肪浸润、室壁变薄、活动减弱，疾病进程中同样可累及左心室。临床上，ARVC 一般表现为症状性室性心律失常及心脏性猝死，它是运动员猝死的原因之一。在窦性心律时，心电图前壁导联（V_1 ～ V_3）可出现 T 波异常，如 T 波倒置；部分患者可在 V_1、V_2 导联 QRS 波终末及 ST 段起始部发现 Epsilon 波（图 6.12）。信号平均心电图上可见心室晚电位。大部分患者可表现出多种左束支传导阻滞形态的室早或室速，在运动后容易出现（图 6.13），单形性及多形性室速均可发生。和超声心动图相比，心脏磁共振或 CT 更易发现 ARVC 的异常，如高信号强度的脂肪浸润、室壁变薄、收缩活动减弱、室壁瘤或矛盾运动、右心室扩大或右心室流出道扩张。病变部位主要累及下壁、心尖部和（或）右心室漏斗部，部分患者可累及左心室。但是单纯的右心室脂肪浸润并不足以诊断 ARVC，因为正常人的心肌内也可见脂肪组织，并随年龄及体重增加。钆增强显影能帮助发现心肌纤维化。心内膜心肌活检的典型表现为心肌细胞退化并被纤维组织代替。其他还能发现脂肪浸润，肌细胞丛集性坏死，心肌萎缩及炎症浸润。免疫组化染色能发现闰盘蛋白改变。

ARVC 的诊断为符合 2 项主要标准，1 项主要标准加 2 项次要标准或 4 项次要标准。主要诊断标准包括：严重的右心室扩大，LVEF 正常或轻度降低伴右心室射血分数（RVEF）降低，局部右心室室壁瘤，严重的节段性右心室扩大，活检

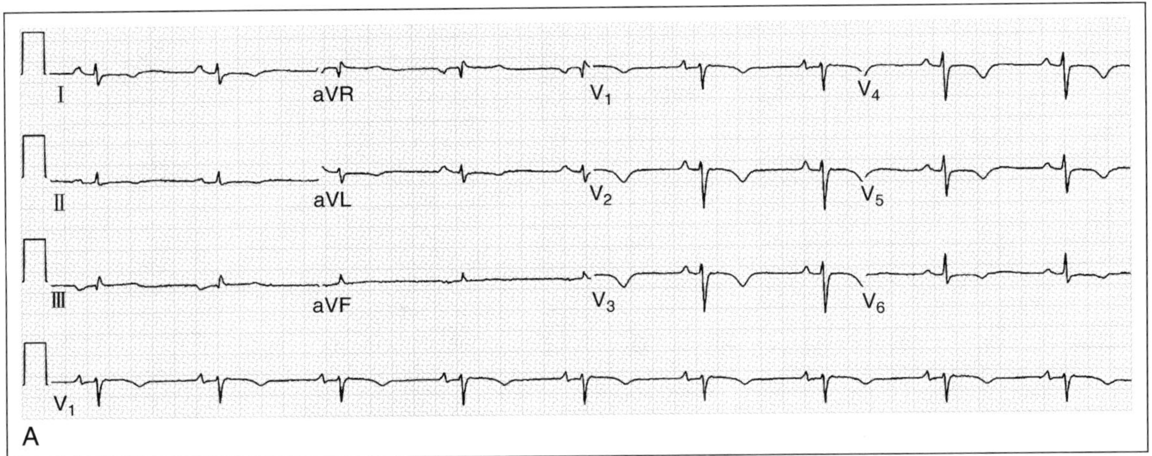

图 6.12

ARVC——Epsilon 波。12 导联心电图及 V_1 导联节律条带显示（A）窦性心律伴右胸导联 T 波倒置，V_1 导联 QRS 波终末可见小的除极波（Epsilon 波）；（B）这是 ARVC 的典型心电图表现

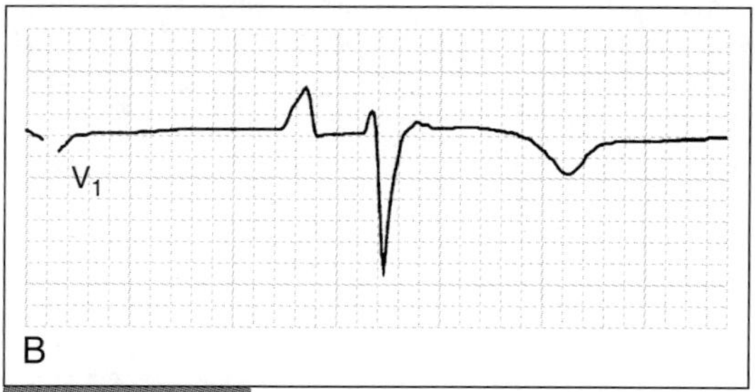

图 6.12（续）

提示心肌细胞被纤维脂肪组织代替，V_1 ～ V_3 导联 QRS 波时限延长至超过 110 ms 或出现 Epsilon 波，手术或尸检发现家族史。次要标准包括：LVEF 正常或轻度降低伴轻度右心室扩大或 RVEF 降低，轻度节段性右心室扩大，局限性右心室收缩活动减弱，信号平均心电图上可见心室晚电位，持续性或非持续性左束支传导阻滞形态的室速，频发室早大于 1000 次 /24 小时，12 岁以上患者在没有右束支传导阻滞的情况下出现 V_2 ～ V_3 导联 T 波倒置，有早发猝死的家族史（小于 35 岁）且怀疑 ARVC，或家族中有人明确 ARVC 诊断。

ARVC 为常染色体显性遗传，半数患者表现为不同类型的细胞桥粒基因表型及突变。细胞桥粒是一种特殊的细胞内连接结构，主要将邻近细胞间骨架中的中间丝锚定在细胞膜上。这种结构在心肌组织或上皮组织等长期接受摩擦力及剪切力的组织中易见。通过对这类患者的亲属特别是一级亲属的基因检测可以早期做出诊断，临床表现一般要在青春期后才出现。基因检测可以帮助非携带者消除顾虑。

ARVC 引起的室性心律失常的治疗包括药物治疗，ICD 植入及射频消融治疗（流程图 8.7）。回顾性研究发现心脏性猝死或 ICD 合理放电的危险因素包括心脏停搏史，晕厥，年轻人，心脏性猝死家族史，参加竞技性运动，持续性室速，频发非持续性室速，严重右心室收缩功能减退，累及左心

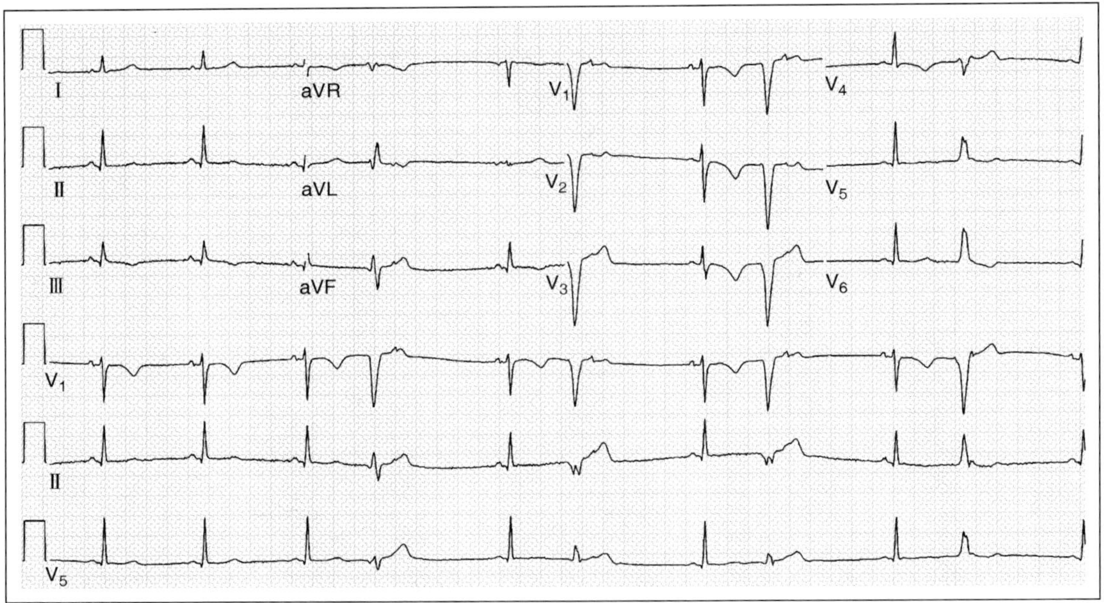

图 6.13

ARVD/C 伴室早。12 导联心电图和 V_1、Ⅱ、V_5 导联节律条带示窦性心律，胸前导联 T 波倒置，同时有多种形态的 LBBB 的室早，电轴向上。这和流出道起源的室早形态不符，其下壁Ⅱ、Ⅲ、aVF 导联一般 QRS 波高大正向，电轴向下（图 6.14）

室，左心室功能不全，心脏磁共振显示晚期钆增强，QRS 波时限明显延长，QRS 波离散度≥ 40 ms。ICD 植入指征包括：心脏停搏史，可诱发或自发的快频率室速，左心室功能减退或心脏性猝死风险高的家族性 ARVC。对于具有其他心脏性猝死危险因素的患者也可考虑植入 ICD。对于频发室速的患者，药物治疗及射频消融治疗可作为辅助治疗方式。抗心律失常药物包括 β 受体阻滞剂及Ⅲ类抗心律失常药物（索他洛尔及胺碘酮），但研究表示抗心律失常药物并不能提高患者生存率。ARVC 患者室速一般存在多个折返环，且随疾病进展容易复发，因此射频消融治疗也仅是作为辅助治疗。此外，心脏压力过高也会促进疾病进展，因此 ARVC 患者要限制竞技性运动如长途骑车、奔跑、游泳及重量训练等。

无结构性心脏病的室性心律失常

无结构性心脏病的患者也能出现反复发作的单形性持续性或非持续性室速和阵发性室速。

流出道室性心动过速

流出道室早和室速（图 6.14）一般是起源于左心室或右心室流出道、主动脉窦、二尖瓣环（一般位于主动脉瓣二尖瓣环峡部）的局灶性心律失常。患者可表现为频发症状性或无症状的室早，反复发作或阵发性的持续性或非持续性室速。室早或室速易被应激、活动或高儿茶酚胺状态诱发。心律失常会在活动后被抑制，然后在恢复期出现。迷走神经刺激或腺苷能终止心动过速。

大部分患者表现为单形性，左束支传导阻滞形态，下壁导联（aVF、Ⅱ、Ⅲ导联）QRS 波主波向上。若表现为右束支传导阻滞，则提示左心室起源。左束支传导阻滞形态的

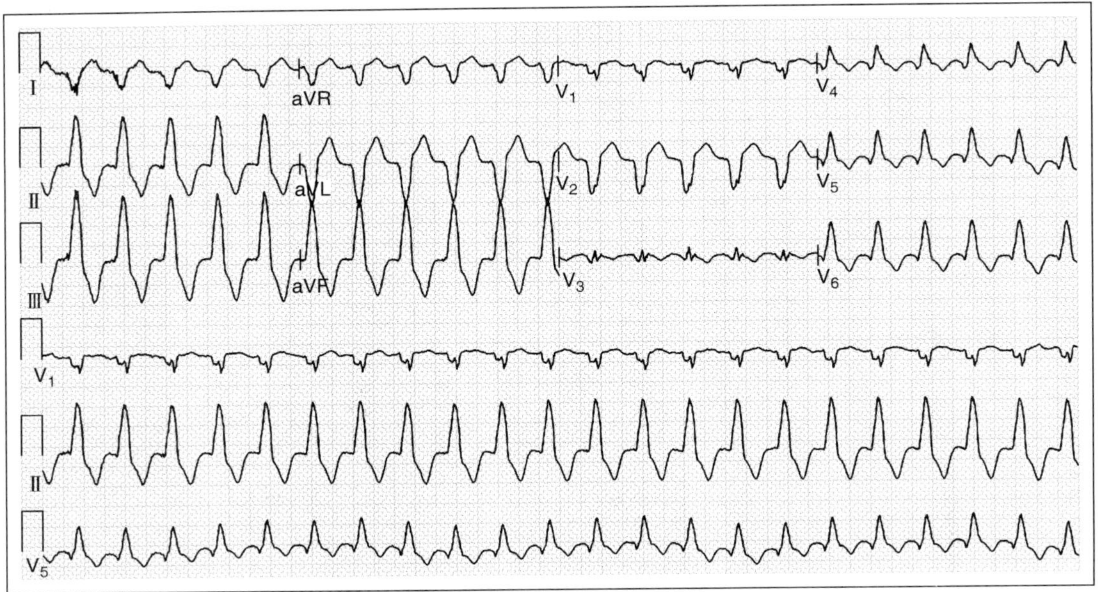

图 6.14

右心室流出道起源室速。12 导联心电图和 V_1、Ⅱ、V_5 导联节律条带提示宽 QRS 波心动过速。室速形态为左束支传导阻滞，电轴右偏，下壁Ⅱ、Ⅲ、aVF 导联为高 R 波，提示室速起源于右心室流出道室早或室速，下壁导联电轴不向下时应评估有无 ARVC。电生理检查中，期前刺激有时会无法诱发室速，但能通过高频起搏刺激或静脉注射异丙肾上腺素诱发。若为频发室早或非持续性室速，可能会导致心动过速介导的心肌病（持续二联律）。心律失常的机制一般是触发活动或自律性增强。射频消融治疗的成功率在 90% 以上。左心室流出道及主动脉窦起源的心律失常同样也能通过消融治疗。其他药物治疗包括 β 受体阻滞剂、钙通道阻滞剂、Ⅰ类或Ⅲ类抗心律失常药物。

特发性左心室室速或分支型室速

特发性左心室室速 / 分支型室速（图 6.15）可以出现在无结构性心脏病的患者身上，表现为阵发性室速。心电图为右束支传导阻滞伴有电轴偏向左上（电轴左偏，Ⅱ、aVF 导联 QRS 波负向）。特发性左心室室速通常起源于左下后间隔，心律失常机制是束支内折返，能被维拉帕米或地尔硫䓬终止。电生理检查中，特发性左心室室速能被期前刺激、高频起搏刺激及异丙肾上腺素或运动诱发。在带有分支电位的部位消融能成功治愈室速。

长 QT 综合征

长 QT 综合征（LQTS）（图 6.16）是一种家族性疾病，由能影响心室复极的各种离子通道相关基因发生突变而引起。目前已发现超过 10 种临床综合征，每种都由不同的基因位点突变引起。即使在同一个基因中，也会出现许多不同的突变位点。最常见的 LQTS 为 LQT1、LQT2 及 LQT3。LQTS 会因尖端扭转型室速而引起室颤，导致间歇性晕厥和心脏停搏。每种类型的 LQTS 都有其特异性的心电图表现及临床特点。

LQTS 于 1957 年首次被提出，为家族性常染色体隐性

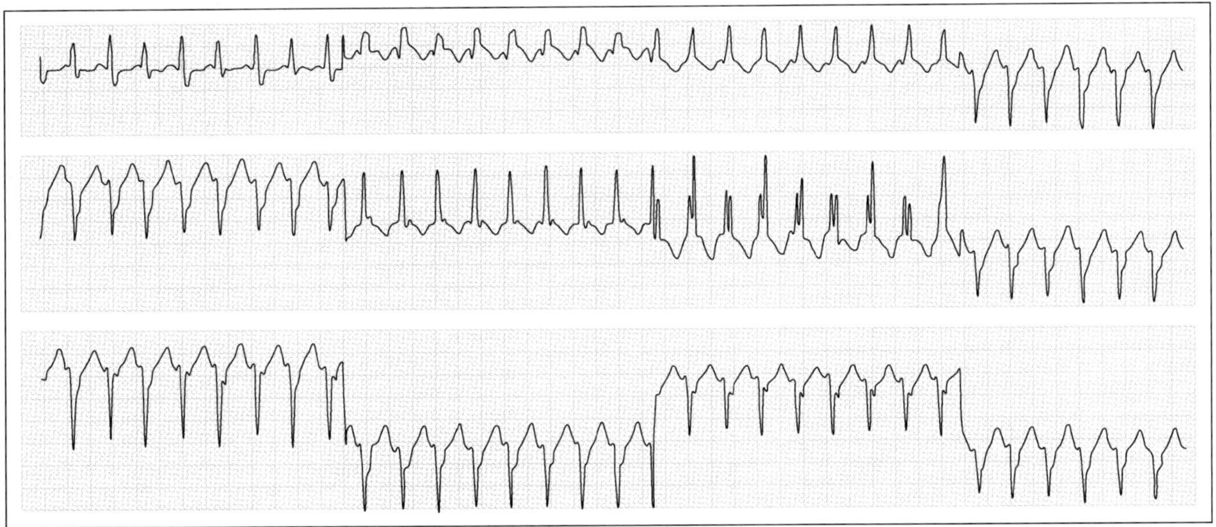

图 6.15

特发性左心室室速 / 分支型室速。12 导联心电图提示快频率宽 QRS 波心动过速，呈右束支传导阻滞形态，电轴偏向左上（Ⅱ、aVF 导联 QRS 波负向），这是由于左心室分支内折返引起

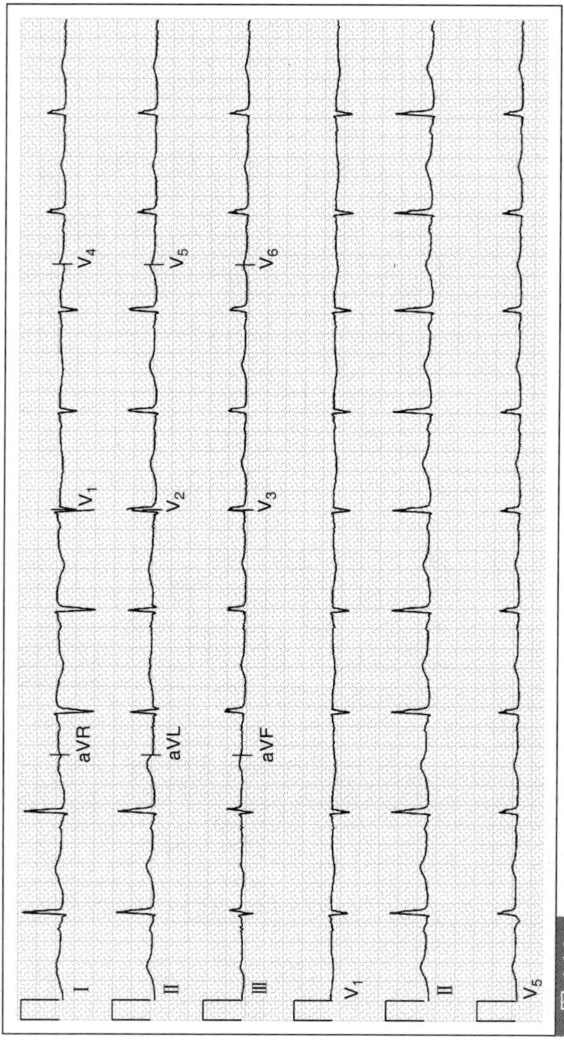

图 6.16 **LQTS**。12 导联心电图和 V_1、Ⅱ、V_5 导联节律条带提示窦性心律伴明显延长的 QT 间期

遗传，患者表现为QT间期延长及耳聋，定义为Jervell和Lange-Nielsen综合征。另一种更常见综合征不伴有耳聋，为常染色体显性遗传，称为Romano-Ward综合征，大部分LQTS患者为这种类型。这类患者休息及运动时的QT间期与其预后相关。每种LQTS都可以有不同的表型及特殊的心电图特点，但仍有部分LQTS患者无法发现目前已知的基因突变，但却有相关的表现。临床表型及基因型对于预后也有预测价值。

在LQT1患者中（I_{Ks}电流减少），其QT间期不会随运动而缩短，因此容易在运动，如游泳时出现猝死。LQT2型患者（I_{Kr}电流减少）容易被噪声及情绪紧张诱发猝死，室速一般由长QT间期后的心动过缓引起。在LQT3患者中，其钠电流失活减慢，室速容易在夜间及心动过缓时出现。对于这类患者，运动能缩短QT间期，ⅠB类抗心律失常药的作用也得到研究。β受体阻滞剂对于LQT1和LQT2型患者有效。尽管QT间期长度和死亡率相关，但是在患者出现猝死前很难评估哪个患者猝死风险最高。风险最高的患者包括QT间期超过500 ms的LQT1和LQT2型患者及LQT3的男性患者。发生心脏事件的危险或影响因素包括：①QTc间期长度；②长QTc间期的LQT1和LQT2患者；③男性LQT3患者；④青少年；⑤青春期前的男性；⑥成年女性；⑦妊娠期及产后妇女；⑧有家族史；⑨有晕厥史；⑩心脏停搏心肺复苏后；⑪基因型。

尖端扭转型室速（TdP）（图6.7）是一种伴有QT间期延长的多形性室速。提示心室复极时间延长。它有生命危险，持续发作后有可能转变为室颤。它一般见于使用延长QT间期的药物之后或其他先天性及获得性长QT综合征。发生机制为延迟后除极引起的触发活动。室速频率在150～250次/分，QRS波围绕基线旋转。心电图特点是QT

间期延长或出现QTU间期异常，但这种异常有时仅在诱发室速之前的一个激动出现。部分患者心电图可见大U波（某个导联U波高于T波）。这些U波反映了细胞延迟后除极的幅度。TdP一般是频率依赖性的。窦性心动过缓、房室传导阻滞引起的心动过缓或突然延长的RR间期（早搏后的长间歇或房早未下传）都会引起室速发生。TdP一般是在一个长短联律间期后出现，比如一个室早，伴随QT间期延长，室早长间歇后出现一个联律间期较短的窦性心律、室上性激动或另一个室早就会诱发室速。

LQTS的评估包括心电图，动态心电图［评价QT间期变异度（包括昼夜变化），室早，非持续性TdP］以及运动平板试验。一般不建议行电生理检查。可行基因检测。询问有无使用引起QT间期延长的药物、饮食及环境是非常重要的。可延长复极的药物引起的获得性LQTS比先天性LQTS更常见，但这类患者的离子通道也常会出现类似的异常。获得性LQTS可能提示之前未表现出来的先天性LQTS。

TdP的急性治疗包括停用延长QT间期的药物，纠正电解质紊乱。血清镁水平正常的患者也会因此而导致镁下降，因此静脉补镁对于治疗TdP很有效。加快心率也能缩短QT间期，对于某些患者可静脉使用药物（如异丙肾上腺素，特别是没有心肌缺血的患者）或通过起搏提高心率。此外还能使用利多卡因、美西律及苯妥英。

LQTS的长期治疗包括：对有恶性心律失常的患者植入ICD（流程图8.5），对于症状不明显患者或无症状的家系成员（主要是LQT1型）可使用β受体阻滞剂。目前基因特异性治疗正在研究中。补钾及补镁也是治疗的一部分，特别是一些急性病症如腹泻、呕吐或其他引起代谢紊乱的疾病时，应及时纠正电解质紊乱。此外建议对患者一级亲属进行评估。患者可以通过www.crediblemeds.org网址查阅可能引起 QT 间期延长的药物，尽量避免使用这些药物。其他特异性的治疗包括 LQT1 型患者避免长时间游泳，LQT2 型患者避免噪声。

Brugada 综合征

Brugada 综合征（图 6.17）是心脏性猝死的原因之一，多于夜间发作，也是东南亚常见的青少年夜间猝死病因（突发性原因不明夜间猝死综合征）。此外，它还能引起婴幼儿猝死综合征。多达 1/3 的患者可出现室颤，其中极少数患者表现为持续性室速。心电图表现为右束支传导阻滞形态，V_1 ～ V_3 导联 J 点抬高伴右胸导联持续性 ST 段下斜型抬高。这些心电图表现有时不会一直出现，只有在病情加重或使用钠通道阻滞剂（如氟卡胺、普鲁卡因胺及阿义马林）后出现。房性心律失常及房室传导阻滞在这类患者中也常见。这类患者的典型心电图表现出现在急性缺血、发热或使用特定药物后，如三环类抗抑郁药。但在这些患者中临床症状如室速症状、晕厥及猝死极少见。所以心电图表现并不等同于临床症状。有时右胸导联 ST 段抬高会让医生误诊为前壁心肌梗死或高钾血症。

Brugada 综合征的临床诊断包括：典型的 1 型心电图表现［J 点抬高≥ 2 mm，T 波倒置，在使用或不使用钠通道阻滞剂的情况下，出现至少 1 个右胸导联（V_1 ～ V_3 导联）ST 段穹隆样下斜型抬高］；SCN5A 基因突变和（或）伴有至少 1 项以下表现：记录到室颤事件，自行终止的多形性室速，心脏性猝死的家族史（小于 45 岁），家族其他成员有类似心电图表现，电生理检查能诱发，晕厥或夜间出现濒死样呼吸困难。

2 型或 3 型的心电图表现也强烈提示 Brugada 综合征，2 型心电图表现为：J 点抬高≥ 2 mm，T 波正向或双向，至少 1

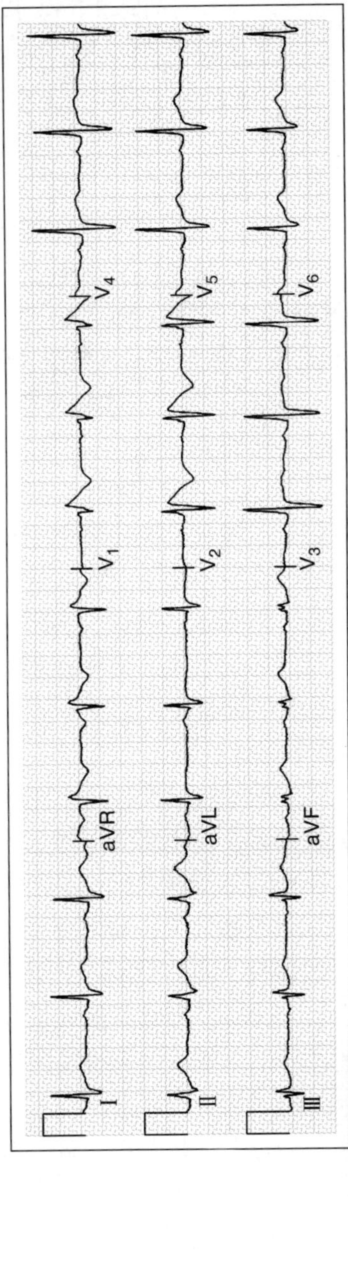

图 6.17 **Brugada 综合征**。12 导联心电图提示独特的右束支传导阻滞形态 QRS 波，ST 段抬高，符合 Brugada 综合征表现。V_1 及 V_2 导联可见 R′ 波及 ST 段抬高。这类患者伴有室速或室颤时，有 Brugada 综合征独特的临床表现，可能引起晕厥及心脏性猝死。这种心电图改变和 SCN5A 基因突变导致的钠通道功能改变有关，即使在健康人中，也会诱发有生命危险的室性心律失常及猝死

个右胸导联出现 ST 段马鞍型抬高，幅度≥ 1 mm；在使用钠通道阻滞剂（如氟卡胺、阿义马林、普鲁卡因胺）后，可变为 1 型心电图表现。3 型心电图表现为：J 点抬高≥ 2 mm，T 波正向，至少 1 个右胸导联 ST 段马鞍型抬高，幅度＜ 1 mm，使用钠通道阻滞剂后可变为 1 型心电图表现（图 6.18 和图 6.19）。

SCN5A 的失功能突变可影响其编码的钠通道的 α 亚单位功能（与 LQT3 的致病基因相同，但表现为基因功能失活而非功能增强），从而引起 Brugada 综合征，这是一种常染色体显性遗传，具有基因多样性及不同表型。大约有 20% ～ 25% 的 Brugada 综合征患者被证实有该基因突变，此外还有其他位点突变也会引起该疾病，这是种常染色体显性遗传，尽管只有 30% 的患者有表现。30% 的基因突变患者可出现心电图异常，当使用钠通道阻滞剂后，80% 的患者可发现心电图异常。

高危因素包括：心脏性猝死史、晕厥、既往室性心律失常、自发性 ST 段抬高、可诱发的室速 / 室颤。电生理检查的价值仍有争议。低危因素为只有在激发试验后才出现心电图异常的无症状患者。目前尚无有效的药物治疗。胺碘酮及 β 受体阻滞剂都不适用，电风暴患者可考虑使用异丙肾上腺素。对于有猝死史或持续性室速 / 室颤或晕厥的患者建议植入 ICD（流程图 8.9）。对于无症状患者，ICD 植入仍有争议，但若有明显的猝死家族史或可诱发的持续性室速 / 室颤及晕厥，仍建议 ICD 植入（无症状患者行电生理检查被发现对心血管事件风险有预测价值，但仍存在争议）。奎尼丁能预防症状发生，因为其能阻断 I_{to} 电流，对于室速 / 室颤电风暴期，异丙肾上腺素及奎尼丁均有效果。对于电风暴或 ICD 反复放电的患者，右心室流出道心外膜消融被证实有一定效果。

Brugada 综合征患者应避免发热，酗酒，饱食，使用刺激迷走神经药物，α 受体阻滞剂，三环类抗抑郁药，第一代抗

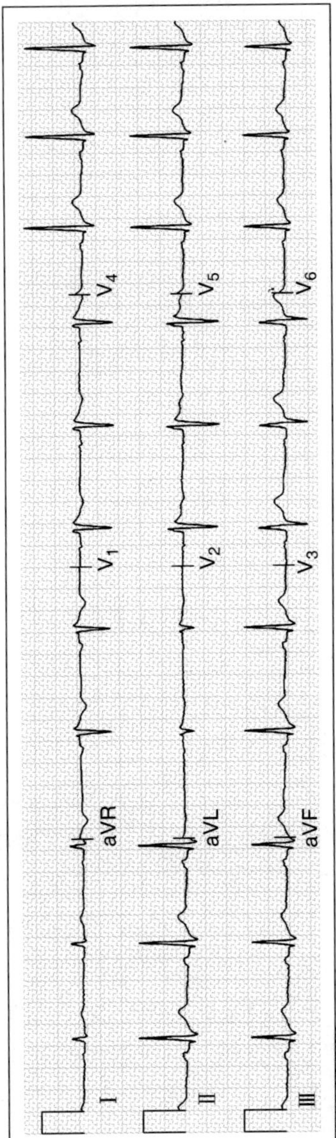

图 6.18

2 型 Brugada 综合征的心电图。12 导联心电图 V_1、V_2 导联表现出 2 型 Brugada 综合征的特点。1 型 Brugada 心电图特点支持 Brugada 综合征诊断（图 6.17）。若在使用钠通道阻滞剂后 2 型及 3 型 Brugada 心电图（图 6.19）转变为 1 型 Brugada 心电图表现，则亦支持 Brugada 综合征诊断

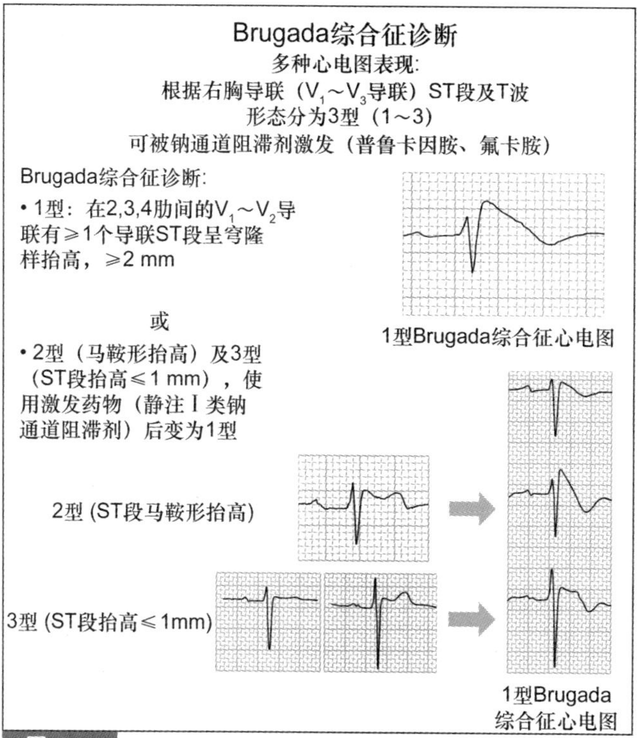

图 6.19

Brugada 综合征的心电图特点。1 型 Brugada 心电图特点支持 Brugada 综合征诊断。若在使用钠通道阻滞剂后 2 型及 3 型 Brugada 心电图转变为 1 型 Brugada 心电图表现，则亦支持 Brugada 综合征诊断

组胺药，可卡因中毒，Ⅰ C 类抗心律失常药物（氟卡胺、普罗帕酮）及Ⅰ A 类抗心律失常药物（普鲁卡因胺及丙吡胺）。患者可直接登录 www.brugadadrugs.org 网站查询相关药物。

儿茶酚胺敏感性多形性室速

除 LQTS 外，缺血及电解质紊乱均可导致多形性室速，而儿茶酚胺敏感性多形性室速（CPVT）（图 6.20）是运动介

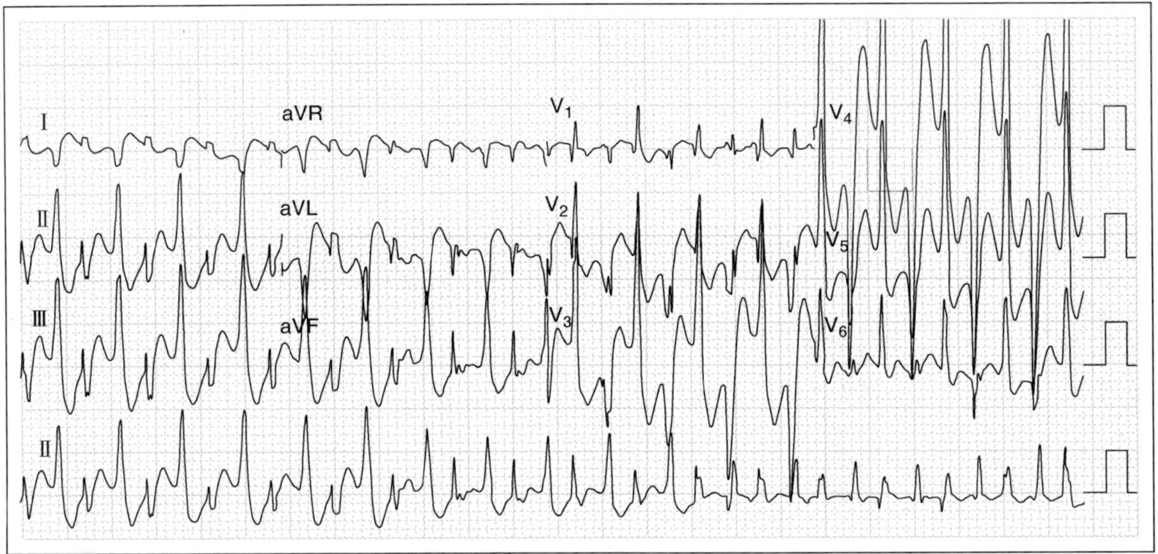

图 6.20

儿茶酚胺敏感性多形性室速。12 导联心电图和 II 导联节律条带为一位儿茶酚胺敏感性多形性室速患者的心电图表现，QRS 波为双向性（来自 Dr. Peter Aziz）

导的多形性室速的病因之一。CPVT 患者可表现为晕厥，多于运动、情绪激动时出现，一般无结构性心脏病，具有猝死家族史。一般在儿童时期发病，但 40 岁以上发病的也偶有报道。CPVT 能引起心脏性猝死，部分可引起婴幼儿猝死综合征。部分患者可见阵发性室上速发作。约 1/3 的患者家族中有早发猝死病史（小于 40 岁）。运动平板试验能诱发室性心律失常，呈双向性或多形性室速，室速能自行终止或转变为室颤，其发生机制为延迟后除极及触发活动。被证实的突变基因为控制钙离子内流的基因，如兰尼碱受体 2 基因（RYR2）及肌集钙蛋白 2 基因（CASQ2）。此外其他位点突变也有报道。RYR2 突变可导致部分患者同时表现为 ARVC 及 CPVT。因此对于这些患者基因检测是有效的。60% ～ 70% 的患者 β 受体阻滞剂治疗有效，反复的运动平板试验可评估其疗效。钙通道阻滞剂、钠通道阻滞剂及胺碘酮一般无效。对于有心脏停搏史、持续性室速 / 室颤、反复室速或晕厥且 β 受体阻滞剂无效的患者建议植入 ICD（流程图 8.10）。对于 β 受体阻滞剂部分有效的患者，可考虑加用氟卡胺以减少室性心律失常发作。

药物及代谢引起的 TdP

TdP 是一种有生命危险的多形性室性心律失常，伴有 QT 间期延长，可由药物和（或）先天性 LQTS 引起（图 6.7）。室速频率在 150 ～ 250 次 / 分，QRS 波围绕基线旋转。药物诱发的 TdP 患者可能自身本就存在相关基因异常，但仍不明确是否基因异常是引起 QT 间期延长的必要条件。大部分患者出现 TdP 是由于药物或电解质紊乱诱发。

TdP 与低钠和（或）低镁血症相关，即使血清镁水平正常也不能排除机体缺镁，因为血清镁只代表了机体镁储备的 1% ～ 2%。药物诱发的 TdP 常见于女性尤其是老年女性，特别是在出现急重症、营养不良及高蛋白饮食时。其他引起QT间期延长导致TdP的因素包括：结构性心脏病、脑血管意外（头部创伤、卒中）、致QT间期延长的药物无法代谢或清除、酸碱平衡紊乱、甲状腺功能减退、营养状态改变、心动过缓（＜50次/分）及停搏、低体温。很多情况下，TdP是多因素参与的疾病。

QT间期延长及大U波（某个导联U波高于T波）是其典型心电图表现，但这种异常有时仅在诱发室速之前的一个激动出现。

药物诱发的TdP是频率及停搏依赖的。这个停搏可由来源于心房或心室的期前激动引起，随后紧接一个未下传的心房激动。一般由长短联律间期诱发（图6.7）。

有些药物能明显延长QT间期但较少诱发TdP，这在接受胺碘酮治疗的患者中常见。相反，有些药物不引起QT间期延长却能诱发TdP。TdP的危险因素为药物依赖（某些药物为剂量依赖）。大部分药物诱发的TdP都是和HERG钾通道（即I_{Kr}）被阻滞相关，但仍不明确是否这些患者本身就存在基因异常。尽管TdP的绝对风险很低，但却很重要。尽管某些药物致心律失常作用只有数百万分之一，但因其有导致TdP的风险，也因此被撤出了市场。

当评估QT间期延长及其发生TdP的风险时，应考虑到这是一种药物依赖及条件依赖的疾病。比如部分药物（如胺碘酮及索他洛尔）能延长QT间期，但本身能带来潜在获益，所以可以慎用。因而在考虑对某种特定疾病用药时，考虑到TdP风险，应尽可能使用此类药物中风险最低的药物，除非该药物无效，才能使用其他风险更大的药物。在大部分情况下，并不能确定哪种药物会导致哪些患者出现TdP。即使心电图正常也不能排除后期在不同情况下发生TdP的可能。即使一个药物已经安全使用了很多年，但随着患者年龄变化，自主神经张力也会改变，其可能会导致早搏出现，或引起电解质紊乱及肾功能不全而诱发 TdP。

美国食品药品监督管理局认为 QT 间期延长是一个重要问题，这也是很多药物不被批准的重要原因。

许多药物及条件能引起 QT 间期延长导致 TdP 发生，主要包括以下情况：

- 抗心律失常药物
  - 奎尼丁
  - 普鲁卡因胺（包括其代谢产物 N- 乙酰普鲁卡因胺）
  - 丙吡胺
  - 索他洛尔
  - 胺碘酮
  - 伊布利特
  - 多菲利特
- 三环类抗抑郁药
- 吩噻嗪类药物
- 抗生素
  - 红霉素
  - 喷他脒
  - 复方磺胺甲噁唑
  - 氨苄西林
  - 酮康唑
  - 伊曲康唑
  - 螺旋霉素
  - 克拉霉素
  - 氟康唑
  - 莫西沙星
- 其他引起 QT 间期延长的药物
  - 利尿剂（降低血钾）

- 有机磷酸酯类
- 电解质紊乱
  - 低钾血症
  - 低镁血症
  - 低钙血症（少见）
- 缓慢性心律失常
- 甲状腺功能减退
- 液体蛋白及其他饮食，厌食症，贪食症
- 中枢神经系统异常，特别是影响交感神经兴奋时
  - 蛛网膜下腔出血
  - 脑干及颈髓损伤
- 可卡因

有关QT间期延长相关药物的信息可登录网站www.torsades.org和www.qtdrugs.org查询（表6.3）。

心脏性猝死的一级和二级预防

猝死是患者死亡的常见原因，多是心因性，特别是由心律失常引起。其难以预计何时会突发，室性快速性心律失常如室颤是其常见病因。但并不是所有的猝死都和室颤相关，即使有些患者临终心律为室颤也不代表室颤是引起患者猝死的原因，就算室颤终止了也不能避免死亡的结局。尽管如此，大量临床对照试验也证实了药物（β受体阻滞剂、ACEI、醛固酮受体拮抗剂、他汀类药物）、AED、可穿戴式除颤器及ICD在预防猝死中的作用。评估哪些患者能从这些长期治疗策略中获益是降低心脏性猝死风险的方法。评估哪些患者具有心脏性猝死高风险才能根据情况改善这些患者的预后，延长其生存期。

心脏性猝死的二级预防包括：对于持续性室速或室颤引起血流动力学不稳定，继发心脏停搏（通常为院外心脏停

表 6.3

特殊类型室性心律失常的治疗

临床情况	治疗	建议
既往心肌梗死史，左心室室壁瘤或瘢痕	• 一线治疗：ICD 植入 • 二线治疗：胺碘酮或索他洛尔 • 三线治疗：电生理检查行标测及消融 • 四线治疗：标测指导下行切除 　• 死亡率 10% ～ 15% 　• 只在反复发作的顽固性室速人群中获益	• 折返机制 • 折返环一般位于室壁瘤的边缘 • 能通过标测指导下行室壁瘤切除或消融 • 室速治疗成功率高，但手术死亡率在 10% ～ 15%
结构性心脏病 • 不能诱发心肌缺血 • 无室壁瘤 • 非缺血性或特发性扩张型心肌病	• ICD 植入是预防心脏性猝死的一线治疗 • 电生理检查对于冠心病患者的特异性及敏感性较高，但不适合瓣膜性心肌病或扩张型心肌病 • 左心室功能降低，伴有血流动力学稳定的持续性室速，无需电生理检查，ICD 植入为一线治疗 • 左心室功能减低时，ICD 植入是最好的治疗措施 • 若左心室功能正常，可考虑电生理检查行标测及消融 • 若左心室功能减退由频发室早及室速引起，考虑心动过速性心肌病，则射频消融不仅能治疗室速还能改善左心室功能	• 伴有持续性单形性室速却无心肌缺血表现的患者，室速多为反复发作 • 在电生理检查中，与非缺血性心肌病相比，缺血性心肌病患者更易诱发室速 • 特发性扩张型心肌病患者的室速可由束支折返引起，消融参与折返的束支可治疗室速

表 6.3

特殊类型室性心律失常的治疗（续表）

临床情况	治疗	建议
	● 预防复发的辅助治疗包括 β 受体阻滞剂、索他洛尔、胺碘酮	
肥厚型心肌病	● 多为多形性室速 ● 能危及生命 ● 即使患者能耐受也建议早期复律 ● 当有持续性室速或其他高危因素时建议 ICD 植入	● 基因及表型异质性 ● 常染色体显性遗传 ● 编码心脏肌小节蛋白的基因发生突变可诱发 ● 临床表现多变 ● 小于 35 岁的无症状年轻患者猝死率高 ● 年轻运动员中可发生 ● 可以是首发症状 ● 可表现为舒张功能不全及流出道梗阻的症状 ● 与正常人寿命一致 ● 心脏性猝死的高危因素（ICD 植入指征） 　● 既往的室速 / 室颤 / 心脏停搏 　● 反复晕厥 　● 猝死家族史 　● 活动中血压无上升

表 6.3

特殊类型室性心律失常的治疗（续表）

临床情况	治疗	建议
		• 室壁很薄（如室间隔 3 cm） • 非持续性室速 • 高危的基因型
致心律失常性右心室心肌病（发育不良）	• 自发或诱发的持续性快频率室速、心脏停搏、左心室功能减退、猝死风险高的家族性 ARVC 患者建议 ICD 植入 • 室速发作频率增加时可考虑射频消融以及抗心律失常药物作为辅助治疗 • 索他洛尔（院内开始使用）80 mg 每日 2 次起始，推荐剂量为 120 ～ 240 mg 每日 2 次 • 射频消融可作为辅助治疗，但常见多个室速折返环、复发以及疾病进展	• 显著的右心室心肌病；表现为纤维化，脂肪组织浸润，室壁变薄以及右心室收缩功能不全 • 可累及左心室 • 左心室功能正常患者发生室性心律失常的原因之一 • 运动员猝死的原因之一 • 室速多为多种左束支传导阻滞形态，多由运动诱发 • 磁共振的诊断敏感性优于超声心动图 　• 信号平均心电图结果多为阳性 　• V_1 ～ V_3 导联可见 Epsilon 波

表 6.3

特殊类型室性心律失常的治疗（续表）

临床情况	治疗	建议
		• 超过 50% 的患者为家族遗传，表现为常染色体显性遗传，表型多样。桥粒基因突变也有报道 • 建议基因检测 • 多形性及单形性室速都可发生
法洛四联症	• 若存在严重右心室和（或）压力超负荷，建议手术纠正解剖异常 • 若拟行手术，建议在室间隔缺损周边行标测及消融 • 如无手术计划，建议行大折返消融 • 一线治疗：胺碘酮 • 二线治疗：ICD 植入	• 由围绕室间隔缺损或其补片形成的折返引起 • 与右心室扩大相关，可能由肺动脉高压所致 • 评估血流动力学情况及外科修补适应证

双向性室速	• 如果由地高辛中毒引起（罕见）：
	  • 在 ICU 观察
	  • 纠正低钾及低镁血症
	  • 给予地高辛抗体（特别是持续性或不能耐受的室速及室颤）
		• 提示地高辛中毒
		  • 考虑使用地高辛抗体
		• 儿童患者可能是先天性 LQTS 的顿挫型表现

表 6.3

特殊类型室性心律失常的治疗（续表）

临床情况	治疗	建议
	• 如果患者口服地高辛，室速发作不持续，则无口服地高辛抗体指征	
儿茶酚胺敏感性多形性室速	• 如果儿童或青少年出现儿茶酚胺敏感性室速，建议口服 β 受体阻滞剂及 ICD 植入 • β 受体阻滞剂对 60% 患者有效 • 通过反复运动平板试验来评估治疗有效性 • 反复心脏停搏患者建议 ICD 植入	• 是运动诱发的多形性室速的病因 • 由控制钙离子内流的基因突变引起 　• 如 RYR2、CASQ2 　• 其他位点
长 QT 综合征	• 包括尖端扭转型室速的紧急处理 • 避免使用诱发药物 • 纠正电解质紊乱 • 通过起搏或异丙肾上腺素等提升心率来缩短 QT 间期 • 静脉使用镁剂 • 考虑使用利多卡因、美西律、苯妥英钠 • 无电生理检查适应证	• 遗传性离子通道（Na^+和 K^+通道）病 • 最常见的为常染色体显性遗传（Romano-Ward 综合征），不同基因突变导致不同临床表现 　• LQT1（55% ～ 60%）——KCNQ1 突变；I_{KS} α 亚单位表达减少，可由运动、游泳诱发，宽大 T 波

表 6.3

特殊类型室性心律失常的治疗（续表）

临床情况	治疗	建议

	• 反复出现危及生命的室速及室颤患者建议 ICD 植入
	• 对于无严重表现或无症状的家族成员（如 LQT1）建议使用 β 受体阻滞剂
	  • 基因特异性治疗正在研究中
	• 考虑补充钾和镁
	• 对于患者的一级亲属评估其 LQTS 的表现
		• LQT2（35% ～ 40%）——KCNH2（HERG）、KCNE2 突变，I_{KS} α 亚单位表达减少，可由噪声、惊吓、情绪刺激诱发，T 波有切迹，低平或分裂
		• LQT3（3% ～ 5%）——SCN5A 突变（I_{Na} α 亚单位表达增加），睡眠或心动过缓时诱发，ST 段较长且平坦
		• 罕见常染色体隐性遗传伴有先天性耳聋（Jervell 和 Lange-Nielsen 综合征）
		• 基因突变位点不同导致临床表现不同
		  • 严重程度表现多变
		• 青春期晕厥及猝死频率增加
		• 心血管事件的危险因素：
		  • QTc 间期
		  • LQT1 和 LQT2 伴有长 QTc 间期
		  • 男性 LQT3 患者，青少年

表 6.3

特殊类型室性心律失常的治疗（续表）

临床情况	治疗	建议
		• 青春期之前的男性 • 成年、妊娠及产后女性 • 家族史 • 晕厥 • 心脏停搏复苏后 • 基因型 • 获得性 LQTS（如药物诱发 TdP）可能提示原先合并有未表现的先天性 LQTS

搏）的幸存患者，降低其死亡风险，预防猝死再发（流程图 8.2）。这些患者中有超过 70% 的人有缺血性心脏病，伴或不伴有左心室功能不全。最常见的是既往有心肌梗死病史，急性心肌缺血并不是必需的触发因素。非缺血性心肌病是院外心脏停搏的另一常见原因，它一般是特发性的，但可能和病毒性心肌炎、酒精或毒品（如可卡因）相关。其他院外心脏停搏的原因包括多种遗传性和先天性疾病、急性心肌炎、心脏瓣膜疾病、肥厚型心肌病、右心室心肌病（发育不良）、浸润性心肌病（淀粉样变性及血色沉着病）、结节病。部分疾病机制还不明确，如特发性室颤可能和希浦系统的触发活动相关，射频消融治疗可能可以治愈部分患者。

对于缺血性或非缺血性心肌病伴有持续性单形性室速患者，射频消融治疗是一种有效的治疗策略，能显著降低室速复发的风险。目前心外膜及心内膜消融都已开展，因此无论任何心室部位起源的室速都有治愈的可能，但对于消融后仍有心室功能不全的患者，依旧存在心脏性猝死的风险。研究表明对伴有结构性心脏病的室速患者，射频消融治疗并不能降低心脏性猝死风险及总死亡率。对于这些患者，即使消融成功，也应考虑植入 ICD。

除了室速及室颤外，还有其他原因也能诱发院外心脏停搏，包括电解质紊乱（严重低钾血症）及心肌缺血；但是，即使行血运重建也不能完全避免其发生，而且并不能完全纠正其受损的左心室功能。大部分院外心脏停搏患者未合并急性心肌梗死。其他非心脏性原因包括：穿刺、肺栓塞、菌血症、主动脉瘤破裂及颅内出血。如果这些病因能够准确诊断出来并给予有效治疗，则不一定要行猝死的长期预防治疗策略。

若患者出现室颤引起的院外心脏停搏，且没有发现明确的可逆病因，则很可能复发，建议植入 ICD 行二级预防。但这只是一小部分人群，因为这些患者大部分都无法幸存下来。

急性心肌梗死且经历室颤心肺复苏的患者是否需植入ICD目前仍有待商榷，其长期获益仍待进一步研究。对于部分左心室功能受损患者，心肌梗死后短期可尝试穿戴式除颤器。但这种装置只能短期使用，且患者并不会一直佩戴，所以其长期获益仍有待证实。对于室颤心肺复苏后的患者，若病因不明，则建议植入ICD以期能够改善预后。

心脏性猝死的一级预防是指针对尚未发生心脏停搏及血流动力学不稳定的持续性室性心律失常患者进行的预防治疗策略。许多有室颤引起心脏性猝死风险的患者都是一级预防的人群。院外心脏停搏的相关危险因素已明确。若患者有心脏性猝死的高危因素，却没有高的总体死亡风险，则是行ICD一级预防的最佳人群，它可以改善患者预后（流程图8.1）。

临床危险因素包括：男性、高龄、糖尿病、收缩性充血性心力衰竭（特别是合理药物治疗后NYHA心功能Ⅱ～Ⅳ级）、高血压、晕厥史且伴有心脏疾病、房颤、肾功能不全、心率加快、吸烟、6 min步行试验异常。但是这些临床危险因素对于预测猝死的灵敏度、特异度及准确性不高。

心脏性猝死的评估包括侵入性和非侵入性检查，大部分非侵入性检测方法特异性、灵敏度及准确性都不高。然而，它们能帮助我们对患者长期预后做出分级。这些检查包括心电图异常（特别是LBBB形态或伴有Q波型心肌梗死），动态心电图发现室早，信号平均心电图阳性，压力感受器灵敏度异常，心率变异性降低，QT离散度增加，频谱异常，T波电交替异常，或是高敏C反应蛋白异常。其中许多检测可测定标志物水平，但不能预测心脏性猝死事件，且通常具有人群和基础疾病特异性。大部分高危患者都是已根据其基础心脏疾病及左心室功能就做出了判断。这些患者除心脏性猝死风险较高外，总体死亡率也是高的。最近有许多研究探讨T波电交替对于心律失常风险的预测价值，但结果仍待证实。

综上所述，非侵入性检查及侵入性的电生理检查的获益仍未被完全证实。这些检查最好应用于处于临界状态或中间状态的患者（心室功能中度受损及轻中度充血性心力衰竭患者）。

因为所有患者即使没有这些猝死的危险因素也都或多或少存在心脏性猝死风险，所以对于风险的评估非常困难及复杂。尽管危险因素能帮助判断出一些处于室颤致心脏性猝死高风险的患者，但这些患者同样也是非心律失常源性死亡的高危人群，而这些人群只是具有院外心脏停搏风险人群的很小一部分。

对于临床上哪些患者该接受积极治疗，哪些患者该接受 ICD 植入，指征仍未被完全定义。临床上 ICD 植入一般评估两项指标，即合理药物治疗后的 NYHA 心功能分级和 LVEF（≤ 40%）（无论这些预测指标特异性与否），以及基于临床随机试验结果。

电生理检查现已用于危险分层，但结果仍依赖于基础心脏疾病，其预测价值并不高。电生理检查最适用于 NYHA 心功能Ⅰ级、伴有冠心病、非持续性室速、LVEF 30% ~ 40% 的患者。若患者具有冠心病或非缺血性心肌病，NYHA 心功能Ⅱ ~ Ⅲ级，LVEF ≤ 35%，则无需进行电生理检查即建议 ICD 植入。有冠心病的患者，若 LVEF ≤ 30%，则无论有无症状，都建议植入 ICD。其他 ICD 植入指征还包括无冠心病患者，LVEF ≤ 35%，NYHA 心功能Ⅱ ~ Ⅲ级。

尽管一些有充血性心力衰竭症状，舒张功能不全，LVEF 正常的患者有院外心脏停搏的风险，但这些患者并不能从 ICD 植入中获益。

许多临床综合征和心脏性猝死有关（如 LQTS、Brugada 综合征、ARVC、HCM）。这些患者除心脏性猝死以外的死亡风险较低。所以若这些患者具有心脏性猝死高风险，则是植入 ICD 的最佳人选。但即使这些患者的心脏性猝死风险较低（每年 1% ~ 2%），其他原因导致的死亡率会更低，由此造成其院外心脏停搏的相对风险反而很高，这些患者亦有可能从 ICD 中获益。有特定临床综合征且伴有心脏性猝死的患者，多数具有结构性心脏病。

特殊情况

对于室速和（或）室颤的幸存患者，或是具有室速 / 室颤风险且长期风险不确定或相关资料缺乏的患者，则需要对他们的情况进行个体化评估。这些特殊情况包括：①术后、围术期及术中出现的室速或室颤；②能很好耐受的持续性室速；③药物干预加重室速及室颤；④急性心脏干预，如经皮冠状动脉介入治疗（PCI）或外科冠状动脉血运重建后早期出现的室速 / 室颤（流程图 8.4）；⑤急性心脏或心肺状态，能在一段时间后稳定，如心肌炎、急性心肌梗死（流程图 8.3）、肺栓塞、细菌性感染性心内膜炎、急性瓣膜损伤、假日心脏综合征及新诊断的病因不明的心肌病（流程图 8.5）；⑥浸润性疾病（如淀粉样变性及结节病）。

对于这些特殊状况，迅速稳定急性期病情，治疗基础疾病，评估远期发生室速 / 室颤的风险是治疗的首要目标。一些急性状况会使心律失常恶化，但是心脏停搏及任何引起血流动力学不稳定的心律失常无论病因如何均需要紧急处理。

对于围术期及术中的心律失常，则情况更加复杂。心脏干预会引起水、电解质平衡紊乱，自主神经张力改变，产生缺血基质，同时使用药物有潜在致心律失常作用。外科手术可使部分心律失常［如 VT（见表 6.1）、VF 及常见房性心律失常如房扑和房颤（见表 5.7，表 5.8）］加重。

穿戴式心律转复除颤器是一种可佩戴的除颤器，可以识别并处理 VT 和 VF。具有心脏性猝死风险的患者或等待行除颤器植入术的患者可以考虑佩戴这种心律转复除颤器。当然，患者须确保原有基础疾病及心律失常处于稳定状态。

第七章
心脏起搏和起搏器节律

（胡文瑛　译　李晶晶　校）

起搏器节律

心脏起搏系统使用 3 或 4 个字母代码进行描述。第一个字母代表起搏刺激来源的腔室（心房：A；心室：V；两者都有：D）。第二个字母代表了感知到腔内电信号的腔室（心房：A；心室：V；两者都有：D）。第三个字母代表了对感知到的信号做出的反应（对起搏刺激做出抑制反应：I；触发反应：T；两者都有：D）。第四个字母 R，代表了机器为频率应答型——使用一种或多种传感器来升高或降低起搏频

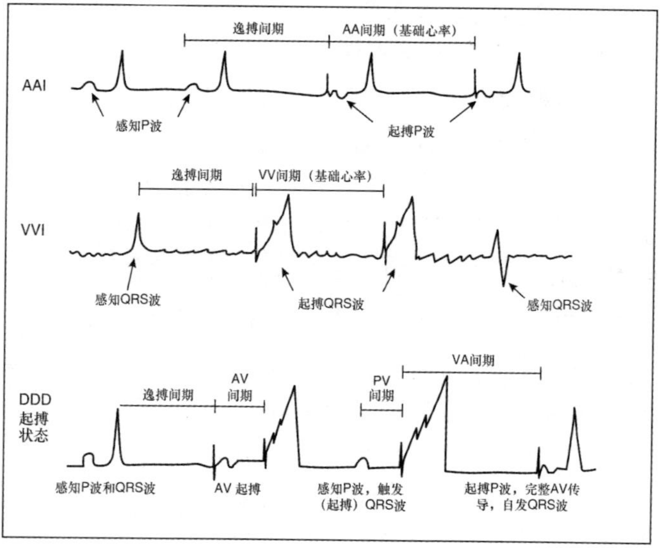

引自 Olshansky B，Chung M，Pogwizd S，Goldschlager N. Arrhythmia Essentials. Sudbury，MA：Jones & Bartlett Learning；2012：241.

率，从而模拟为满足代谢需求而发生的生理反应。通常使用的传感器是体动传感器（如加速器）和分钟通气量传感器；也可同时使用一种或多种传感器（“混合”传感器）。

无慢性房颤（AF）患者通常植入 DDD（R）起搏器，心房和心室都能进行感知和起搏；AAI（R）（图 7.1），仅心房感知和起搏，用于窦房结功能障碍、房室（AV）正常传导的患者，AAI（R）和 DDD（R），或 AAI（R）和 VVI 装置能相互转换。VVI（R）（图 7.2），仅心室能感知和起搏，通常用于慢性房颤患者或年纪非常大、体弱多病的患者，也能用于一些起搏要求非常少的年轻患者。图 7.3 和图 7.4 为标准的双腔起搏器。

起搏器的基础频率（低限频率，备用频率）是指没有心脏自发除极时设置的起搏频率。频率应答型起搏器，基础频率设置为静息时的最低频率。上限频率，是以心房（自身 P 波）或传感器频率为基础，能发生的最大起搏频率。最大跟踪频率是指自身 P 波 1∶1 关系触发的心室起搏频率（心房为基础）；最大传感频率是指传感器输出至脉冲发生器的最高频率。这些频率设置通常相同，在运动状态下，传感频率设置的频率可超过跟踪频率，从而避免室上性心动过速触发的快速心室起搏。

磁铁频率（设为 AOO，VOO 或 DOO，不能对感知信号进行应答；字母“O”——非同步模式）是指当把一块磁铁放在脉冲发生器上，会出现的一种不能程控的频率。磁频随着生产商不同而有所差异；一些生产商设置了一个超过自身频率的固定磁频（如，100 次 / 分），为了确保心肌除极（起搏）（图 7.5A）；一些生产商在开始的几个周期设置了一个快速磁频，紧接着是一个较慢的频率（图 7.5B）。由于磁铁的放置消除了感知功能，尽管存在自身的心脏节律，但是仍有起搏输出；极少情况下，可能出现反复自身心房或心室节律。

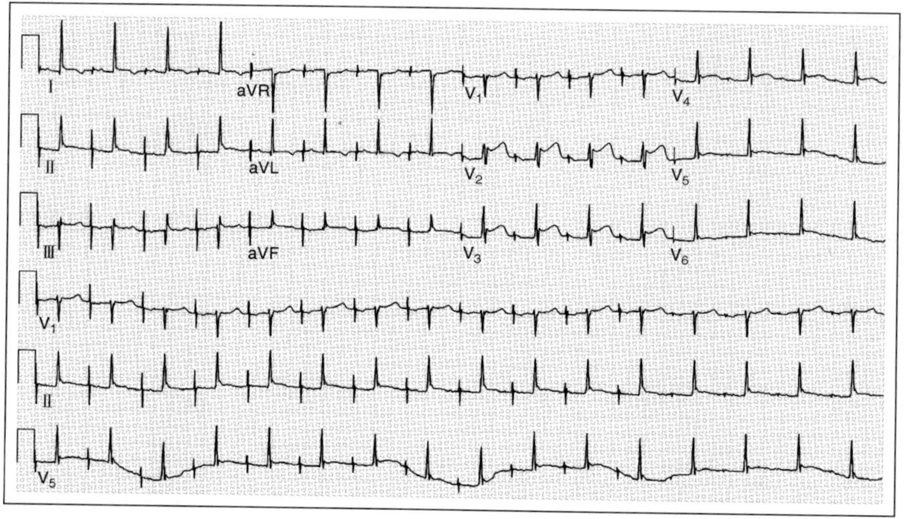

FIGURE 7.1

Normal atrial pacing（AAI or AAI［R］）. The 12-lead ECG with rhythm strips shows an atrial paced rhythm at a rate of about 92 bpm. The atrial pacing stimulus outputs are readily apparent，and they are followed by capture of the atria evident from the subsequent P wave. After ~242 ms，the ventricle activates normally through the AV node-His bundle and intraventricular conduction system，resulting in a normal narrow，normal-appearing QRS complex. This rhythm could represent a single-chambered atrial pacemaker or a dual-chamber pacemaker in which the intrinsic QRS activates the ventricle without the need for ventricular pacing.

注：正常心房起搏［AAI 或 AAI（R）］。因授权限制本图保留英文

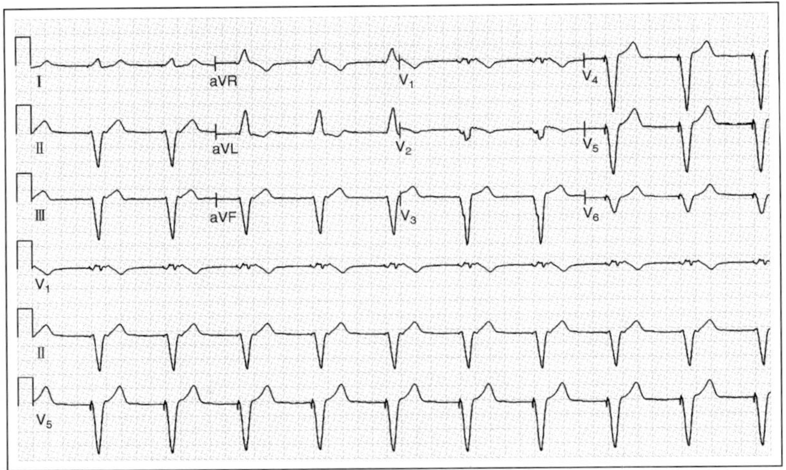

图 7.2

正常心室起搏［VVI 或 VVI（R）］。12 导联心电图和 V_1、Ⅱ、V_5 导联节律条带示心室起搏，心率为 60 次 / 分。之前没有心房激动和心房刺激信号，是一个 VVI 或 VVI（R）的单腔起搏器。QRS 波为左束支传导阻滞图形，电轴向上，符合右心室心尖部起搏。1∶1 室房传导在Ⅱ、Ⅲ和 aVF 导联最清楚，某些导联上看不到起搏刺激信号（如Ⅱ、Ⅲ、aVL、aVF 和 V_3 导联）。这是一个常见现象，为数字采样技术所致，由于看不到起搏刺激信号而产生一个明显的融合

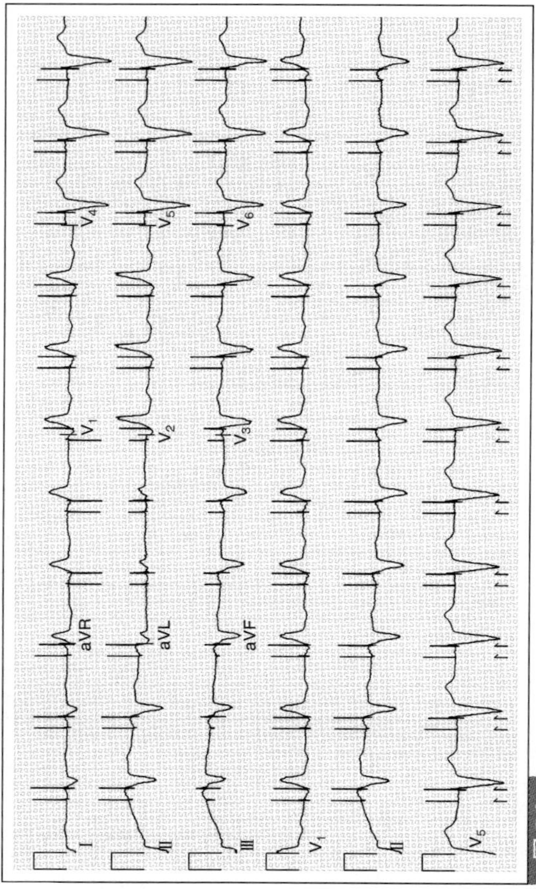

图 7.3 **双腔起搏：心房和心室起搏**。12 导联心电图和 V_1、Ⅱ、V_5 导联节律条带示心房和心室起搏，起搏频率为 71 次 / 分。心房起搏刺激信号后为延长的 AV 间期（140 ms），接着是源于右心室尖部的心室起搏（可见左束支传导阻滞图形和电轴向上）。表示为双腔 DDD 或 DDD（R）起搏器

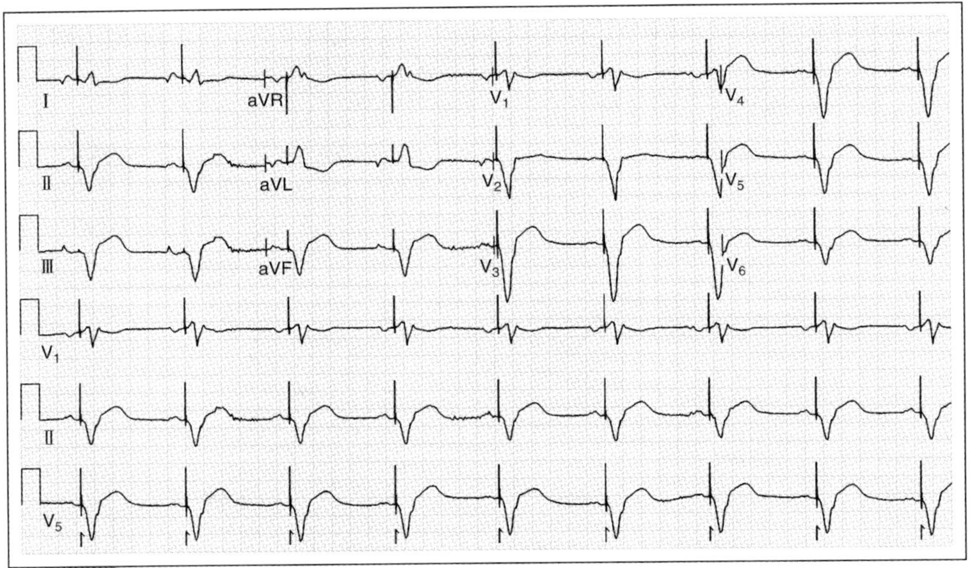

图 7.4

双腔起搏器：心房感知，心室起搏。12 导联心电图和 V_1、Ⅱ、V_5 导联节律条带示心室起搏心律，每个心室起搏前为窦性 P 波（窦性频率为 55 次 / 分）。这是一个双腔起搏器，心房感知，心室起搏（P 波同步起搏）

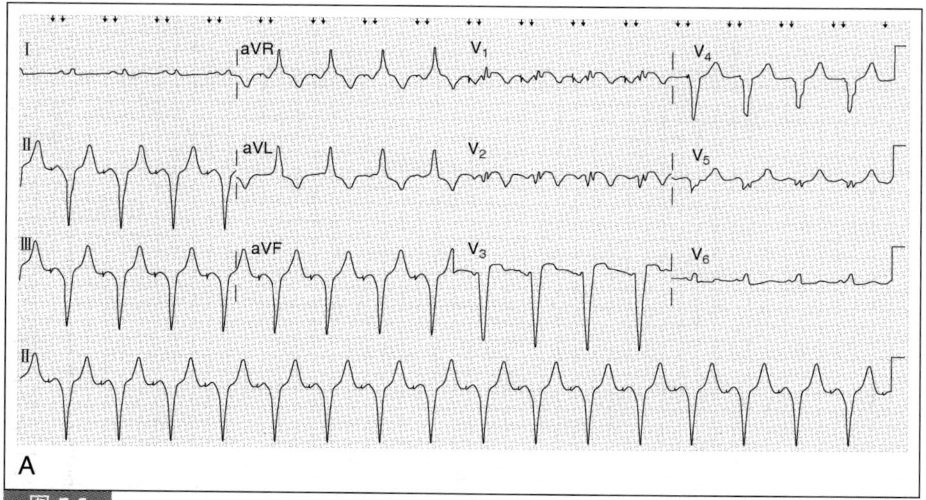

图 7.5

两种不同的磁铁频率和 AV 间期。（A）12 导联心电图显示的是一些厂商的 DOO 功能。心率 100 次 / 分（磁频）是不能程控的，同时伴有短 AV 间期。短 AV 间期通过夺获自身房室传导从而不让 QRS 波融合，确保心室夺获。由于 AV 间期太短，心房夺获看得并不清楚（如 V_4 ～ V_6 导联），因此必须仔细阅读 12 导联心电图。一些心电图机器会显示箭头，就像图上所示，或者垂直线表示起搏刺激信号，有助于确认这些信号是实际输出的，但有时，这些辅助标志记号不会显示出来

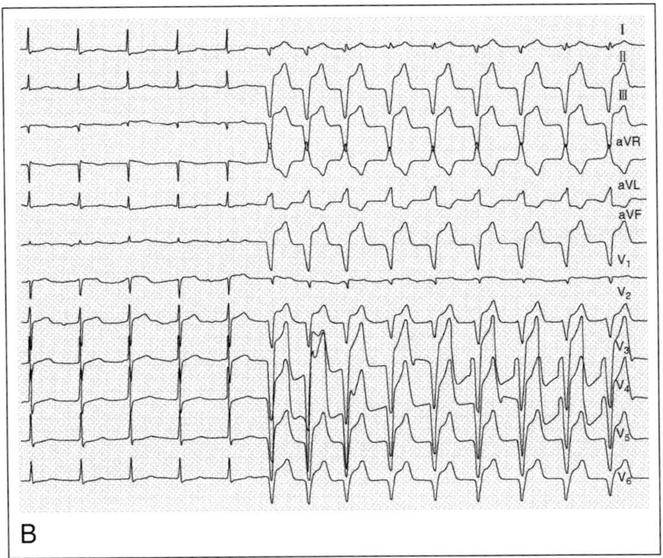

图 7.5（续）

此心律图记录的是同步 12 导联心电图。将 12 导联记录为一张同步心律图，有助于识别起搏图形，在上图的磁频模式中，3 个 AV 刺激信号频率为 100 次 / 分，短 AV 间期，随后输出频率为 85 次 / 分，程控 AV 间期，这种设置用于评估自身房室传导功能。若行常规非同步 12 导联心电图，开始的 3 个以 100 次 / 分频率短 AV 间期输出的心搏可能会被漏掉，且心室夺获现象可能亦会漏诊

AV 或 PV 间期，可单独程控，分别指的是心房和心室刺激之间的间期和感知 P 波（心房信号）及它触发的心室刺激之间的间期。在 DOO 模式，AV 间期通常被缩短，这是为了完全夺获房室传导以确保心室起搏；一些生产商通过设计几个周期测量 AV 间期长度来估算自身房室传导时间（图 7.5B）。

在感知或起搏事件之后，不同的通道分别紧随着独立可程控的不应期（心房：ARP；心室：VRP），在这个期间对任何电信号均没有反应。DDD 起搏模式，心室后心房不应期（PVARP）的设置是为了避免跟踪早期 P 波，即逆向传导的 P 波，从而避免“起搏器介导的心动过速”及快速心室起搏

频率。

失夺获（图 7.6）是指起搏刺激输出未能使心肌组织除极。这可能是因为程控的输出电压太低、心肌刺激阈值增高（如高钾血症或氟卡胺治疗患者）、电极导线绝缘层破损或断裂、电极移位或电池耗竭；失夺获也可以是“功能性”的，由于心肌组织正处于不应期。虽然起搏器厂家有自己的程控参数，但是可以通过起搏器询问来发现问题的本质。

感知不良（图 7.7）指的是未能感知到腔内信号，通常是由于信号不好而不是起搏系统问题；可通过适当的程控来纠正。感知不良也可能是由于电极导线断裂或绝缘层破损或电极移位；起搏器询问可用来明确诊断，如果存在这些问题，需要进行电极重置。

过感知（图 7.8）是指感知到非心腔内发出的电信号，或感知到不必要的信号，如心室内 T 波。过感知信号可来自于患者自身（如肌电干扰，图 7.9）、环境（如电子产品、电灼术、电离辐射），和起搏系统本身（如电极导线绝缘层破损或断裂造成导线内电位差产生的电信号）。过感知信号可抑制起搏输出或一旦发生在 DDD 装置的心房通道，可触发比预期提前出现的心室起搏。

快速心室起搏频率通常发生在室上性心动过速（图 7.10），感知心房信号触发心室起搏；这能引起血流动力学紊乱，需要紧急程控或在脉冲发生器上放置一块磁铁来终止感知。如今的起搏器有自动模式转换功能，当感知到快速心房频率，可从 DDD（R）转换到 DDI（R）或 VVI（R）或 VDI（R）来避免这种并发症发生，但前提是这种功能必须打开，并设置好模式转换的参数；起搏器询问可评估所有可程控的参数和功能。

偶尔，起搏器介导的心动过速（PMT）（图 7.11）可导致快速心室起搏频率。心室起搏后除极逆向传导至心房，感

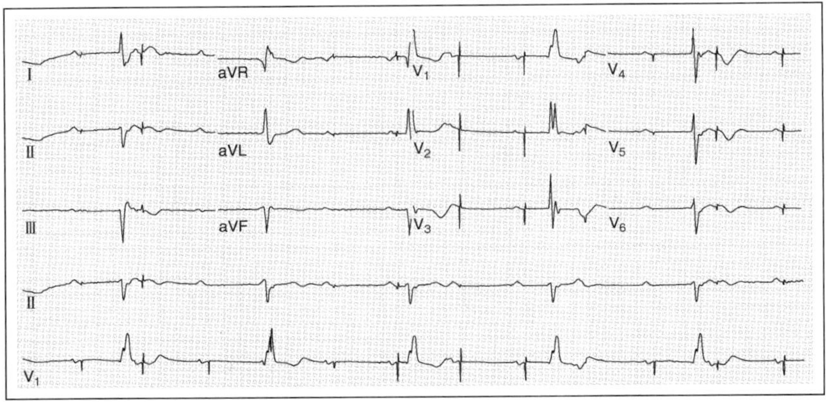

FIGURE 7.6

Failure to capture（ventricle）. The 12-lead ECG shows an underlying sinus rhythm with complete heart block and a fascicular escape rhythm（right bundle branch block and left anterior fascicle block patterns at a rate of about 29 bpm）. A VVI mode of function is present，evident from ventricular stimulus outputs that do not regularly follow sinus P waves. There is clear failure to capture with absence of paced QRS complexes. The second QRS complex could represent pseudofusion；"pseudofusion" describes the situation in which a pacemaker stimulus is superimposed on the native QRS complex but does not contribute to depolarization. Pseudofusion complexes can be seen with normally functioning pacemakers，and they differ from true fusion complexes，in which the intrinsic and paced depolarizations merge，leading to a QRS complex intermediate in morphology between native and paced ventricular beats.（From Olshansky B，Chung M，Pogwizd S，Goldschlager N. Arrhythmia Essentials. Sudbury，MA：Jones & Bartlett Learning；2012：247.）

注：失夺获（心室）。因授权限制本图保留英文

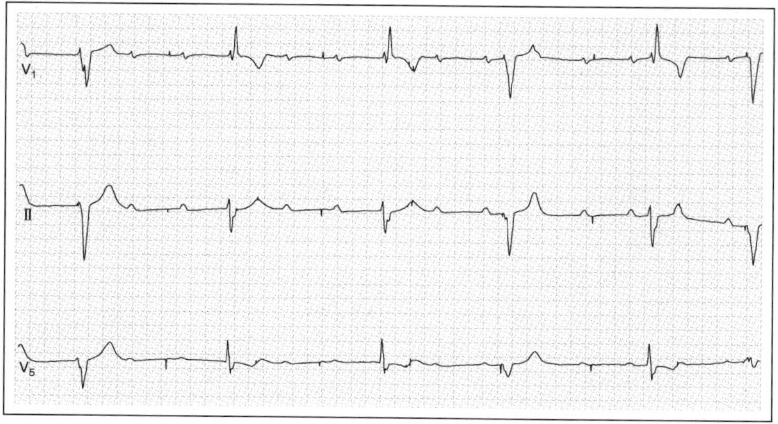

FIGURE 7.7

Undersensing（Failure to sense and failure to capture）. This 12-lead ECG shows an underlying sinus rhythm（rate 88 bpm）with complete heart block and a ventricular escape rhythm（rate of 29 bpm）. There is a ventricular paced rhythm with intermittent failure to sense（undersensing）. Undersensing is evident from the premature ventricular pacing stimulus outputs that are superimposed on the T waves of the first, second, and fifth QRS complexes（best seen in lead Ⅱ）. These pacing stimuli occur prematurely relative to the base VV interval due to their failure to reset after the native QRS complex, due in turn to undersensing. There is also intermittent failure to capture, evident from the multiple pacemaker stimulus outputs that fall outside of tissue refractory periods and thus would be expected to capture but are not followed by QRS complexes.（From Olshansky B, Chung M, Pogwizd S, Goldschlager N. Arrhythmia Essentials. Sudbury, MA: Jones & Bartlett Learning; 2012: 248.）

注：感知不良（未感知和失夺获）。因授权限制本图保留英文

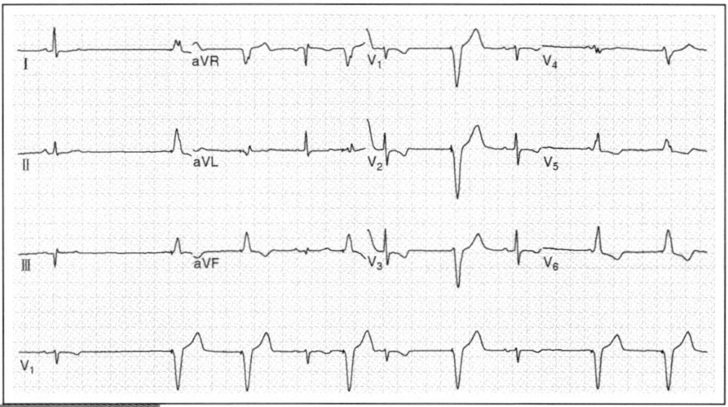

FIGURE 7.8

Oversensing（and undersensing）. The 12-lead ECG with lead V1 rhythm strip shows an intrinsic marked sinus bradycardia with an irregular rhythm composed of native and ventricular paced complexes. The VV interval of the pacemaker，evident from the interval between the first and second ventricular pacing stimulus outputs（preceding the second and third QRS complexes），represents the key timing interval of the pacemaker. The pause between the first and second QRS complexes exceeds the VV interval，indicating oversensing of electrical activity with subsequent inhibition of pacemaker output，resulting in an inappropriate pause in rhythm. In addition，the pacemaker fails to sense the second native QRS complex（the fourth QRS complex of the tracing），resulting in premature firing of the pacemaker relative to the VV interval. However，the undersensing is intermittent since the sixth and eighth QRS complexes are appropriately sensed.（From Olshansky B，Chung M，Pogwizd S，Goldschlager N. Arrhythmia Essentials. Sudbury，MA：Jones & Bartlett Learning；2012：249.）

注：过感知（和感知不良）。因授权限制本图保留英文

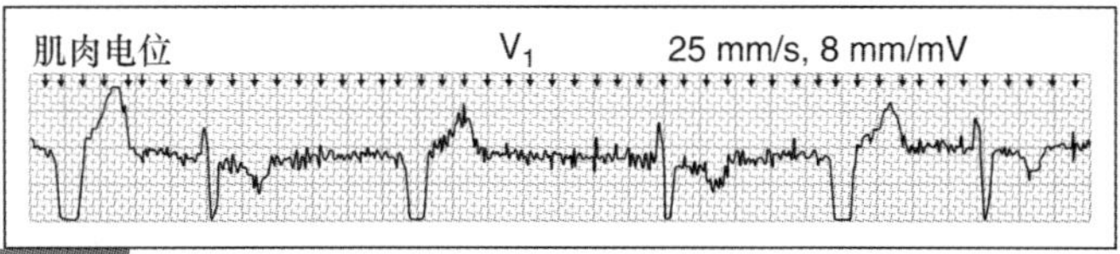

图 7.9

肌电抑制。 V_1 导联节律条带显示肌电过感知，出现了不规则的、超过常规设置的心室起搏刺激间期。逸搏间期（测量自身 QRS 波至起搏 QRS 波）由于过感知发生变化，从过感知事件开始测量，重新设置了一个新的逸搏间期。起搏器电极将肌电信号（前臂运动产生的肌肉电位）感知为电信号，从而抑制了起搏器输出（过感知）。相比于双极，过感知更多见于单极起搏器

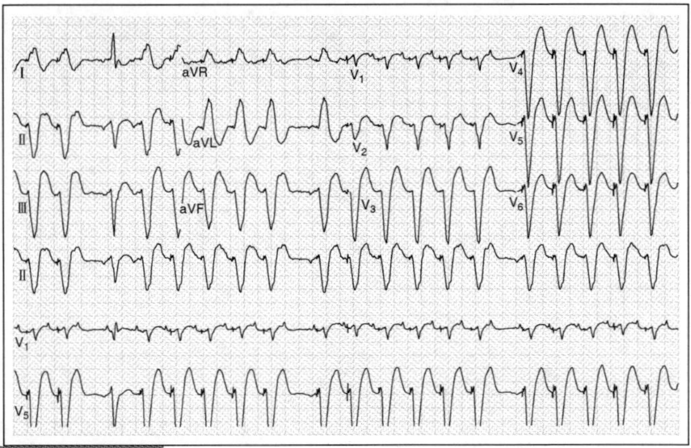

FIGURE 7.10

Upper rate pacing with atrial tachycardia. This 12-lead ECG tracing with rhythm strips shows an atrial tachycardia（140 bpm）evident from the negative P waves in leads Ⅱ，Ⅲ，and aVF. There is group beating and variable AV conduction with an overall ventricular rate of ～118 bpm. Pacing stimulus outputs are observed before each QRS complex，but no pacing stimulus is present before the P waves，consistent with a dual-chamber pacemaker that is sensing the atrium and pacing the ventricle. There is gradual prolongation of the AV delay so that the ventricular response is at or just below the upper rate limit of the pacemaker（likely 120 bpm）. The pacemaker is demonstrating upper rate behavior pacing，in which the ventricular rate cannot exceed the upper programmed rate for the pacemaker even though the atrial rate is more rapid（in this case 140 bpm）. To maintain the ventricular rate at or under the upper programmed rate，"electronic" AV Wenckebach occurs，as depicted on this ECG. This represents normal pacemaker behavior.（From Olshansky B，Chung M，Pogwizd S，Goldschlager N. Arrhythmia Essentials. Sudbury，MA: Jones & Bartlett Learning; 2012:251［Figure 7-9］.）

注：房性心动过速上限起搏频率。因授权限制本图保留英文

知到心房电信号再触发心室起搏，然后再逆向室房（VA）传导并触发心室起搏，不断重复这种情况。快速心室起搏频率和房室传导能引起血流动力学紊乱，使用磁铁可阻止感知并终止 PMT。设置起搏器消除感知逆向 P 波（增加 PVARP）能够解决这个问题。

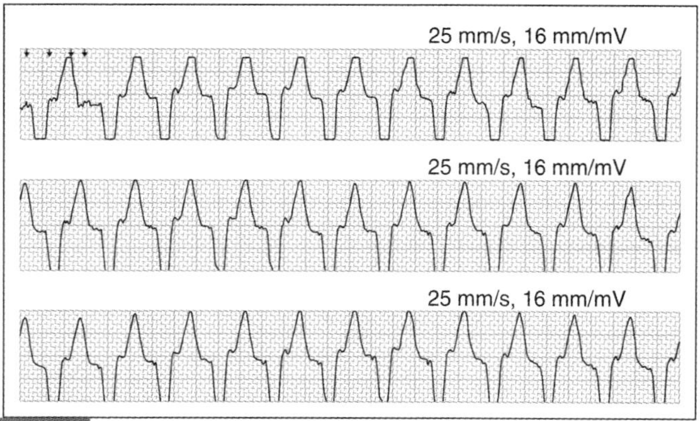

图 7.11

起搏器介导的心动过速。Ⅱ导联节律条带示快速起搏的心室率，为起搏器介导的心动过速（PMT）。PMT 特点为快速起搏的心室率（通常接近设置的起搏器上限频率），心室起搏逆传至心房，产生的电活动（见于心室起搏心律中 T 波下降段）被起搏器感知，触发了心室起搏激动，并持续反复。在紧急情况下，在脉冲发生器上放置磁铁可消除所有感知而终止心动过速。从长远来看，这种问题可以通过延长起搏器心室后心房不应期而被纠正，任何逆传的 P 波落在心房不应期内而不被跟踪。现在的起搏器也有自动 PMT- 终止功能，不需要特别介入。本例中，由于设置了长 AV 间期，使心房恢复了除极功能，而发生逆向室房传导

自右心室流出道或心尖部起搏的 QRS 波通常非常宽大（＞ 120 ms），由于除极来源于右心室，使得 QRS 波为左束支传导阻滞图形（LBBB）。流出道起搏额面电轴方向朝下，心尖部起搏额面电轴方向朝上。计划外的左心室起搏 QRS 波为右束支传导阻滞（RBBB）图形（图 7.12A 和 B）。

双心室起搏（图 7.13），左、右心室同时或接近同时刺激，QRS 波会变窄，且由于左心室刺激，电轴右偏；也可能是 RBBB 图形。双心室起搏形态取决于电极位置和左、右心室起搏脉冲发放的时间。

所有起搏器都能储存记录快速性心律失常发作事件，以便于更好地进行程控。通过询问心房或心室高频事件，浏览

储存的腔内图有助于确认心律并进行适当调整。起搏器也能储存其他临床相关信息，如心率直方图、心房和心室起搏和感知百分比及模式转换次数。对这些数据进行评估对于患者管理有直接作用。

起搏器即将电池耗竭时起搏频率会明显减慢（图 7.14）。起搏装置询问时，程控器屏幕上通常会出现警告；由于电池电压太低不能完成起搏器询问，表示起搏器电池已经耗竭。

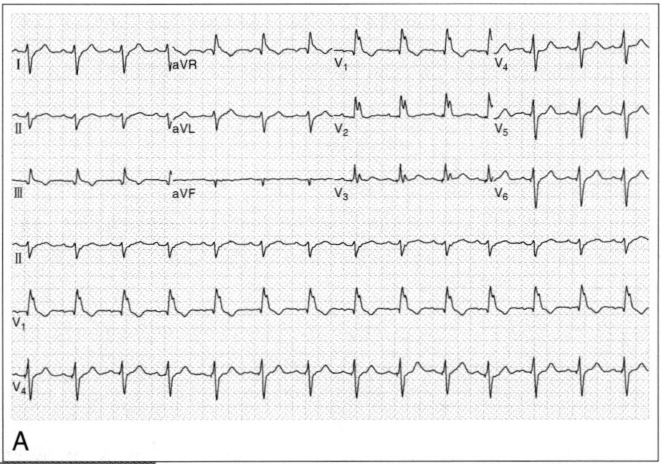

FIGURE 7.12

Unintended left ventricular pacing.（A）This 12-lead ECG tracing with rhythm strips shows sinus rhythm（rate of 83 bpm）with a ventricular paced rhythm. There are small pacing stimulus outputs preceding each wide QRS complex（best seen in leads V_3 to V_6）and no pacing stimulus outputs before the P waves. Unlike normal ventricular pacing from the right ventricle, which exhibits a left bundle branch block pattern, these ventricular paced beats show a right bundle branch block pattern. The reason for this is that the ventricular lead is in the left ventricle（instead of the normal location in the right ventricular apex）. The ventricular pacing lead in this patient was inadvertently passed through a patent foramen ovale into the left atrium, through the mitral valve, and into the left ventricle. It was subsequently repositioned.（From Olshansky B, Chung M, Pogwizd S, Goldschlager N. Arrhythmia Essentials. Sudbury, MA: Jones & Bartlett Learning; 2012: 254-255.）

注：计划外的左心室起搏。因授权限制本图保留英文

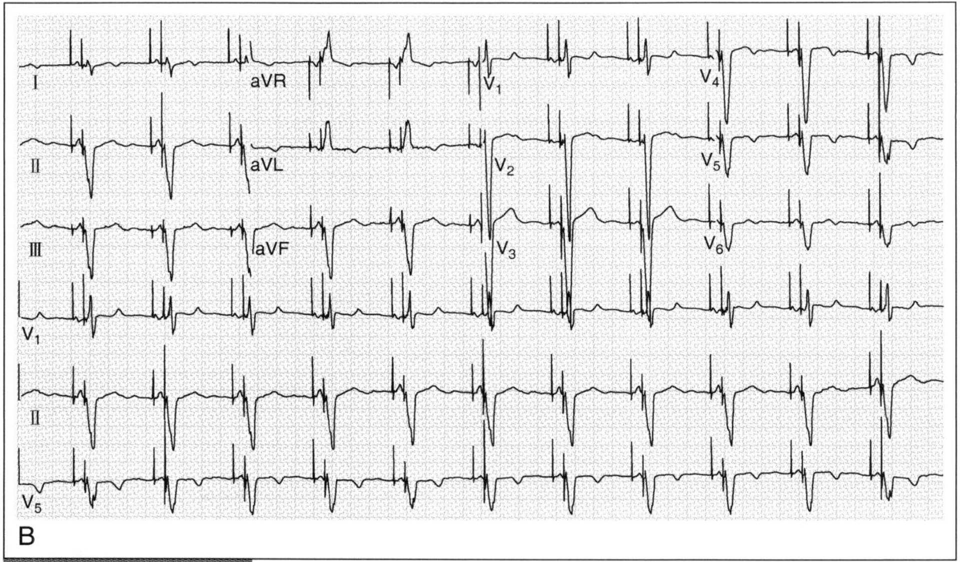

FIGURE 7.12（续）

（B）In this dual-chamber pacing system, the atrial and ventricular leads were inadvertently passed through the subclavian artery. Pacing in the proximal aorta and left ventricle resulted in this paced morphology unexpected from right atrial and right ventricular pacing.

注：因授权限制本图保留英文

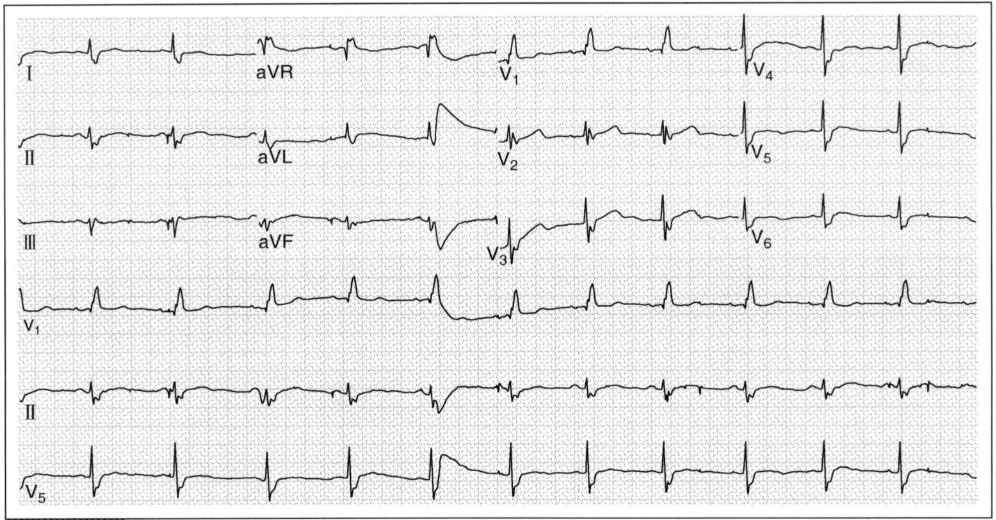

图 7.13

双心室起搏。12 导联心电图和 V_1、Ⅱ、V_5 导联节律条带示心房和心室双腔起搏。然而不像上一份心电图示 QRS 波为右束支传导阻滞图形，此心电图为窄 QRS 波，电轴向右上。此心电图为双心室起搏，源于右心室心尖部和左心外膜静脉。（引自 Olshansky B，Chung M，Pogwizd S，Goldschlager N.Arrhythmia Essentials.Sudbury，MA：John & Bartlett Learning；2012：256.）

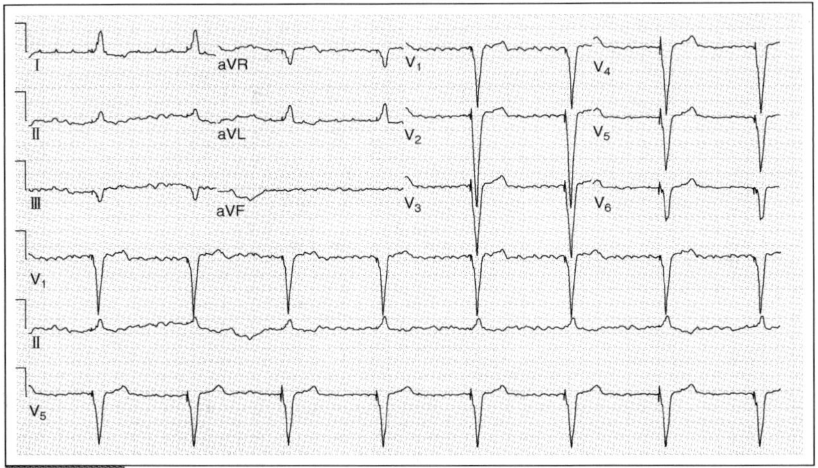

图 7.14

起搏器功能障碍：电池耗竭。12 导联心电图和 V_1、Ⅱ、V_5 导联节律条带示房颤伴心室起搏心律，频率为 47 次 / 分。不能评估感知功能，因为没有可以感知的自身 QRS 波。问题在于起搏器接近电池耗竭的时候，起搏频率会降低。在本例中，起搏频率为 47 次 / 分，低于设置的 60 次 / 分，表示电池接近耗竭，需要更换脉冲发生器。如果剩余电池条件允许，可以进行起搏器询问，会记录起搏器耗竭情况。（引自 Olshansky B，Chung M，Pogwizd S，Goldschlager N.Arrhythmia Essentials.Sudbury，MA：John & Bartlett Learning；2012：257.）

如果能完成起搏器询问，会显示警告提示脉冲发生器已接近电池耗竭（“择期更换时间”）。

起搏器植入指征

经静脉临时起搏器植入指征

- 药物治疗无效的症状性心动过缓或各种病因引起的高风险心动过缓
- 需要植入永久起搏器但目前不能立刻植入的患者
- LBBB 患者需要插入右心导管（导管可能损伤右束支造成完全性房室传导阻滞）
- 新发生的房室传导阻滞，包括进展性一度房室传导阻滞，感染期间（如主动脉瓣心内膜炎、莱姆病）
- 已知窦房结功能障碍，需要电复律的患者
- 只需要临时起搏的患者［药物因素所致的心动过缓、下壁心肌梗死（MI）后一过性心脏传导阻滞、瓣膜置换术前的患者、心内膜炎、电极导线拔除］
- 治疗或者预防心脏停搏所致的室性心动过速（VT）
- MI 后（少见），高风险的症状性药物治疗无效的心动过缓患者
- 任何血流动力学不稳定的房室传导阻滞［由于出血风险，需要注意那些经皮介入治疗的患者；起搏电极应该在经皮冠状动脉介入治疗（PCI）前放置］
- 莫氏二度Ⅱ型房室传导阻滞患者，出现新的束支传导阻滞（BBB）
- 交替出现的 BBB 或分支阻滞

永久起搏器植入指征

房室传导阻滞

- 有心动过缓症状的高二度或完全性房室传导阻滞或者是由于其他原因需要使用药物治疗
- 出现房室结以下的高二度或完全性房室传导阻滞
- 逸搏心律频率＜ 40 次 / 分的高二度或完全性房室传导阻滞
- 心脏停搏时间＞ 3 s，难以预料的反复发作，且发作与高迷走神经反射无关
- 运动过程中出现的高二度或完全性房室传导阻滞
- 为控制房颤患者心室率而进行房室交界区消融术后
- 无法恢复的术后房室传导阻滞（通常为主动脉瓣手术）
- 电生理检查示房室结以下的二度房室传导阻滞
- 神经肌肉疾病（如强直性肌营养不良，Kearns-Sayre 综合征），可能会进展为高度或完全性房室传导阻滞
- 由于房室不恰当的传导而引起症状的一度房室传导阻滞

窦房结功能不良

- 症状性心动过缓或心脏停搏，包括变时功能不全（不能增加窦性频率来满足代谢需要）
- 需要使用会引起症状性心动过缓的药物来治疗其他疾病
- 可疑的症状性心动过缓，心率＜ 40 次 / 分
- 不明原因晕厥，有证据显示窦房结功能不良
- 房性心律失常（如房颤）终止时出现的长间歇

颈动脉窦综合征

- 反复出现晕厥，伴有颈动脉窦高敏感性（无论是窦性

心动过缓或房室传导阻滞，出现 3 s 以上的长间歇）

神经心源性晕厥

- 症状性患者伴有长间歇或心脏停搏，反复发作，药物治疗无效，自发性晕厥并不仅仅由低血压引起

双分支阻滞

- 伴有莫氏Ⅱ型，高二度或完全性房室传导阻滞
- 伴有交替性 BBB
- 排除其他心律失常引起的晕厥（如室速）
- 症状性患者电生理检查发现希氏束-心室传导时间延长（> 100 ms）

心肌梗死后

- 房室结以下持续性二度或完全性房室传导阻滞，伴或不伴有症状
- 有 BBB 的前壁 MI 患者，出现一过性高度或完全性房室传导阻滞
- 房室结内持续性二度或完全性房室传导阻滞，但是引起下壁 MI 患者症状

预防快速性心律失常（通常植入 ICD）

- 长间歇相关的室速（如尖端扭转型室速）
- 先天性长 QT 综合征

收缩性心力衰竭（双心室起搏，"心脏同步化"治疗；通常同时植入 ICD）

- QRS 波≥ 120 ms 的 LBBB，左心室射血分数（LVEF）≤ 35%，经过指南指导的药物治疗（GDMT）后纽约心脏协会（NYHA）心功能Ⅱ级、Ⅲ级或非长期卧床Ⅳ级的症状性心力衰竭患者

- QRS 波 ≥ 120 ms 的非 LBBB，LVEF ≤ 35%，经过 GDMT 后 NYHA 心功能Ⅲ级至非长期卧床Ⅳ级的症状性心力衰竭患者
- LBBB，LVEF ≤ 30%，缺血性收缩性心力衰竭，经过 GDMT 后 NYHA 心功能Ⅰ级的症状性心力衰竭患者
- QRS 波 ≥ 150 ms 的非 LBBB，LVEF ≤ 35%，经过 GDMT 后 NYHA 心功能Ⅱ级的症状性心力衰竭患者
- 经过 GDMT LVEF ≤ 35%，预期需要大量心室起搏（> 40%），或者需要心室起搏、房室结消融或通过药物控制心室率达到接近 100% 心室起搏的房颤患者

不推荐永久起搏器植入

房室传导阻滞

- 无症状的一度房室传导阻滞
- 莫氏Ⅰ型房室传导阻滞，无症状，阻滞发生在房室结内
- 睡眠呼吸暂停，高迷走神经张力（如睡眠），或可恢复的情况（如药物毒性作用）

窦房结功能障碍

- 无症状患者
- 非必需使用的药物所致
- 可纠正因素所致

颈动脉窦高敏感性

- 异常颈动脉窦按摩（由于窦性心动过缓 / 窦性停搏或房室传导阻滞引起心脏停搏> 3 s），但是患者并未引起症状；这种高敏感性必须与颈动脉窦综合征鉴别，颈动脉窦综合征是有症状的，且颈动脉窦按摩时会出现异常反应

神经心源性晕厥

- 避免可触发晕厥的情境，可减少晕厥发生的情况

分支阻滞

- 无症状患者，伴有或不伴有一度房室传导阻滞

心肌梗死后

- 一过性房室传导阻滞，不伴有双分支或三分支阻滞或束支传导阻滞
- 一过性房室传导阻滞伴单分支阻滞
- 新发束支传导阻滞或分支阻滞不伴有房室传导阻滞
- 无症状性一度房室传导阻滞，伴分支或束支传导阻滞

第八章
埋藏式心脏复律除颤器

（李晶晶　译　凌天佑　校）

埋藏式心脏复律除颤器

埋藏式心脏复律除颤器（ICD）置于患者皮下或肌肉下囊袋中，电极导线置于心脏内（近年来多置于皮下）。起搏器通过发放起搏脉冲来治疗心动过缓，而ICD则主要用于预防室性心动过速（VT）或心室颤动（VF）等心动过速所致的死亡。通过连续监测心律，发放抗心动过速起搏（ATP）刺激终止VT，或电除颤终止VT/VF。新型ICD兼具起搏功能，可以同时治疗心动过缓，如电击后出现的心脏停搏时。ICD装置需要大量电能储备用以电击除颤，因而ICD的电容器体积大于起搏器。

ICD植入手术操作过程与起搏器植入术相似，两者区别在于ICD体积更大，并配有除颤线圈的特殊电极。一个标准ICD装置配有1～3根经静脉电极导线，包含一根置于右心室的起搏/感知除颤电极。双腔ICD在右心房有一根起搏/感知电极。有心脏再同步化治疗（CRT）功能的装置有一根置于冠状窦心室分支或左心室心外膜表面的电极导线，用以刺激左心室起搏。

ICD通过右心室电极感知心室节律之后，迅速做出起搏或电击反应，实现除颤或复律。电击系统包括静脉导线上的除颤线圈，通常ICD脉冲发生器本身也有除颤线圈。新型ICD具有双相电击功能，可以高效地终止VT和VF。但是对于一些需要更高除颤能量终止室性心律失常的患者，或是那些除颤电极置于心外膜的患者，除颤设备需要附加皮下线圈或补片，单独置于上腔静脉、头臂静脉或奇静脉。心房电极（或置于右心房的感知电极）感知心房电活动，必要时起搏心房。心房电极可以用来发现和鉴别房性和室性心动过速（自动识别图谱或人工分析储存信息），这样可以避免“不恰当电击”（即非持续性室速时的电击）。对于传导系统异常所致电活动不同步的心力衰竭患者，左心室电极用以心脏再同步化，可以改善患者的心力衰竭症状和心室功能。

ICD 具有多程控功能。心动过速“区域”通过程控设置，可以辨别不同频率的 VF 和 VT。多数 ICD 可有 1 ～ 3 个程控区。慢区可设置为“开启”仅发现心律失常的功能，普通区用于决定治疗类型。快速区是一个室颤区。心率是心律失常最主要且独立的“判断标准”，在给予实际治疗之前，搏动次数或心律失常持续时间还需要满足一定的要求。

ICD 工作原理如下：满足心动过速诊断标准后，电容器充电，电击（图 8.1 和 8.2）。新型 ICD 会在充电后（无效的）再次确认（重新评估心律）心律失常类型，从而避免在非持续性心律失常的情况下不恰当电击。电击能量可以调整，某些情况下可以超过 40 J。电击为双相波，可以利用较低的能量终止室性心律失常，相比单相波更为节能有效。大多数新型 ICD 可以在必要时连续发放 4 ～ 6 次电击之后，评估是否恢复正常心律，可进行再电击准备。ICD 同时具有起搏缓慢心律和快速心律的功能。

全皮下 ICD（SICD）并非无导线，而是有一根置于皮下的电极导线连接 ICD。SICD 的体积比经静脉 ICD 大，且无法识别心房活动。然而，它能够精确识别某些特定图形，鉴别房性和室性心律失常。现代技术还不能利用 SICD 起搏心脏过长时间。

ICD 可以程控为与起搏器功能相似的状态，即在心动过缓时发放起搏脉冲，同时也可以通过抗心动过速起搏（ATP）

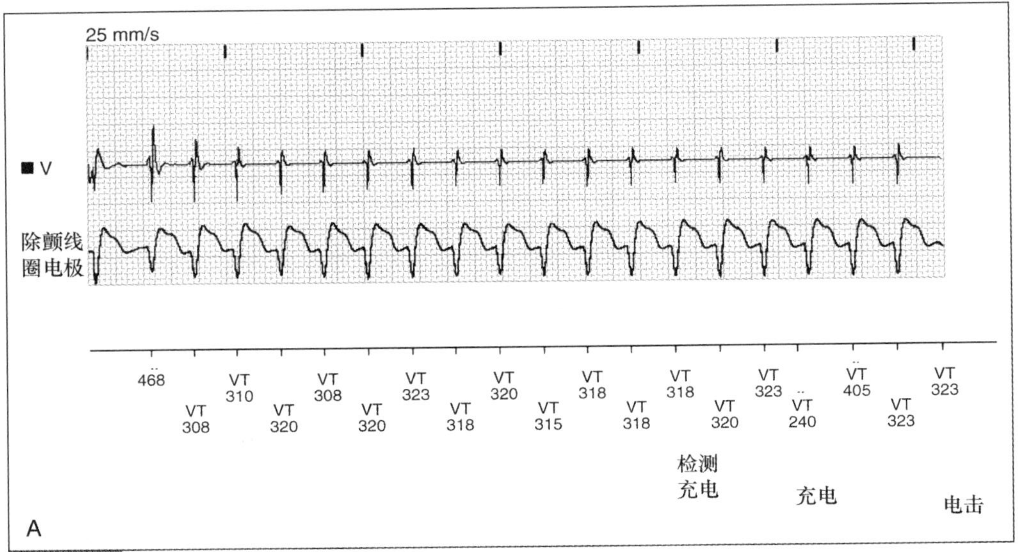

图 8.1

发生室速后 ICD 除颤。持续性室速（VT）（A），ICD 成功复律后，恢复正常节律（B）

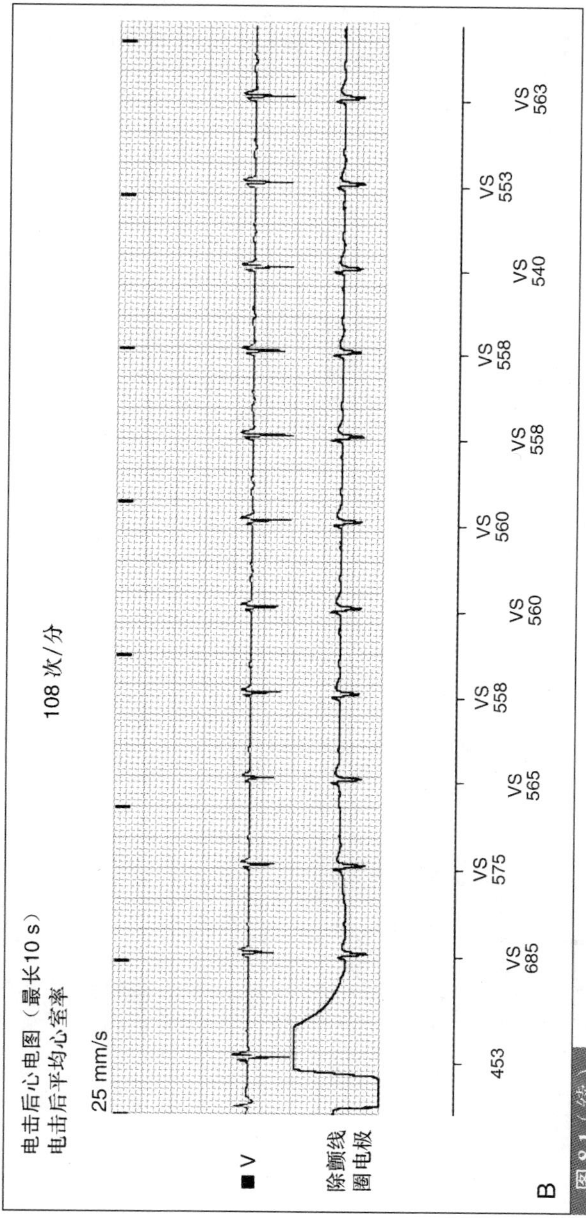
电击后心电图（最长10 s）
电击后平均心室率
25 mm/s
108 次/分
V
除颤线圈电极
453
VS 685
VS 575
VS 565
VS 558
VS 560
VS 560
VS 558
VS 558
VS 540
VS 553
VS 563
B

图 8.1（续）

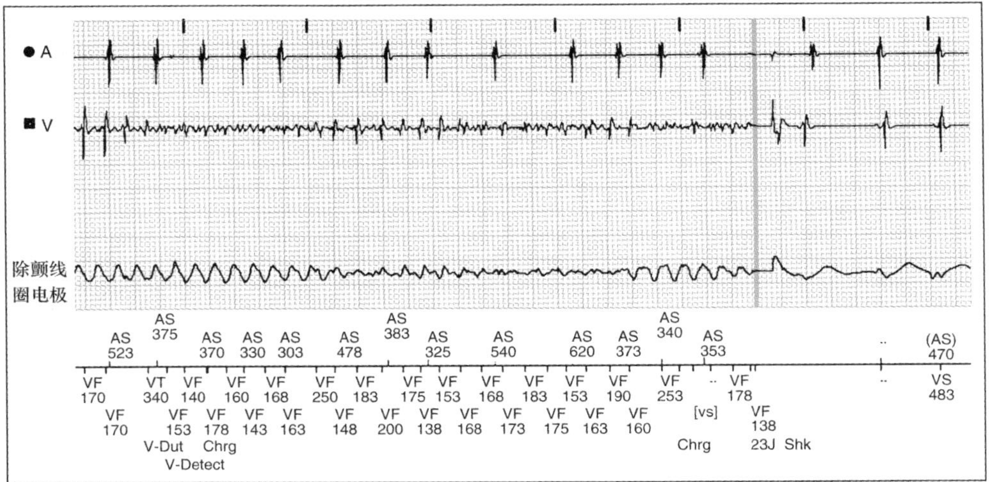

图 8.2

发生室颤后 ICD 除颤。从 ICD 数据储存中下载了一段 ICD 除颤终止室颤的记录。第一行是心腔内心房电图（AS 表示心房感知的心电图），中间一行为心腔内心室电图（两行），底部一行为除颤线圈电极的远场电图。VF 表示发生室颤。竖线代表 ICD 发放 23 J 电除颤，之后患者心律逐渐变慢终止 VT。某些装置可以在尝试起搏功能终止 VT 的同时充电，准备在必要时电除颤。部分 ICD 可以通过发放抗心动过速起搏治疗房性心律失常。每个心动过速区的心动过速识别时间和心房心室关联特征识别时间都是可以程控的，有助于鉴别 SVT 和 VT。

ICD 仅通过心率标准或心律失常的持续时间来鉴别 SVT 和 VT 的准确性并不高。因此，有些电击并不“恰当”——比如无生命威胁的 SVT，高于程控心率标准的窦性心动过速，可以自行终止的 VT，电干扰（如折断的导线干扰，图 8.3 至图 8.5）等等。植入 ICD 患者不恰当电击发生的比例可达三分之一。为了最大程度降低不恰当电击的发生，各种程控流程可以用来鉴别 AF、AFL、窦性心动过速或其他类型 SVT 与 VT。这些程控大多通过节律识别来判断，比如心房与心室关系、节律是否规则、突发与否或心电图形态。心房和心室关系有助于鉴别 1∶1 房室关系（可见于 SVT）和室-房分离（可见于 VT）。间期的不规则性有助于鉴别 AF 和规律性 VT。突发现象有助于鉴别逐渐发生的窦性心动过速和突发性 VT，后者特点为心率突然加速或者骤增。部分 ICD 具有特殊流程配对程序，可评估心室心电图形态并有助于鉴别心房和心室节律。

虽然鉴别流程软件的程控可以完善电击的特异性，但过于依赖这些程控并不利于威胁生命的室性心律失常的准确判断。植入 ICD 治疗目标是挽救所有威胁生命的心律失常，遗漏任何一个致死性心律失常的后果将会是猝死。解决方法：将 VF 区程控调节为无鉴别 SVT 功能，在慢 VT 检测区开启此功能。另一种方法，可以在发生过一次不恰当电击的室上性心律失常事件之后，或心率可能加快至与 VT 检测区重叠的情况后，再开启鉴别功能。其他方法：延长检测间隔。ICD 具有多程控性，可根据不同个体需要及心律失常特性“量体裁衣”。

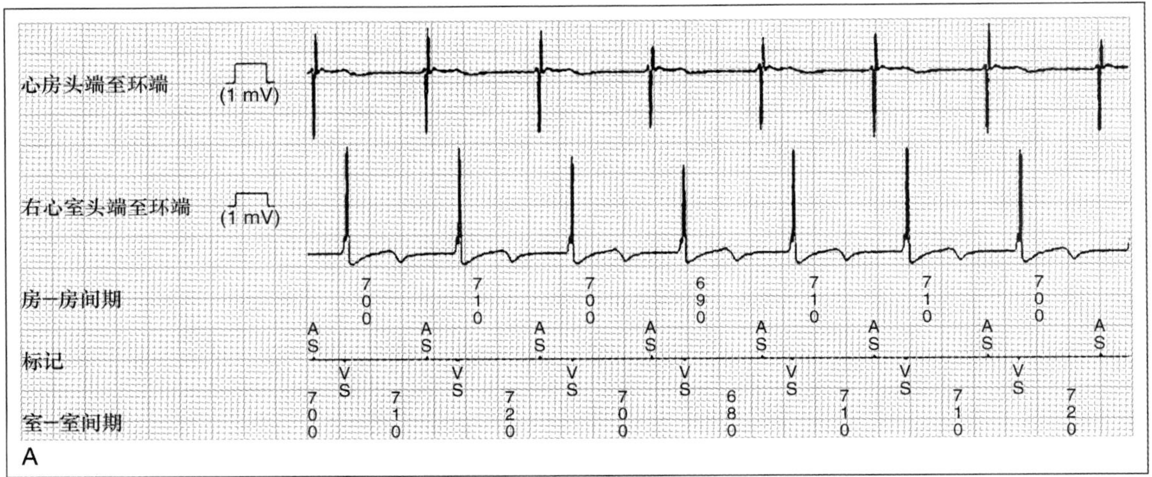

图 8.3

室上速后发生不恰当电击。（A）ICD 腔内心电图监测到的一段窦性心律。第一条记录的是心房电图，第二条为心室电图，底部是标记（AS＝心房感知，VS＝心室感知），AA 间期和 VV 间期单位为 ms。（B）心室电图记录到的心动过速伴 1：1 房室传导，与窦性心律时相似的超短 VA 间期，提示为室上性心动过速——房室结折返性心动过速可能。这段心动过速在 ICD 发放 24.9 J 电击后转复为窦性心动过速。在此病例中，室上速频率符合频率判断标准，因而触发了 ICD 电击

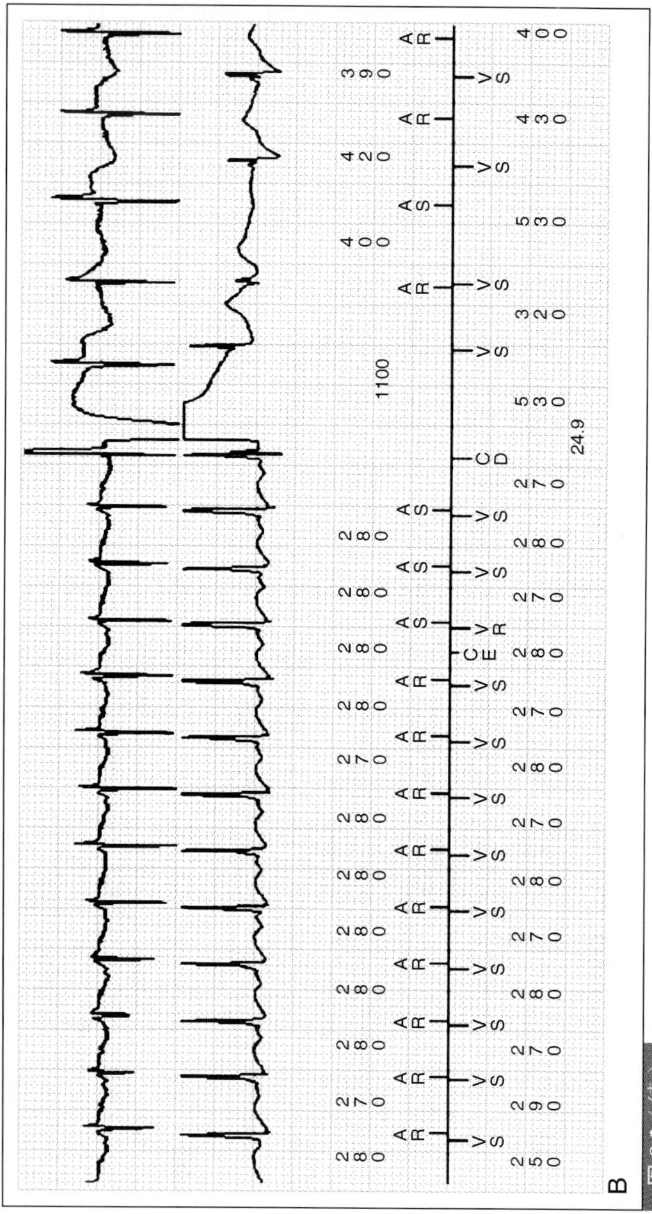

图 8.3（续）

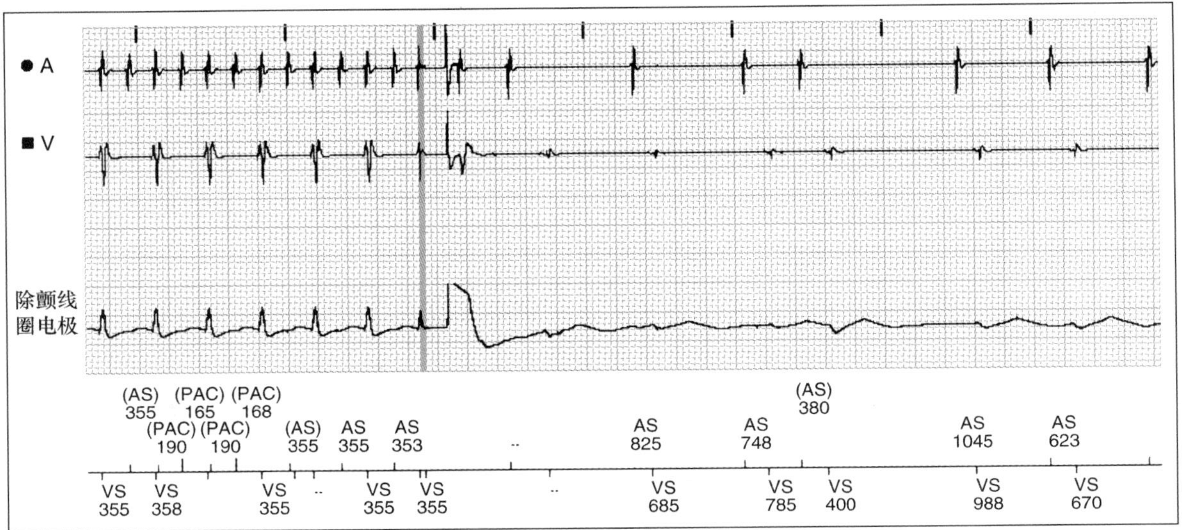

图 8.4

房扑后发生电击。腔内心电图记录了心房电图（第一条），心室电图（第二条），除颤线圈电极电图（第三条）以及标测通道（底部）。图示为房扑伴 2∶1 房室传导，之后被电击终止（竖线表示），转复为窦性心律伴心房异位节律

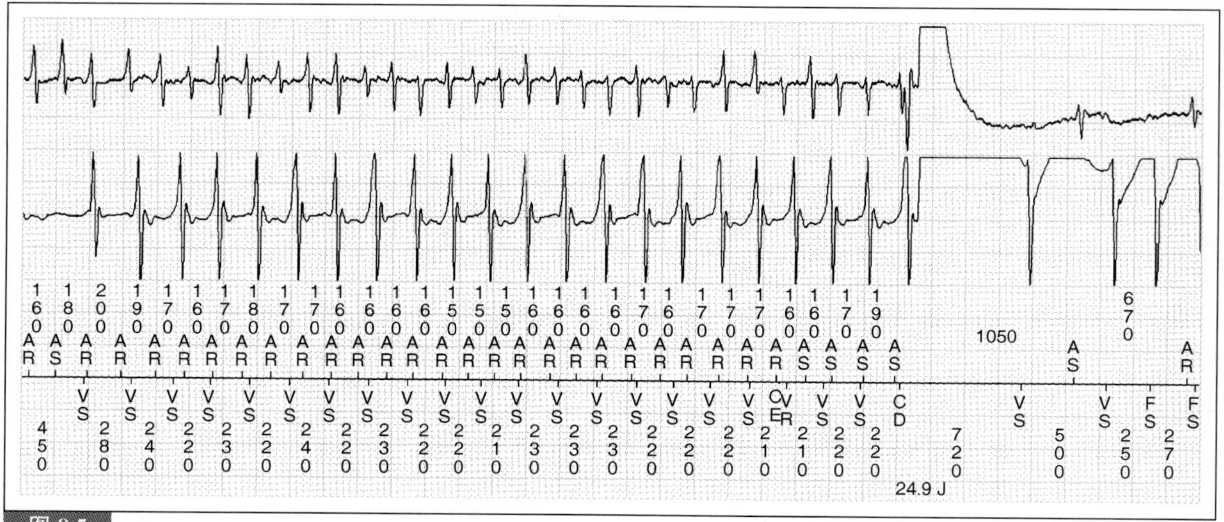

图 8.5

两种心动过速（房颤和室速）同时发生时的电击。腔内心电图记录了心房电图（第一条），心室电图（第二条），标测通道（第三条）。心房电图记录到了房颤发生时伴发规则的单形性室速，发放 24.9 J 电击后两种异常节律均被终止

ICD 其他功能包括：电容器自动修正、高级记录和诊断功能，可经电话传输将患者的心电监测数据发送给相关临床医生。ICD 电池寿命平均为 5 ～ 10 年。新型 ICD 可以定期自动维护，自动监测电极导线参数（如电阻）和心腔内心电图形态（如心房和心室心电信号大小）。新型 ICD 内的数据信息可以由程控人员下载，或由一个和 ICD 相联系的外部远程设备下载，再将信息传输至某个中心站点。远程监测具有非常重要的应用价值，可以实时提供给临床医生各种信息，如机器本身或某一部件（如电极导线）工作异常。不仅如此，远程监测还可以提供心室起搏和感知频率等数据。

ICD 询问功能：将一根传输棒放于 ICD 上或通过远程电话传输监测来判断是否发生心动过速、做出何种治疗以及治疗是否成功终止了心动过速。另外，还可监测到房性心律失常如房颤发生的频率及持续时间（负荷时间）、一段时间内的心率以及心率变异。ICD 询问对于判断不同程控频率下的起搏指征和起搏频率有着非常重要的作用。起搏参数可以调节，这些参数包括：基线心率、心率应答状态、心室起搏与心房活动 1∶1 关系时的心率追踪上限、必要时基线心率感知上限、心房心室的时序关系、双腔装置中左右心室起搏的时序关系。在某一特定频率区发生 SVT 如房颤或房扑时，大多数 ICD 具有关闭心房追踪的功能。磁铁可以停止大多数 ICD 的心动过速监测功能，但对起搏器的抗心动过缓功能无效。ICD 具有不同的程控参数，这取决于 ICD 类型、厂家和型号。必须了解每一台 ICD 的特性设置以确保正确理解设备的功能和程控。

ICD 植入指征

ICD 植入指征分为心脏性猝死（SCD）的一级预防和二级预防。最新 ICD 指南总结见表 8.1 和图表 8.1 至图表 8.5。

表 8.1

ICD 植入适应证

推荐 ICD 植入：

- 非可逆性原因引起的室颤或血流动力学不稳定的持续性室速所致的心脏停搏
- 伴有结构性心脏病的自发性持续性室速，无论血流动力学是否稳定
- 原因不明的晕厥，在电生理检查时能诱发有血流动力学不稳定表现的持续性室速或室颤
- 心肌梗死所致 LVEF ≤ 35%，且心肌梗死 40 天以上，NYHA Ⅰ～Ⅲ级
- 非缺血性心肌病，LVEF ≤ 35%，NYHA Ⅱ～Ⅲ级
- 心肌梗死所致 LVEF ≤ 40%，非持续性室速且电生理检查能诱发室颤或持续性室速

Ⅱa：ICD 植入是合理的

- 原因不明的晕厥，伴有明显左心室功能障碍的非缺血性心肌病
- 心室功能正常或接近正常的持续性室速
- 肥厚型心肌病，有 1 个及以上 SCD 主要危险因素
- 致心律失常性右心室心肌病（发育不良），有 1 个及以上 SCD 主要危险因素
- 服用 β 受体阻滞剂期间发生晕厥和（或）室速的长 QT 综合征患者
- 等待心脏移植的患者
- 有晕厥史的 Brugada 综合征患者
- 有明确室速记录但没有引起心脏停搏的 Brugada 综合征患者
- 有晕厥史的儿茶酚胺敏感性多形性室速患者
- 心脏结节病、巨细胞性心肌炎或 Chagas 病

可以考虑 ICD 植入：

- 非缺血性心肌病，LVEF ≤ 35%，NYHA Ⅰ级
- 有 SCD 危险因素的长 QT 综合征患者
- 有晕厥和严重结构性心脏病的患者，侵入性和非侵入性检查不能明确原因
- 有猝死史的家族性心肌病患者
- 左心室致密化不全患者

表 8.1

ICD 植入适应证（续表）
不推荐 ICD 植入： • 患者预期寿命短于 1 年 • 无休止的室速或室颤 • 存在明显的精神疾病，可能被器械植入术加重，或不能进行系统的随访 • 没有条件行心脏移植或 CRT-D 治疗，药物难以控制的充血性心力衰竭患者 • 既没有可诱发的室性快速性心律失常也不合并结构性心脏病患者 • 房性心律失常合并 WPW 综合征，右心室或左心室流出道室速，特发性室速，分支型室速，经手术或导管消融可治愈的无结构性心脏病的室颤或室速患者 • 无结构性心脏病，由完全可逆性病因导致的室速（如电解质紊乱、药物或创伤）

SCD，心脏性猝死

SCD 一级预防见流程图 8.1，SCD 二级预防见流程图 8.2。临床中还有许多未归类于随机临床试验中以及指南推荐未涵盖的患者，如心肌梗死后 40 天内的患者（流程图 8.3）、冠状动脉血运重建术后 90 天内的患者（流程图 8.4）、心肌病诊断后 3 ～ 9 个月内的患者（流程图 8.5）等。

所有具备 ICD 植入指征的患者，必须首先进行一段时间的正规药物治疗，如能有效降低室性心律失常所致 SCD 风险，则无须植入 ICD。在美国，虽然由专业机构撰写 ICD 植入指南，但当医疗保险和医疗补助服务中心（CMS）未能严格参照 ICD 适应证执行时，临床医生和（或）医院有义务进行监督。

流程图 8.6 至流程图 8.11 总结了一些特殊室性心律失常的 ICD 植入指征和其他推荐，其中包括肥厚型心肌病（流程图 8.6）、致心律失常性右心室心肌病（流程图 8.7）、长

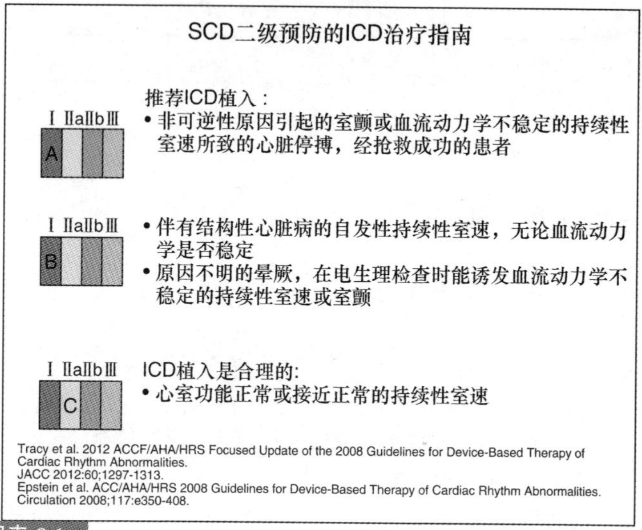

图表 8.1

SCD 二级预防的 ICD 植入指南（引自 Tracy CM，Epstein AE，Darbar D，et al. 2012 ACCF/AHA/HRS focused update of the 2008 guidelines for device-based therapy of cardiac rhythm abnormalities. JACC 2012：60；1297-1313；Epstein AE，DiMarco JP，Ellenbogen KA，et al. ACC/AHA/HRS 2008 guidelines for device-based therapy of cardiac rhythm abnormalities. Circulation 2008；117：e350-408.）

QT 综合征（流程图 8.8）、Brugada 综合征（流程图 8.9）、儿茶酚胺敏感性多形性室速（流程图 8.10）、心脏结节病（流程图 8.11）。对于那些具有发生 VT/VF 风险但是无法植入或延期植入 ICD 的患者，应使用可穿戴式心脏复律除颤器（WCD）。高风险 VT/VF 患者在确定 ICD 治疗之前、等待心脏移植、正规药物治疗改善左心室功能等过渡期间亦可使用 WCD。

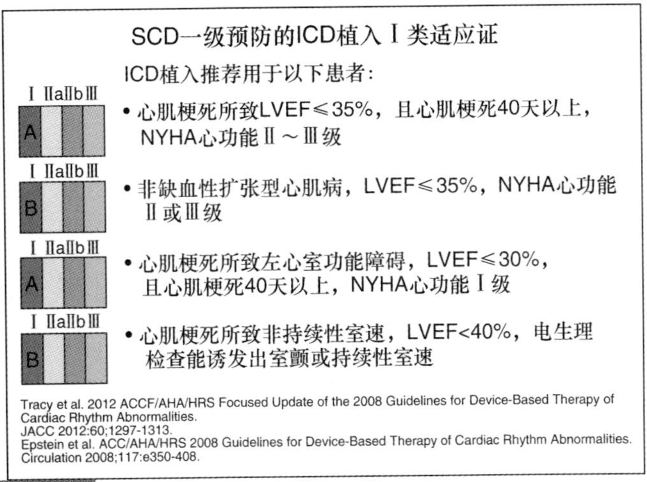

图表 8.2

SCD 一级预防的 ICD 植入 Ⅰ 类适应证。（引自 Tracy CM，Epstein AE，Darbar D，et al. 2012 ACCF/AHA/HRS focused update of the 2008 guidelines for device-based therapy of cardiac rhythm abnormalities. JACC 2012：60；1297-1313；Epstein AE，DiMarco JP，Ellenbogen KA，et al. ACC/AHA/HRS 2008 guidelines for device-based therapy of cardiac rhythm abnormalities. Circulation 2008；117：e350-408.）

心脏再同步化治疗

收缩性心力衰竭伴心室传导时间延长（典型表现为宽 QRS 波，左束支传导阻滞特征性表现）造成左心室收缩不同步。临床试验已证实双腔起搏或心脏再同步化治疗（CRT）可改善患者心脏结构功能，提高生存率。CRT 可附加有植入永久起搏器（CRT-P）或除颤器（CRT-D）功能，须另植入一根起搏电极至左心室，定位于冠状窦分支或心外膜。治疗效果取决于患者本身情况、电极位置、合适的间期程控、确保高比例双心室起搏以及合理药物治疗。疗效最为显著的患者心电图大多表现为极宽 QRS 波和左束支传导阻滞。

非缺血性及其他心肌病一级预防的ICD植入Ⅱa类和Ⅱb类适应证

Ⅱa类

Ⅰ ⅡaⅡb Ⅲ

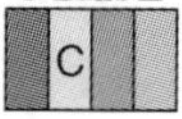

ICD植入是合理的：

- 移植过渡阶段：在院外等待心脏移植的患者
- 肥厚型心肌病，有1个及以上SCD主要危险因素
- 致心律失常性右心室心肌病（发育不良），有1个及以上SCD主要危险因素
- 心脏结节病
- 巨细胞性心肌炎
- Chagas病

Ⅱb类

Ⅰ ⅡaⅡb Ⅲ

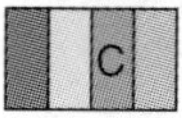

可以考虑ICD植入：

- 非缺血性心肌病，LVEF≤35%，NYHA心功能Ⅰ级
- 有猝死史的家族性心肌病患者
- 左心室致密化不全患者

Tracy et al. 2012 ACCF/AHA/HRS Focused Update of the 2008 Guidelines for Device-Based Therapy of Cardiac Rhythm Abnormalities.
JACC 2012:60;1297-1313.
Epstein et al. ACC/AHA/HRS 2008 Guidelines for Device-Based Therapy of Cardiac Rhythm Abnormalities.
Circulation 2008;117:e350-408.

图表 8.3

非缺血性及其他心肌病一级预防的 ICD 植入Ⅱ a 类和Ⅱ b 类适应证（引自 Tracy CM，Epstein AE，Darbar D，et al. 2012 ACCF/AHA/HRS focused update of the 2008 guidelines for device-based therapy of cardiac rhythm abnormalities. JACC 2012：60；1297-1313；Epstein AE，DiMarco JP，Ellenbogen KA，et al. ACC/AHA/HRS 2008 guidelines for device-based therapy of cardiac rhythm abnormalities. Circulation 2008；117：e350-408.）

最新 CRT 植入指征：

- NYHA 心功能Ⅲ～Ⅳ级患者，正规药物治疗后，左心室射血分数（LVEF）≤ 35% 伴 QRS 波≥ 120 ms，或频繁依赖心室起搏。
- LBBB 伴 QRS 波≥ 130 ms，LVEF ≤ 30%，NYHA 心功能Ⅱ级的缺血性或非缺血性心力衰竭、或无症状的 NYHA 心功能Ⅰ级的缺血性心力衰竭。
- 需要植入 CRT-D 的患者还需满足 ICD 适应证，包括长期心室功能减退（至少 3 ～ 9 个月）且给予正规药

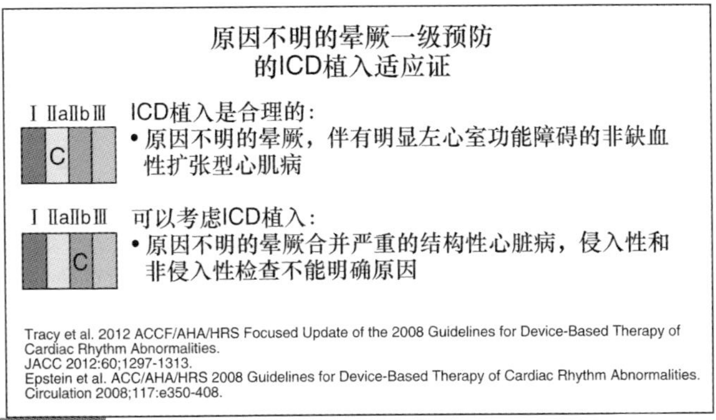

图表 8.4

原因不明的晕厥一级预防的 ICD 植入适应证（引自 Tracy CM，Epstein AE，Darbar D，et al. 2012 ACCF/AHA/HRS focused update of the 2008 guidelines for device-based therapy of cardiac rhythm abnormalities. JACC 2012：60；1297-1313；Epstein AE，DiMarco JP，Ellenbogen KA，et al. ACC/AHA/HRS 2008 guidelines for device-based therapy of cardiac rhythm abnormalities. Circulation 2008；117：e350-408.）

物治疗后 LVEF 仍旧≤ 35%，心肌梗死发生 40 天后，血运重建术后 90 天以上。换言之，患者在尝试所有治疗后，仍长期存在心脏停搏的风险，这时需要植入 CRT-D。

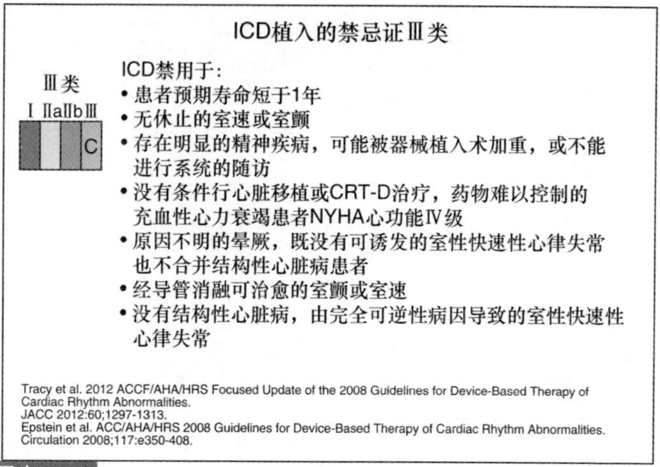

图表 8.5

ICD 植 入 的 禁 忌 证 Ⅲ 类（Tracy CM，Epstein AE，Darbar D，et al. 2012 ACCF/AHA/HRS focused update of the 2008 guidelines for device-based therapy of cardiac rhythm abnormalities. JACC 2012：60；1297-1313；Epstein AE，DiMarco JP，Ellenbogen KA，et al. ACC/AHA/HRS 2008 guidelines for device-based therapy of cardiac rhythm abnormalities. Circulation 2008；117：e350-408.）

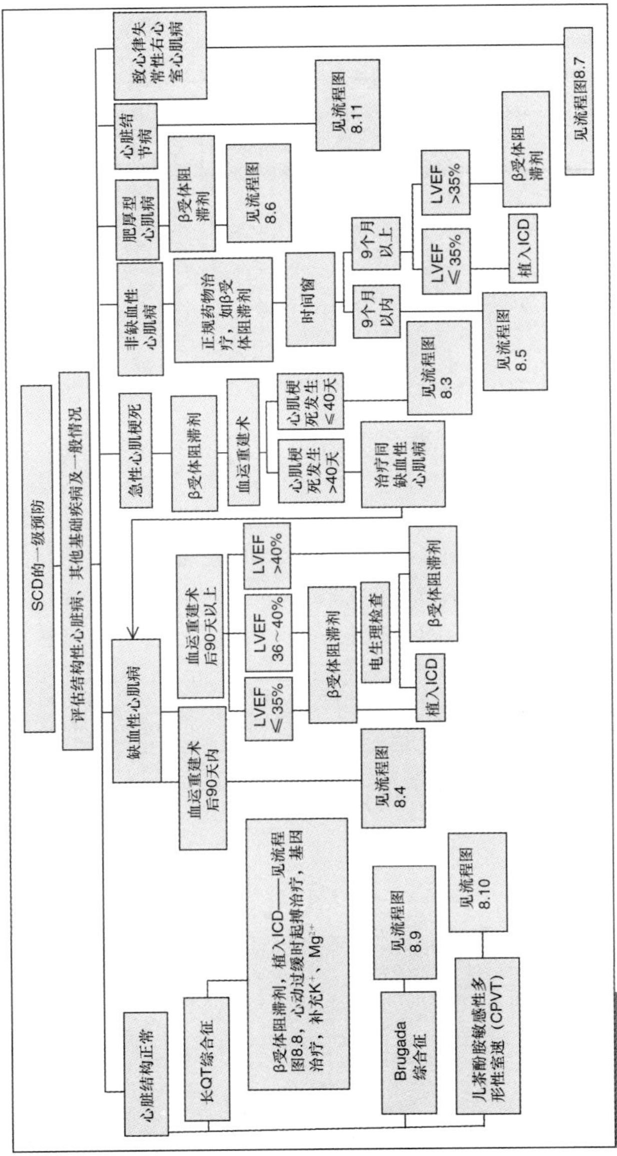

流程图 8.1
SCD 的一级预防

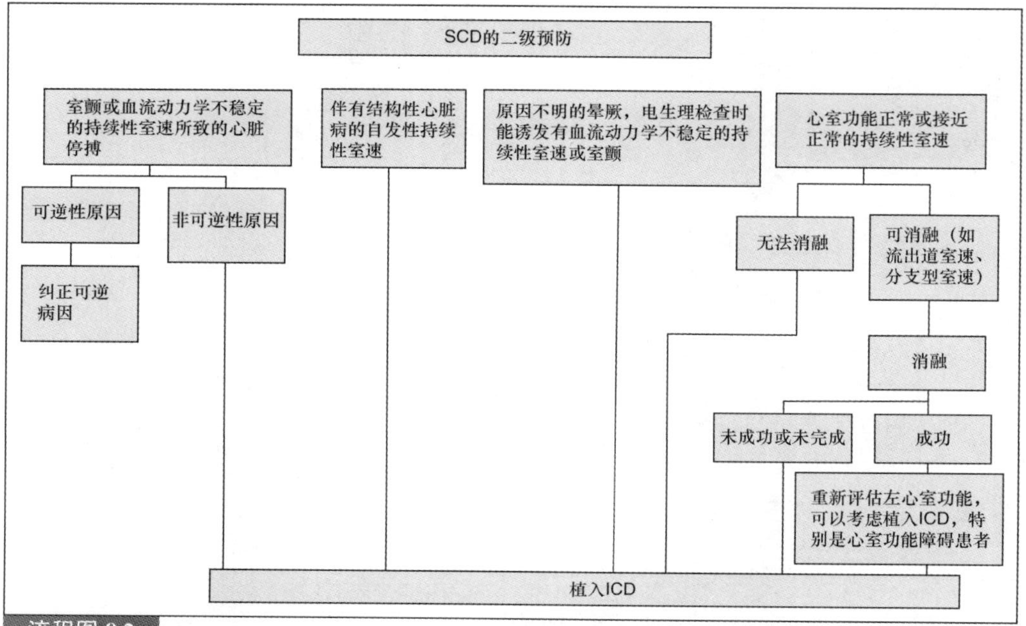

流程图 8.2

SCD 的二级预防

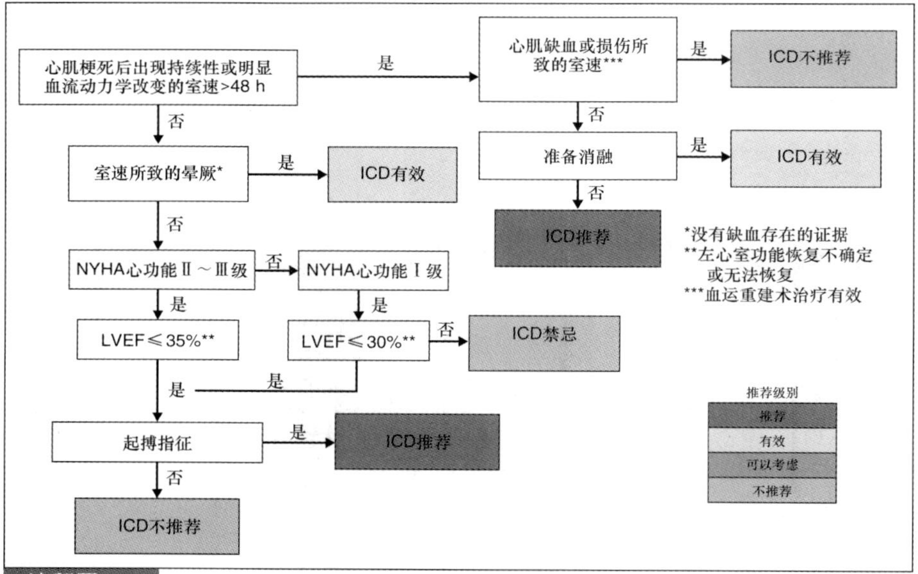

流程图 8.3

心肌梗死发生 40 天以内植入 ICD 适应证（引自 Kusumoto FM，Calkins H，Boehmer J，et al. HRS/ACC/AHA expert consensus statement on the use of implantable cardioverter-defibrillator therapy in patients who are not included or not well represented in clinical trials. Heart Rhythm 2014；11［7］：1271-1303.）

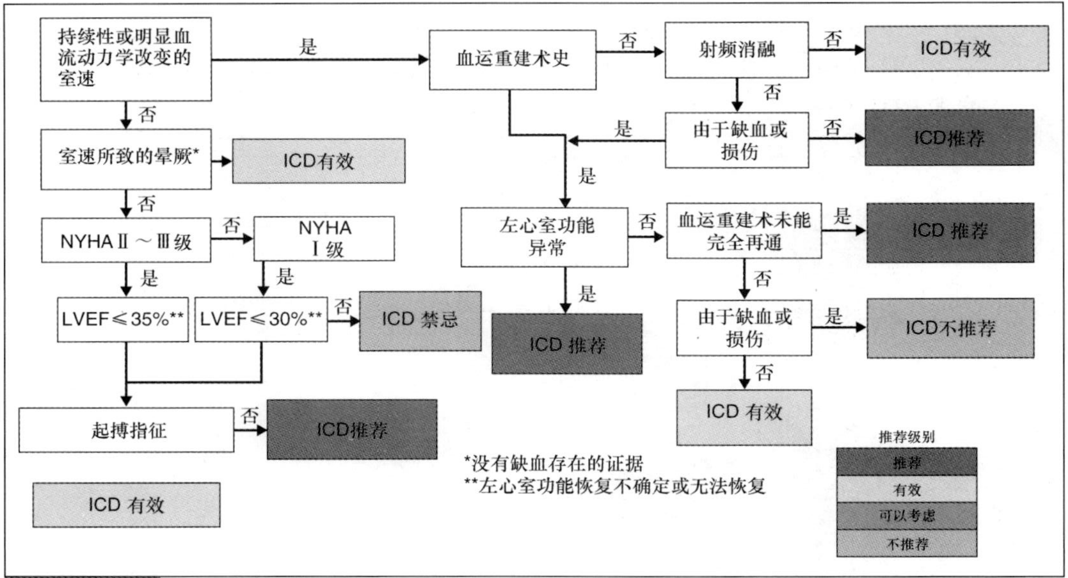

流程图 8.4

血运重建术后 90 天内 ICD 植入适应证（引自 Kusumoto FM，Calkins H，Boehmer J，et al. HRS/ACC/AHA expert consensus statement on the use of implantable cardioverter-defibrillator therapy in patients who are not included or not well represented in clinical trials. Heart Rhythm 2014；11［7］：1271-1303.）

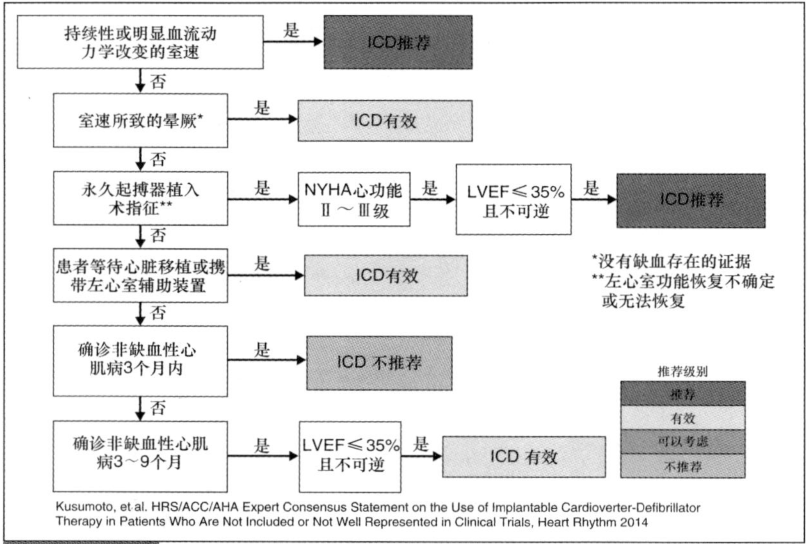

流程图 8.5

非缺血性心肌病诊断后9个月内的ICD植入适应证（引自 Kusumoto FM，Calkins H，Boehmer J，et al. HRS/ACC/AHA expert consensus statement on the use of implantable cardioverter-defibrillator therapy in patients who are not included or not well represented in clinical trials. Heart Rhythm 2014；11［7］：1271-1303.）

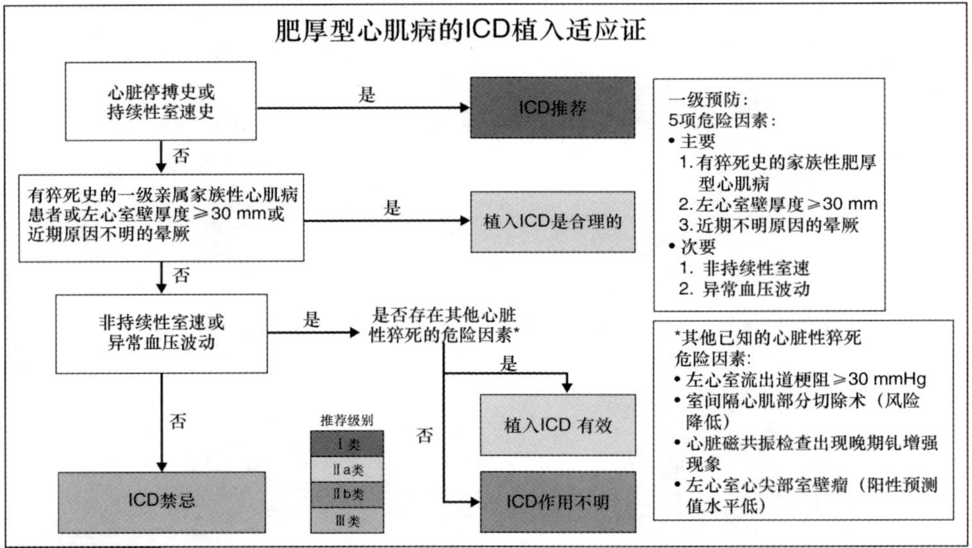

流程图 8.6

肥厚型心肌病的 ICD 植入适应证（引自 Gersh BJ，Maron BJ，Bonow RO，et al. 2011 ACCF/AHA guideline for the diagnosis and treatment of hypertrophic cardiomyopathy；executive summary；a report of the American College of Cardiology Foundation/American Heart Association Task Force on Practice Guidelines. J Am Coll Cardiol 2011；58［25］：2703-2738.）

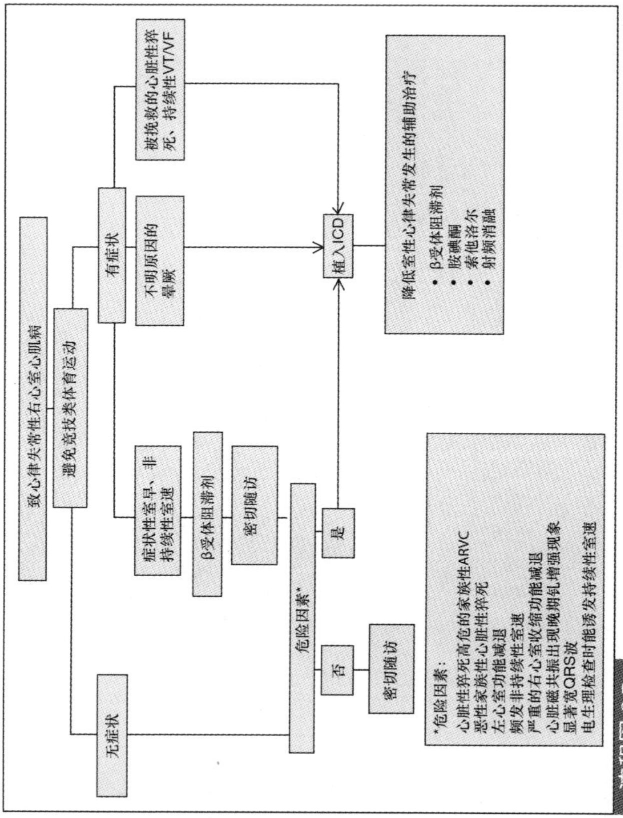

流程图 8.7
致心律失常性右心室心肌病

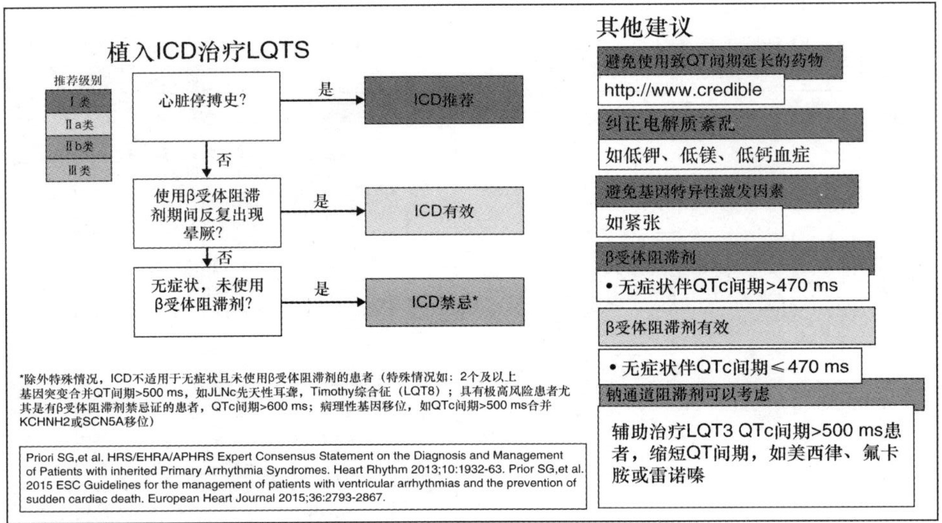

流程图 8.8

长 QT 综合征的 ICD 植入适应证（引自 Priori SG，Wilde AA，Horie M，et al. HRS/EHRA/APHRS/expert consensus statement on the diagnosis and management of patients with inherited primary arrhythmia syndromes. Heart Rhythm 2013；10：1932-1963；Priori SG，Blomstrom-Lundqvist C，Mazzanti A，et al. 2015 ESC Guidelines for the management of patients with ventricular arrhythmias and the prevention of sudden cardiac death. Eur Heart J 2015；36：2793-2867.）

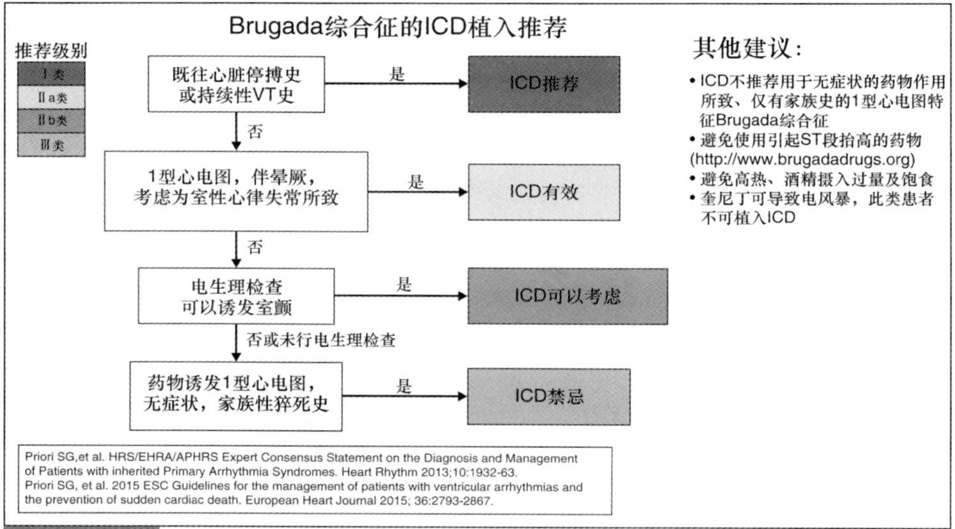

流程图 8.9

Brugada 综合征的 ICD 植入适应证（引自 Priori SG，Wilde AA，Horie M，et al. HRS/EHRA/APHRS/expert consensus statement on the diagnosis and management of patients with inherited primary arrhythmia syndromes. Heart Rhythm 2013；10：1932-1963；Priori SG，Blomstrom-Lundqvist C，Mazzanti A，et al. 2015 ESC Guidelines for the management of patients with ventricular arrhythmias and the prevention of sudden cardiac death. Eur Heart J 2015；36：2793-2867.）

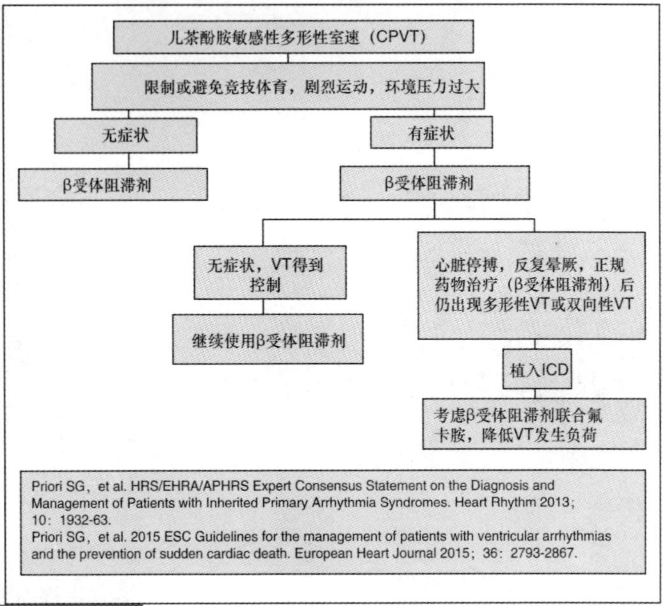

流程图 8.10

儿茶酚胺敏感性多形性室速的治疗（引自 Priori SG，Wilde AA，Horie M，et al. HRS/EHRA/APHRS/expert consensus statement on the diagnosis and management of patients with inherited primary arrhythmia syndromes. Heart Rhythm 2013；10：1932-1963；Priori SG，Blomstrom-Lundqvist C，Mazzanti A，et al. 2015 ESC Guidelines for the management of patients with ventricular arrhythmias and the prevention of sudden cardiac death. Eur Heart J 2015；36：2793-2867.）

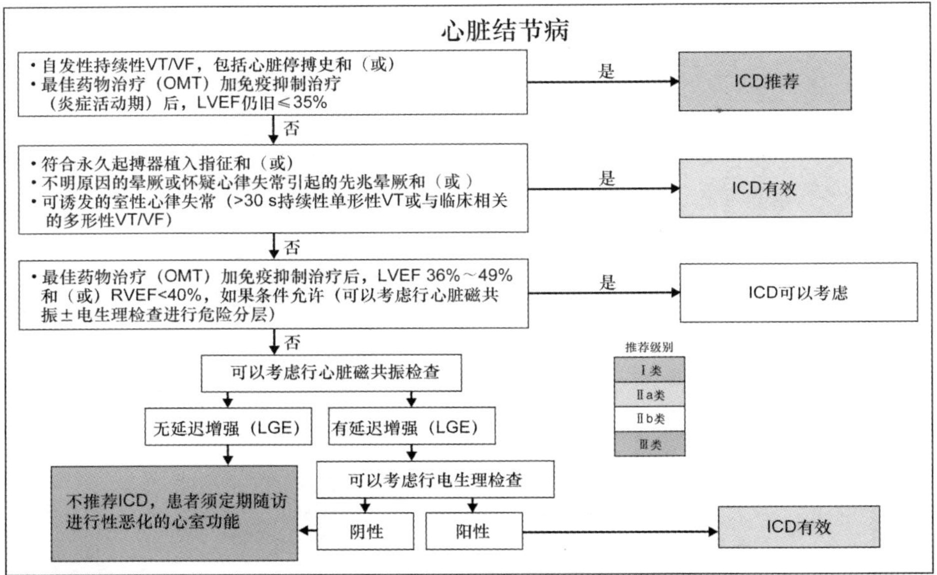

流程图 8.11

心脏结节病的 ICD 植入适应证（Modified from Birnie DH，Sauer WH，Bogun F，et al. HRS expert consensus statement on the diagnosis and management of arrhythmias associated with cardiac sarcoidosis Heart Rhythm 2014；11：1305-1323.）

第九章
药物作用和电解质紊乱

（周建　译　凌天佑　校）

抗心律失常药物

有些药物通过一定的机制在某些易感人群中会引起心律失常，特别是抗心律失常药物。这在临床上称为致心律失常作用。致心律失常作用的表现类型较为广泛，包括室性早搏、非持续性室速、持续性单形性室速、多形性室速以及室颤。某些药物的致心律失常作用还包括心动过缓和房室传导阻滞等。

有些抗心律失常药物（Ⅰ类抗心律失常药物，包括普鲁卡因胺、奎尼丁、丙吡胺、氟卡胺以及普罗帕酮）通过阻滞钠离子通道，延长心房肌、心室肌以及希浦系统的传导时间。在易感人群中的心电图表现通常为宽 QRS 波、房室传导阻滞、单形性和（或）多形性室速。房颤患者应用Ⅰ类抗心律失常药物后可能会从房颤律转为房扑律，虽然心房率有所减慢（＜200 次 / 分），但是心室率较房颤时的心室率更快，因为房室结变成 1∶1 下传。这和典型的房扑（300 次 / 分）不同，典型的房扑心室率由于房室结的不应期保护作用，不会引起较快心室率，一般是 2∶1（150 次 / 分）下传。抗心律失常药物致房性心律失常通常在心电图上表现为窄 QRS 波或者宽 QRS 波，后者主要是因为伴有室内缓慢传导。使用大剂量（中毒剂量）ⅠC 类抗心律失常药物的心电图表现与高钾血症和室速相似。

一些抗心律失常药物（ⅠA 类抗心律失常药物比如普鲁卡因胺和奎尼丁，Ⅲ类药物比如索他洛尔、多非利特以及胺碘酮）通常通过阻滞 I_{kr} 离子通道而延长动作电位的复极化，最终会出现获得性长 QT 综合征（LQTS）。许多非心脏药物同样通过阻滞 I_{kr} 离子通道（快速延迟整流钾离子通道）也可以延长心肌细胞动作电位，延长 QT 间期，促使尖端扭转型室速的发生。部分延长 QT 间期的药物已罗列在表 6.3 中，感兴趣的读者可以登录到网站 http://www.crediblemeds.org 了解更多最新的延长 QT 间期的药物。QT 间期延长最恶性的副作用是引起伴随有心脏停搏和心脏性猝死的尖端扭转型室速。

还有些抗心律失常药物（ⅠC 类药物，特别是索他洛尔和胺碘酮）可以影响窦房结并导致窦性心动过缓。

地高辛中毒

地高辛通常用于治疗收缩性心力衰竭及控制房颤心室率。地高辛的毒性作用通常可以从心电图上表现出来，比如 PR 段压低、ST 段弓背向下型抬高、T 波低平、QT 间期缩短以及 U 波的出现。地高辛治疗剂量的血清浓度一般为 0.7 ～ 2.0 ng/ml，虽然在这个范围内也有中毒的发生，但是地高辛浓度低于 0.9 ng/ml 的治疗剂量往往预后较差。低钾血症、低镁血症、高钙血症、缺氧、甲状腺功能减退、肾功能不全以及血容量不足易诱发地高辛中毒。有些药物通过与地高辛相互作用，增加其血清浓度，同样也可以诱发地高辛中毒，比如某些抗生素（如四环素类以及红霉素类药物）以及某些抗心律失常药物（奎尼丁、氟卡胺、胺碘酮以及维拉帕米）。地高辛中毒也可以表现为全身症状，比如胃肠道症状（恶心、呕吐、腹泻以及厌食），中枢神经系统异常（头痛、嗜睡以及癫痫），以及视力改变（盲点、光晕以及色觉改变）。另外地高辛中毒也可以引起一系列的心律失常和传导障碍。临床上常见的地高辛中毒引起的节律异常表现如下：

- 窦性心动过缓（图 1.4）

- 窦性停搏（图1.9）
- 莫氏Ⅰ型二度房室传导阻滞（图2.3）
- 高度房室传导阻滞（图2.8）
- 完全性房室传导阻滞伴有交界性或者室性逸搏心律（图2.12）
- 室性早搏（图3.6）
- 加速性交界性心律（图3.15）
- 交界区心动过速（JT）（图5.23）
- 心室颤动（图6.8或图6.9）
- 室性心动过速（图4.2或图6.2）
- 有些心律失常与地高辛中毒相关性较大（尽管无确诊意义），具体如下：
    - 房颤伴规则心室律（提示完全性心脏传导阻滞）（图9.1）
    - 房性心动过速（AT）伴有房室传导阻滞，通常为2∶1下传（图9.2）
    - 分支型室速（图9.3）
    - 双向性心动过速（图9.4）

地高辛中毒的治疗方法

地高辛中毒的治疗方法包括停用该药以及纠正任何可以恶化地高辛中毒的电解质紊乱。但是临床上需要警惕补钾会引起或者加重房室传导阻滞。对于无生命危险以及稳定的心律失常患者，予以观察和监护。对于有症状性心动过缓者，应予以阿托品和（或）临时起搏器植入。对于室速患者可尝试给予利多卡因以及苯妥英。对于地高辛中毒患者，电复律仅在必要时应用，因为其易出现难以控制的室速或者室颤。

对于有生命危险的室性心律失常患者，应给予地高辛特异性抗体片段。该药临床上起效较快，通常在给药后

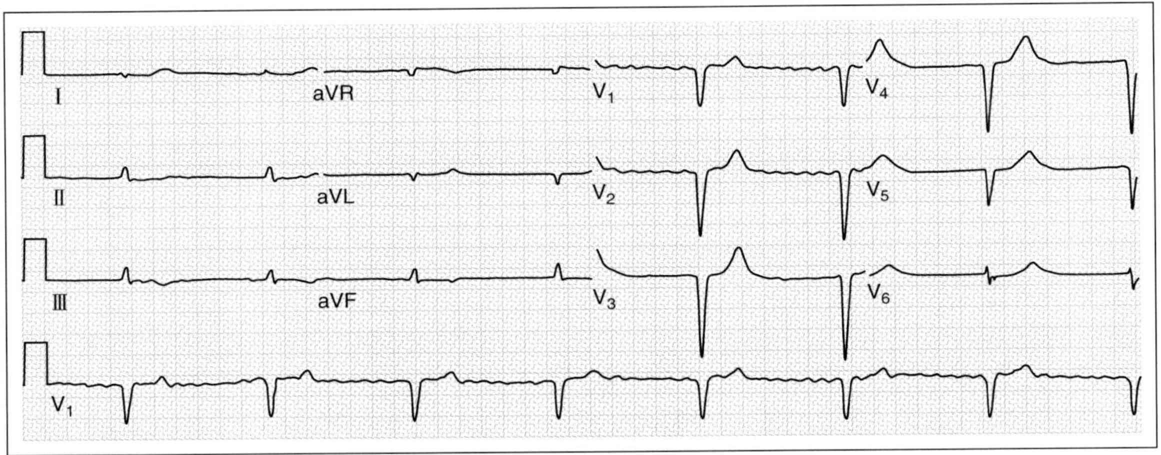

图 9.1

房颤伴规则心室律。12 导联心电图和 V_1 导联节律条带示房颤伴规则心室律，因为该患者为完全性房室传导阻滞伴交界性逸搏心律

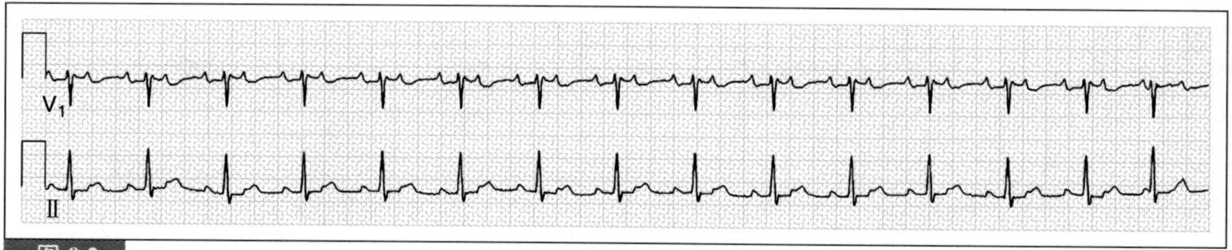

图 9.2

房性心动过速伴房室传导阻滞。V_1 和Ⅱ导联节律条带提示为房性心动过速伴 2∶1 心室下传，心房率为 180 次 / 分，心室率为 90 次 / 分，从心率可以明显看出 2∶1 房室传导阻滞

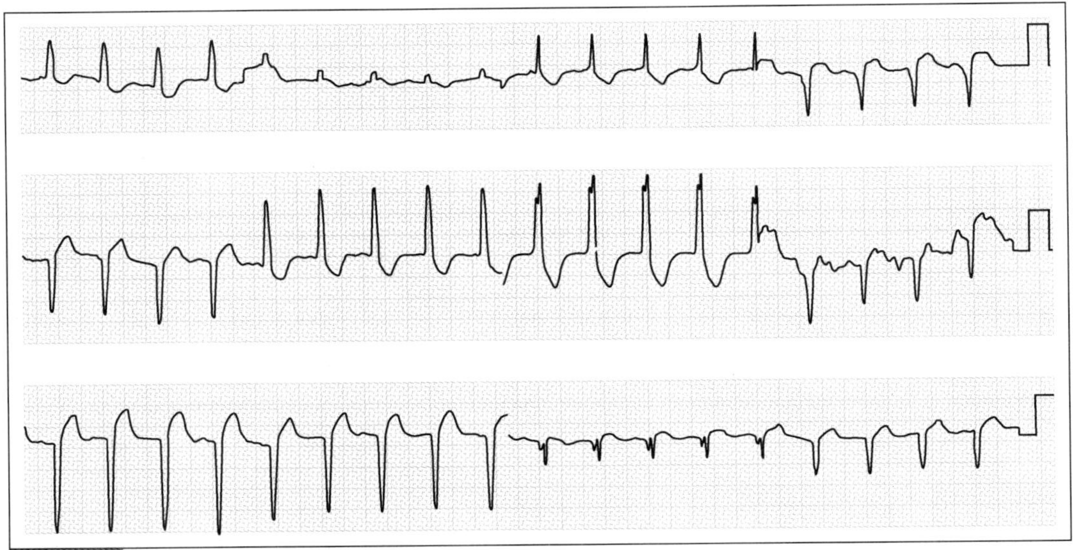

图 9.3

分支型室速。 该心电图提示地高辛中毒后引起的分支型室速。该心动过速是宽 QRS 波伴有右束支传导阻滞，QRS 波时限小于 120 ms 且电轴左偏。临床上地高辛中毒引起分支型室速较为少见

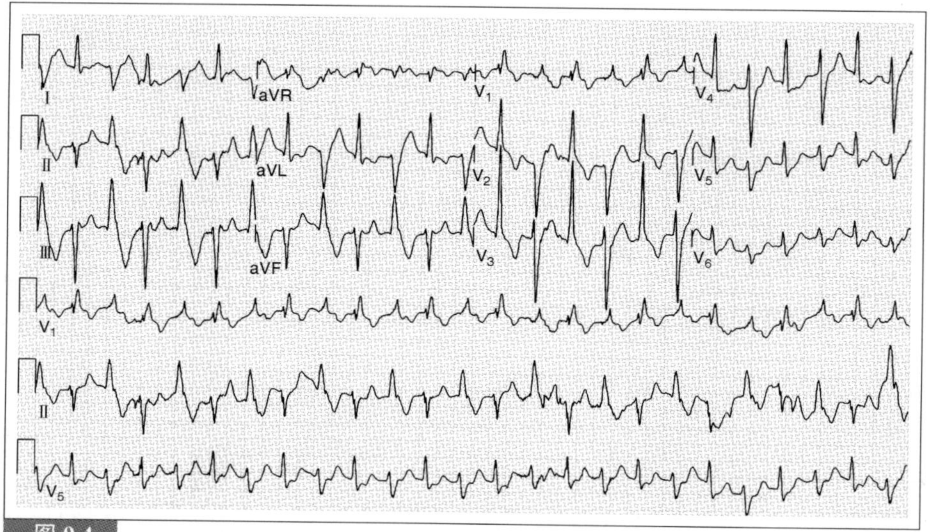

图 9.4

双向性心动过速。12 导联心电图和 V_1、Ⅱ、V_5 导联节律条带示该地高辛中毒患者为窦性心律，伴有两种不同形态交替出现的宽 QRS 波（时限为 120 ～ 140 ms）。这种交替出现的两种形态心律被称为双向性心动过速，可出现于地高辛中毒患者。出现这种心律的可能机制是起源点位于室上性，下传的过程中由于左前分支及左后分支的交替性传导从而引起两种不同形态的 QRS 波

30 ～ 60 min 内起效。如果中毒症状在几小时后仍未缓解可以再次给予相同剂量的抗体片段。24 h 之后若地高辛中毒节律复发可以继续给予地高辛特异性抗体片段。

电解质紊乱

电解质紊乱也可以引起心电图的改变，有些电解质紊乱有致心律失常作用。

低钾血症

低钾血症可以引起心电图的特征性表现，比如在下壁导联上出现高尖 P 波（伪肺性 P 波）、ST 段压低、T 波低平、QT 间期延长以及 U 波（图 9.5 和图 9.6）。低钾血症引起的室性心律失常有室性早搏和非持续性室速（通常是尖端扭转型室速）。纠正低钾血症的方法有口服和（或）静脉补钾。要完全纠正低钾血症需要在补钾的同时予以静脉补镁。血清中的镁离子仅占人体总镁的 1% ～ 2%，故虽然血清镁离子浓度正常，但机体仍需补镁。

高钾血症

高钾血症也可以导致心律失常，而且较高浓度的血钾是快速致命的。轻度高钾血症（血清钾离子浓度为 5.5 ～ 6.5 mmol/L）引起心电图的改变为窄基底的 T 波，可能有高尖表现（图 9.7），短 QT 间期以及可逆的左前分支或者左后分支阻滞图形。但是上述异常心电图表现与血钾浓度并无较强的相关性。中度高钾血症（血清钾离子浓度为 6.5 ～ 7.5 mmol/L）会出现一度房室传导阻滞、宽而低平的 P 波、宽 QRS 波以及 ST 段压低。重度高钾血症（血清钾离子浓度大于 7.5 mmol/L）引起心房肌和心室肌静息电位下降，导致钠离子通道的失活和

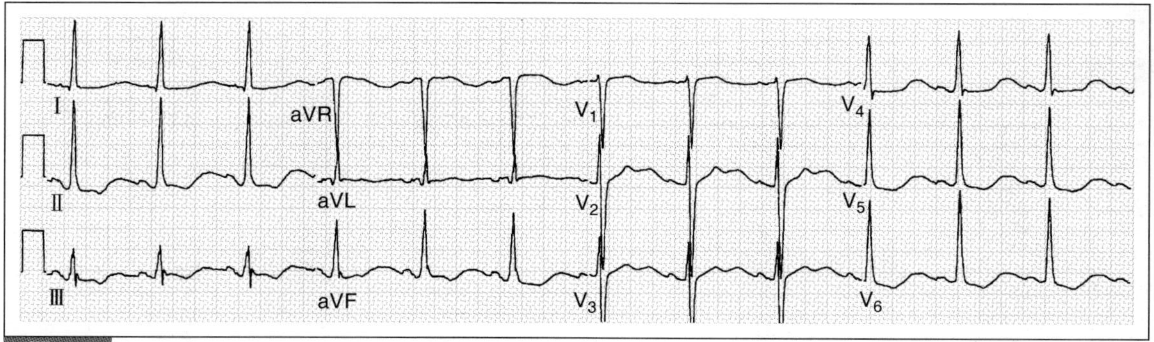

图 9.5

低钾血症。12 导联心电图显示窦性心律，T 波低平。胸导联可以看到 U 波，QT 间期延长以及 T 波和 U 波融合。该患者血钾浓度为 2.5 mmol/L

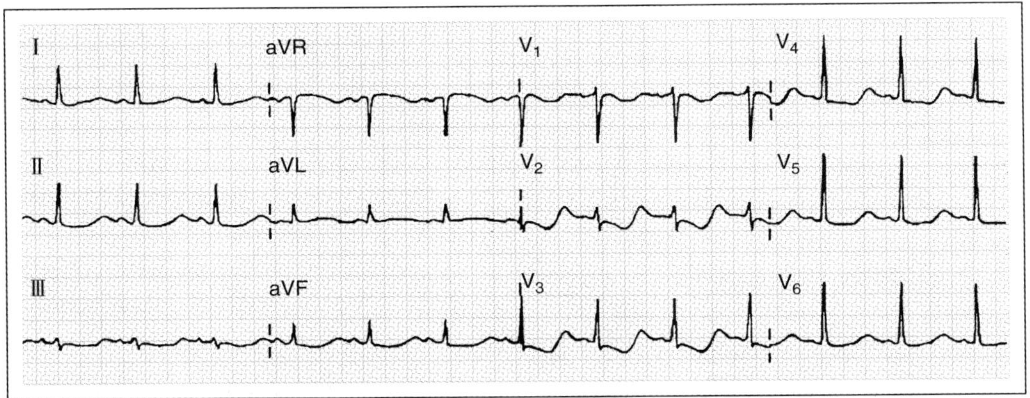

图 9.6

低钾血症。低钾血症在 12 导联心电图上的表现：ST 段压低（和心肌梗死相似）、T 波低平、长 QT 间期以及突出的 U 波。TU 波的融合使二者难以分辨和测量。该患者血钾浓度为 1.5 mmol/L

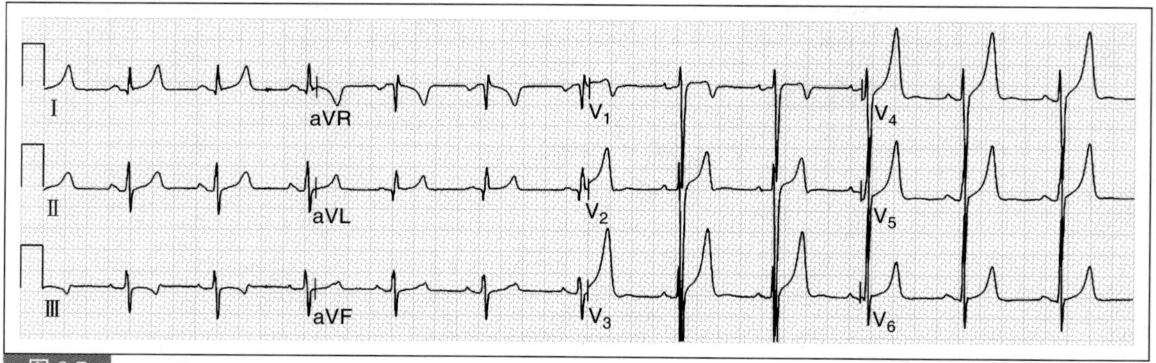

图 9.7

高钾血症伴有 T 波高尖。12 导联心电图显示帐篷样 T 波，通常见于轻度和中度高钾血症。帐篷样 T 波并不一定很高，但该例患者的心电图中可见高尖 T 波

传导延缓。在心电图上通常表现为 P 波振幅的下降或者 P 波消失；QRS 间期显著延长（左右束支传导阻滞图形或者室内传导延迟），导致 QRS-T 波难以区分的正弦波（图 9.8 和图 9.9）；室速；室颤；心室自主节律以及心脏停搏等表现。相比于帐篷样 T 波改变，这些心电图异常与高浓度血钾有较强的相关性。

高钾血症的治疗

高钾血症的治疗方法有：① 2 ～ 3 min 内静推 10 ml 10% 葡萄糖酸钙，拮抗高钾血症引起的心脏去极化效应，该治疗并不能降低血钾。②静推 25 ～ 50 g 葡萄糖＋ 10 ～ 20 U 胰岛素。碳酸氢钠（150 mmol 加入 1 L 5% 葡萄糖）同样可以促使细胞外钾离子进入细胞内，但一般用于伴有代谢性酸中毒的患者。对于肾衰竭终末期患者来说并不能耐受高容量负荷。为长期清除机体内多余的钾可以口服降钾树脂（25 ～ 50 g 加入 100 ml 20% 山梨糖醇）。透析治疗可以作为药物治疗无效的替补选择。

钙代谢紊乱

低钙血症

虽然低钙血症和高钙血症很少引起心律失常，但是它们在心电图上有特定的表现。低钙血症的主要心电图改变为长 QT 间期，其源于 ST 段延长而 T 波时限无改变（图 9.10）。

高钙血症

高钙血症的心电图表现为短 QT 间期，ST 段缩短而 T 波时限无改变（图 9.11）。P 波、QRS 波、T 波基本上不受影响，可出现 PR 间期延长。

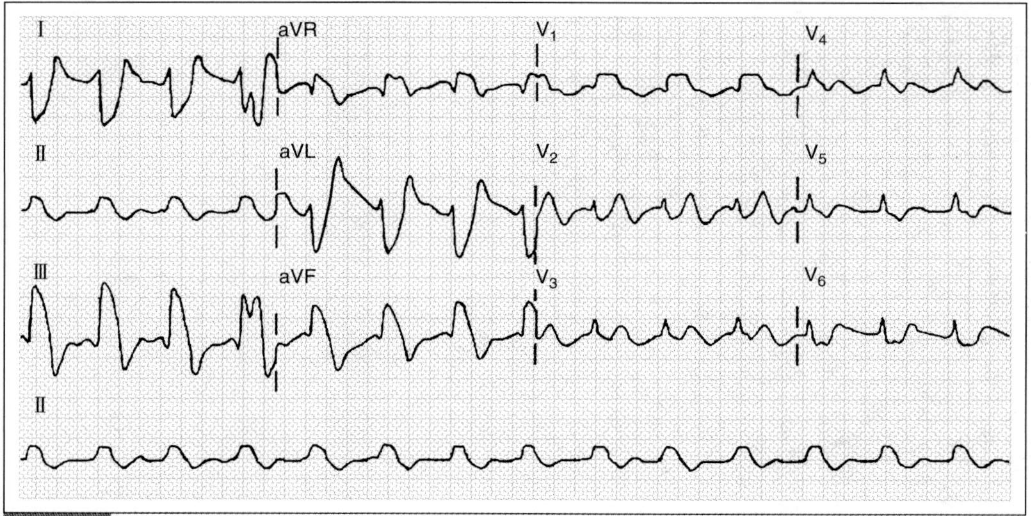

图 9.8

重度高钾血症伴有宽 QRS 波、无 P 波。心电图显示规则的宽 QRS 波（94 次 / 分）节律，但无 P 波，符合加速性室性节律，或者窦室节律（窦房结可以发放脉冲但是心房肌由于高钾血症作用不能去极化）。宽 QRS 波有早期的正弦波表现，表明为高钾血症。该患者的血钾浓度为 6.9 mmol/L

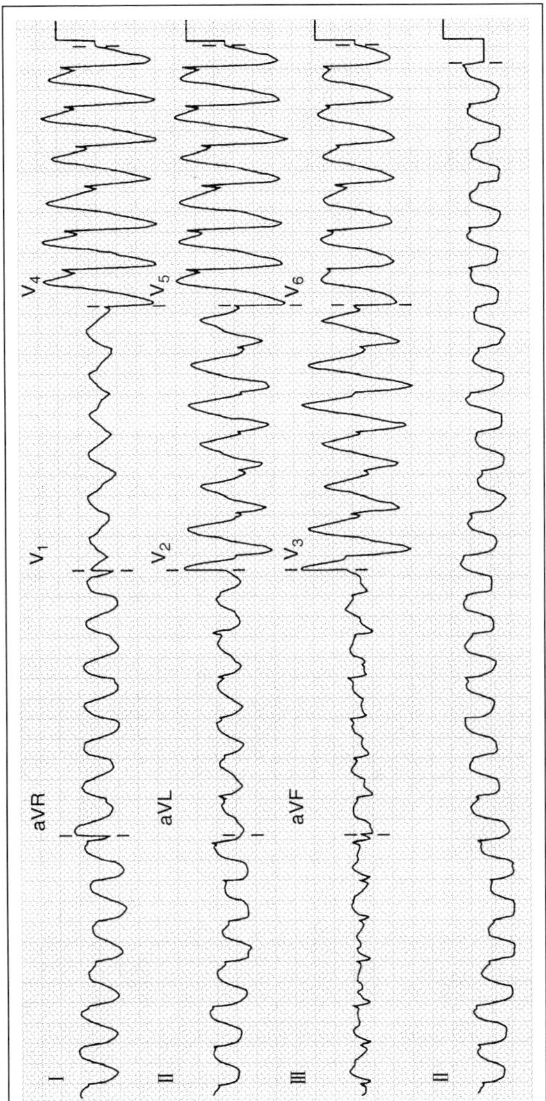

图 9.9

类似室速：重度高钾血症伴正弦波形态。12 导联心电图和 II 导联节律条带显示规则的宽 QRS 波心动过速伴重度高钾血症的典型正弦波形态，频率为 150 次 / 分。明确该类患者有高钾血症就不易误诊为室速。该患者的血钾浓度大于 7.5 mmol/L。治疗方案包括静推钙剂、胰岛素、葡萄糖以及碳酸氢钠

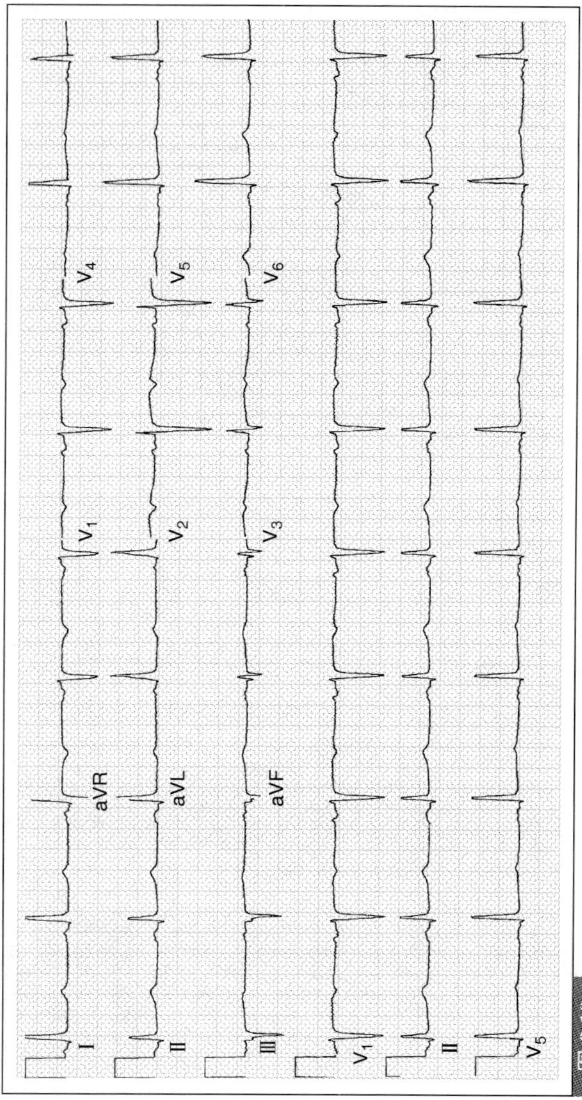

图 9.10 **低钙血症**。12 导联心电图和 V_1、Ⅱ、V_5 导联节律条带显示该患者为正常窦性心律伴有长 QT 间期（校正 QT 间期为 500 ms）。长 QT 间期是由于 ST 段延长。该患者的血钙浓度为 7.9 mg/dl

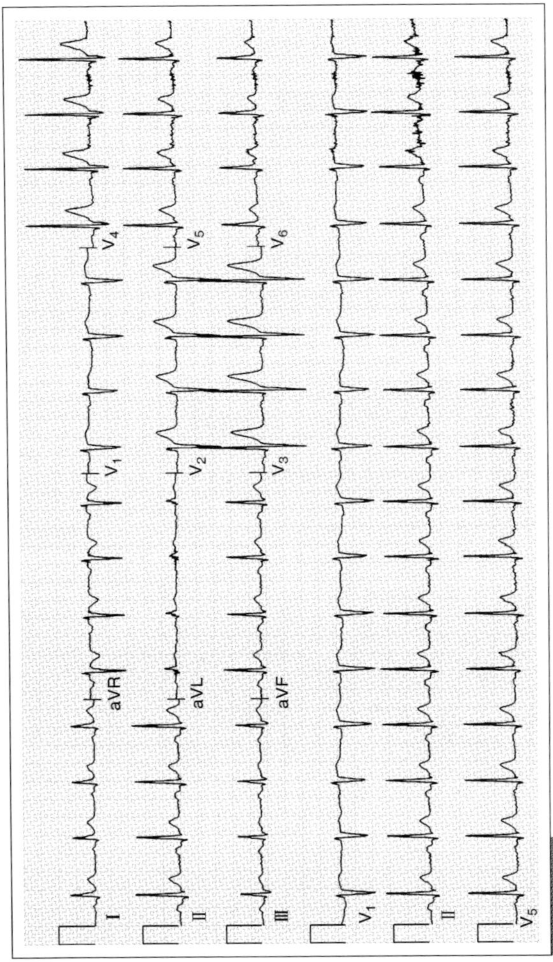

图 9.11

高钙血症。12 导联心电图和 V_1、Ⅱ、V_5 导联节律条带显示该患者为正常窦性心律伴有短 QT 间期（320 ms）以及极短的 ST 段。心电图表现结合患者有恶性肿瘤史（如肺癌）往往提示有高钙血症。短 QT 综合征（与高钙血症无关）也应予以鉴别

第十章
运动员与心律失常

（周建　译　凌天佑　校）

具有心律失常的运动员是潜在的高风险患者，这些患者往往需要特别的关注以及评估，特别是针对有症状的运动员。常见的心律失常症状有晕厥、心悸或者心脏停搏等。一些心律失常的运动员由于其潜在的心脏问题和（或）心律失常而需要限制其体育活动或者至少需要积极的治疗，如果其心律失常得到纠正（比如消融），且这些运动员伴随的其他心脏疾病无其他心脏性猝死风险，则可以恢复原先的运动。

运动员不同于普通患者，因为运动员的高强度运动迫使他们承受超出正常的生理压力，随之引起支配心血管系统的交感和副交感神经的重大改变以及代谢方面的改变，比如低钾血症、低钠血症、酸中毒以及其他电解质紊乱，以及二氧化碳分压和血氧饱和度的改变；也会引起体温的波动和其他生理和心理的改变；也可能会引起循环介质比如血管紧张素转化酶、类固醇、5- 羟色胺和组胺的变化。另外，在体育活动中，冷热暴露可能会引起极端的变化，可能会进一步加重生理压力。

运动的类型（静态、动态、有氧和无氧）也可能会对心律失常的发生产生重大影响。心律失常可始发于极端压力状态下，也可出现在长时间的活动期间，有些会出现于突然终止活动后。

判断运动员是否存在心脏疾病或者评估已有的心脏疾病是否适合运动是较难的。比如左心室壁增厚可能与长期运动有关（一般称为“运动员心脏”），当其运动量下降时其室壁厚度可以逆转。这种适应可能与训练的量和类型有关。此外，对于训练有素的运动员来说，可能会出现心动过缓和其他心律失常。肥厚型心肌病与运动员心脏之间的差异可能与左心室肥大的心电图形态、左心室腔的大小、左心房增大与否、有无异常的心电图、运动条件改变后肥厚心肌是否可以逆转、离子通道疾病（比如长 QT 综合征、肥厚型心肌病、儿茶酚胺敏感性多形性室速或类似的高危情况）家族史有关。

在美国，心脏性猝死极少数情况下发生于青少年运动员。最常见的心脏性猝死病因包括肥厚型心肌病、心脏震荡、冠状动脉异常、不明原因的心室肥大、心肌炎、主动脉瘤破裂、致心律失常性右心室心肌病、冠状动脉梗阻或者异常、主动脉瓣狭窄、冠状动脉粥样硬化性心脏病、扩张型心肌病、二尖瓣黏液性退行性改变、哮喘以及其他肺部疾病、热休克、药物滥用以及心脏离子通道疾病等。

引发心脏性猝死最常见的体育运动为打篮球、打橄榄球、径赛、踢足球以及游泳。

目前针对有潜在心血管疾病的运动员参与竞技体育运动的资格有了新的建议和指南。同时，对有心律失常风险的运动员的评估、管理以及限制也进行了一定的修改。

对运动员进行心悸或者晕厥的评估是一个挑战，因为运动员主观性较强，倾向于处于不易于测试的状态，且这种测试往往具有较低的灵敏度和特异度。神经心源性晕厥是排他性诊断。

诱发心律失常甚至猝死的原因还包括兴奋剂，比如安非他明、可卡因、雄烯二酮、脱氢表雄酮（DHEA）、生长激素、促红细胞生成素、酒精、毒品、麻黄或者其他药物。可能需要进行血药浓度的检测。

在训练有素的运动员中心电图通常是异常的，因此不能作为预测心律失常发展的依据。这些异常包括：QRS 波电压增高、T 波高尖、早期复极化等。早期复极化在心电图上表现为 R 波下降支顿挫，实际上是一个突出的 J 波（图 10.1）。

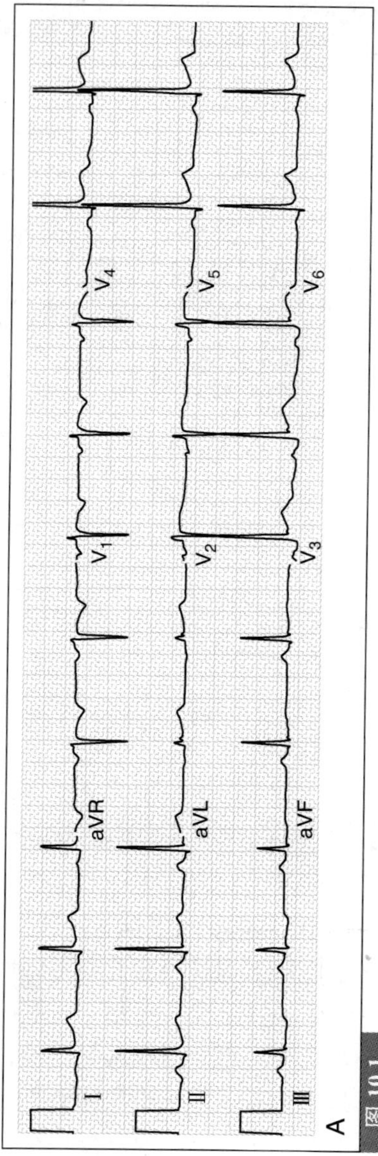

图 10.1 **早期复极化心电图**。（A-C）12 导联心电图提示窦性心律伴有不同程度的 J 波、ST 段凹面向上抬高、直立高尖 T 波，符合早期复极化改变

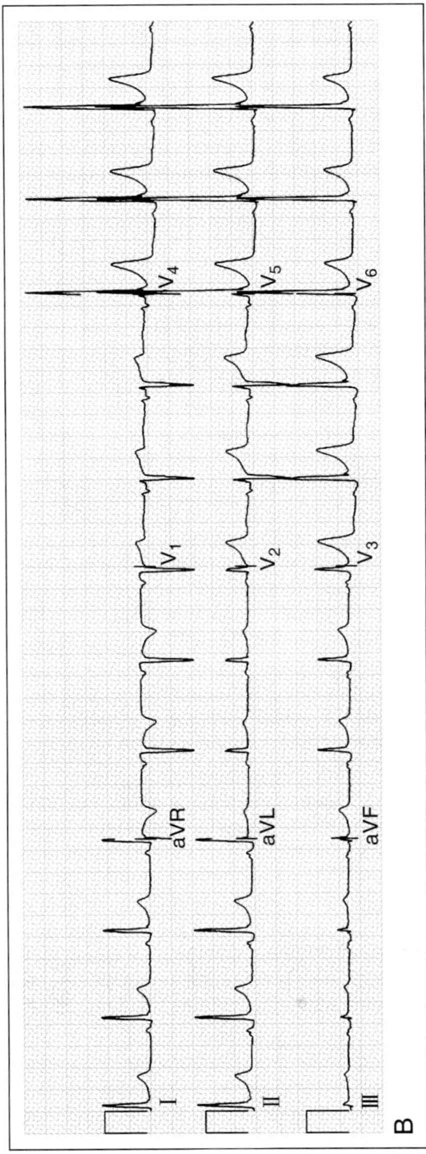

图 10.1（续）

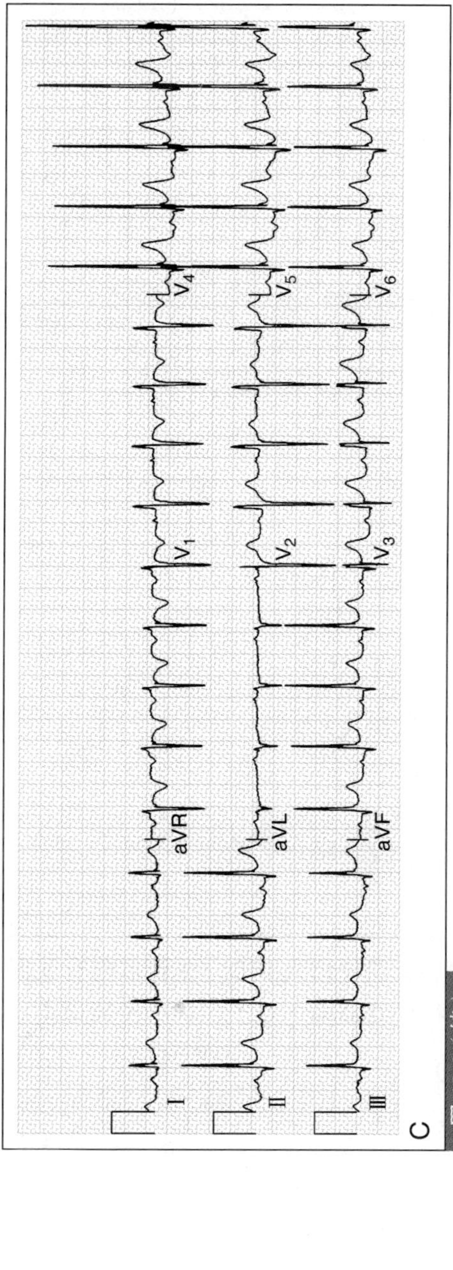

图 10.1（续）

通常高于心电图等电位线几毫米，容易被误认为 ST 段抬高的心肌梗死或者心包炎。目前认为与 QRS 波高电压无关的早期复极化，尤其在下壁导联较为突出的复极化与原发性室颤引起的猝死相关，但发生率较低。其他心电图异常包括右心室心肌病、长 QT 综合征、Brugada 综合征以及肥厚型心肌病的心电图。

关于运动的限制，最新数据表明即使植入 ICD，部分运动员也能参加竞技性运动，但是建议各不相同，部分取决于基础疾病（如肥厚型心肌病）。对于无结构性心脏病的患者，有孤立性室性早搏或者非持续性室速无需限制运动。对于无结构性心脏病的持续性室速患者应给予射频消融。如果有结构性心脏病应给予抗心律失常药物或者 ICD 植入等治疗。如果患者既往有心脏停搏病史，只要存在心脏停搏复发的危险因素就应植入 ICD。

房早患者没有相应的限制。对于房颤或者房扑患者来说主要治疗方案为节律和心率的控制、抗凝治疗以及导管消融。特别是针对快速发作和（或）有症状的患者，导管消融已成为一线治疗。对于伴有预激综合征、房室结折返和其他类型室上速的患者，导管消融也是首选治疗方案，且只要成功消融就可以恢复运动。

对于伴有肥厚型心肌病、致心律失常性右心室心肌病、扩张型心肌病以及 Brugada 综合征的患者应限制运动。对于伴有特发性室速患者，如果成功导管消融可以恢复运动。对于特发性室颤患者建议植入 ICD，尽管目前有证据表明该型室颤也可以进行导管消融。对于一些离子通道疾病，比如长 QT 综合征、儿茶酚胺敏感性多形性室速往往需要限制运动、应用 β 受体阻滞剂以及植入 ICD。虽然 ICD 植入不一定是限制运动的原因，但是不同个体需要根据具体情况考虑。

第十一章
潜在心律失常患者的评估

（周建　译　凌天佑　校）

门诊心律失常监测方法

评估、管理、记录心律失常和病因诊断需要有适当和有效的监测。许多患者疑有心律失常的症状但事实上并不是心律失常患者。许多心律失常可能是判断预后的重要参考指标，但是仅依靠症状很难诊断。在临床上，完全无症状但具有严重和潜在致命的心律失常的患者并不罕见。因此选择合适的监测技术对于节律的诊断以及制订治疗策略至关重要。

目前监测心律失常的技术有了重大的进展。24 ～ 48 h 动态心电图可以提供完整的心律失常信息，但是只能在短时间内记录。这些多导监测（可导出 12 导联体表心电图用来分析心律失常期间的 QRS 波形态）可提供最快心率、最慢心率和平均心率、各种类型心律失常、心律失常的频率和持续时间的日变化信息、心率变异性、ST 段异常及其与心律失常和心率的关系、QRS 波和 QT 间期的变化以及起搏系统功能是否正常。在记录期间，它们还可以直接通过患者触发或者书面日记来找到症状发生所对应的时间点，即找到症状和节律相关性。同样它们也可以进一步确定在某段时间内的特定心律失常“负荷”。

然而，如果患者间歇性出现症状，动态心电图在特定时间点进行的记录将无济于事。比如，如果患者有晕厥发生，但是动态心电图并未监测到晕厥发生时的心律失常事件，则该监测无效。此外，在某些症状较为严重如晕厥的患者中仅记录到一些非特异性的心律失常事件，比如房早和室早，这种记录意义也很小。再如，晕厥患者夜间记录到由于迷走神经兴奋介导的窦性停搏事件，这无特殊的意义且对于评估及治疗也无预后意义。

还有其他方法来监测心律失常。现在的事件监测仪比以往的更加先进，多导记录仪可以在 24 h 内记录心律失常事件。此外，记录到的信息可以下载并发送到监控中心；该过程可以应用在症状发作期间以及在以往诊断过严重心律失常的患者中定期进行。监测仪可以手动触发或者自动触发。这些监测仪拥有实时或连续循环记录的记忆功能，因此如果患者症状发生在手动激活和标记的前几分钟内，该监测仪可以进行连续的监测和回放。监测仪可以佩戴 30 ～ 60 天。也可以间断使用，并根据需要应用于症状长期存在的患者。患者可以非常方便地使用，然后移除监测仪，不需要一直佩戴。

除了这些无创监测技术之外，还有可植入式循环记录仪（ILR）。这种无线小型装置通过微创手术埋入皮下，可以提供长达 3 年的实时和连续循环记录数据，可经电话传输信息然后通过互联网向医生传输信息，可使用与起搏器询问相同的方式查询所存储的数据，且这些数据可以被打印出来。这些装置目前应用于偶尔出现晕厥的患者，因为该类患者的晕厥事件不容易被动态心电图以及体外循环记录仪所记录。ILR 也可用于诊断心悸病因和其他非特异性但与心律失常症状相关的原因。伴随着该技术的发展，ILR 最终可能可以存储无症状房颤的发作并确定发作的多少。

ILR 并不是记录心律失常的唯一植入方法。永久起搏器和埋藏式心脏复律除颤器也可以存储心律失常事件，同样也可以进行诊断。存储的数据必须按照一定的标准编程到这些设备中，否则不能被识别。其心律失常的存储能力没有 ILR 那么大。

还有其他形式的监测，比如运动平板试验。运动诱发的心律失常患者可以进行运动平板试验来记录节律和评估治疗效果；运动相关的心肌缺血也可以被记录到，尽管这不常见。运动平板试验过程中出现房室传导阻滞可以帮助判断阻滞部位，并有助于指导是否需要植入永久起搏器。运动过程中同样可以记录到伴随心率的增加而出现的 QT 间期的缩短。也可以评估房颤患者的心室率。最后，对于剧烈运动是诱发其心律失常的唯一方法的运动员，临床上可以进行运动平板试验模拟心律失常发作的运动量，以记录和诊断发生的心律失常，但是前提条件是这种检查是安全的且没有其他可替代的检测方法。

颈动脉窦按摩

颈动脉窦按摩（CSM）可以终止一些室上性心动过速，比如房室结折返性心动过速和房室折返性心动过速。同时也可以终止窦房折返性心动过速。在心动过速发作时用 CSM 诱发房室传导阻滞来诊断房性心律是较为实用的方法。比如，在 CSM 诱导的房室传导阻滞时可以观察到房扑波。颈动脉窦按摩引起室房传导阻滞也可用于宽 QRS 波鉴别诊断。CSM 也可用于确定晕厥是否由颈动脉窦综合征引起。

进行 CSM 的正确方法是确保指尖可触及颈动脉搏动。将两个或者三个指尖放置在颈动脉上是确保迷走神经反射发生的前提。左右侧颈动脉都可以按摩，左侧按摩更易作用于房室结，而右侧则易作用于窦房结。当进行 CSM 时，要注意颈动脉斑块破裂引起卒中的风险；因此，CSM 之前应检查有无颈部血管杂音。颈动脉窦按摩时开始应轻轻的，然后迅速加大压力，持续时间大约 5 s。注意患者有无脑缺血症状，如乏力、感觉异常以及麻木等，避免短暂性脑缺血的发生。

头部应背离所要按摩的颈动脉侧。例如，按摩右侧颈动脉时，头部应偏向左侧。患者应保持仰卧甚至头低脚高（Trendelenburg）位，增大血管容量。为了终止心动过速，在某些情况下应将 CSM 与 Valsalva 动作相结合。

电生理检查

电生理检查是一种有创侵入性治疗，需在心内放置电极导管进行标测，试图通过程序电刺激解释心律失常发生机制，从而帮助定位心律失常发作的部位并采取相关的治疗方案，同时可以评估心脏性猝死和（或）心律失常复发的风险，决定是否需要植入起搏器或者除颤器，以及更好地了解晕厥等症状，确定特定药物治疗心律失常的有效性，以及确定不同部位起搏的血流动力学效应。然而，多年来随着电生理检查的适应证和实用性不断扩大，电生理检查并没有体现出当初想象的益处和价值。

电生理检查可以用来评估窦房结功能障碍、房室结和希浦系统的传导障碍、晕厥的可能原因、院外心脏停搏的风险、是否有旁路以及诱发室上速和室速，定位和了解特定心律失常的机制。如今，电生理检查主要用于结合标测和消融，针对心律失常进行治疗。

电生理检查可以是无创的，主要通过 ICD 或者起搏器进行检查，也可以是有创的。有创侵入性检查一般使用 1 ～ 6 根 2 ～ 20 极的电极进行腔内信号的记录，通过电极诱导房性和室性心律失常。其包括通过穿刺间隔进行左心房的房颤标测和消融、左侧旁路的定位以及诱发和标测左心室起源的室速。目前新出现的电解剖标测系统功能包括评估心腔大小、记录心腔内电信号、标测不同心腔的激动顺序。针对这种标测系统，目前有非接触式球囊标测和点对点或大激动序列的可接触式标测。

根据检查目的，使用的导管可以有 2、4、6、8、12 或 20 极。消融导管可以是 4 mm、6 mm、8 mm 以及 10 mm。

诱发心律失常的方案包括使用各种方法以 1 个或者 2 个固定间期发放 1 个或 2 个心房刺激。心房起搏也可以用来评估窦房结功能、房室结功能以及希氏束不应期。在心室内以 1 ～ 3 个间期发放 1 个、2 个或者 3 个早搏，在某些情况下予以心室 burst 刺激诱发室速。通常可以在心腔内多个部位进行早搏刺激。

偶尔，静滴异丙肾上腺素或者应用抗心律失常药物也是电生理检查的一部分。这些检查通常是在一定程度的清醒镇静状态下进行的，但是清醒镇静本身可能通过抑制不同组织和通路的儿茶酚胺的作用而影响心律失常的诱发。

虽然电生理检查可以用于窦房结功能障碍的评估，但其敏感度和特异度较低。在评估房室结功能方面也是如此。另一方面，电生理检查对于希浦系统传导功能的评估十分准确。同样对于室上速的诱发也较为有效。但是电生理检查无法预测是否会发展为房颤。电生理检查用于判断旁路存在与否以及其特性也是非常有用的。

根据患者的临床特征和心律失常类型，电生理检查对室速的诱发具有不同程度的敏感性和特异性。例如，心室功能不全和冠心病患者出现单形性室速时，电生理检查诱发室速具有较高的灵敏度和特异度。另一方面，对于长 QT 综合征、非缺血性扩张型心肌病和有尖端扭转型室速和猝死风险的患者，电生理检查的敏感度和特异度较低。电生理检查也可偶尔应用于晕厥病因的诊断，但其对心悸原因的诊断是不确切的。对于心脏性猝死患者或者有 ICD 植入指征的高风险患者，电生理检查不作为常规评估预后的检查。

心悸

心悸是一种常见的症状，在评估患者中其发生率高达10%～20%。心悸会引起患者不适，通常为焦虑引起的心脏搏动感，因此不一定意味有真正的心律失常存在。心脏搏动的感觉可以体现为胸部和（或）颈部的搏动冲击感，可以是不规则的、快速的或者有力的心脏搏动，这种症状可以为间歇性或者持续性。间歇性心悸通常被形容为一过性的心脏跳动。大多数心悸是由正常窦性心律引起的，但是有高达40%的患者是存在心血管病因的。在许多情况下，由于它们的发作特点，确切病因尚未可知。

病因

很多心脏疾病可引起心悸，包括心律失常、冠心病（心绞痛）、高儿茶酚胺状态或者引起收缩增加感受的心脏瓣膜疾病。

高达20%患者的心悸与心理因素有关，通常与焦虑情绪有关。有时候无法确定焦虑是心悸的病因还是心悸所引起的反应。引起心悸的其他原因也很广泛。除了焦虑，感染和激素变化也会导致心悸。常见的兴奋剂如咖啡因、茶碱、降低血容量的药物如伪麻黄碱、食物中的兴奋成分以及兴奋性添加剂等，都可以引起心悸。酒精也同样可以引起心悸，还有一些草药补品，比如银杏叶、人参、瓜拉那、育亨宾和麻黄等。压力、睡眠习惯改变、贫血和甲状腺功能亢进也可以引起心悸。

评估心悸的主要问题是其与心律失常的关系。尽管目前已存在许多鉴别诊断，但心悸还可以是精神障碍的躯体症状，包括抑郁症和惊恐障碍。这些患者往往较为年轻且容易有疑病症。然而，精神相关的心悸是排他性的诊断。

心悸可以由持续或者非持续性快速或不规则心律失常引起。当颈部和大颈静脉有搏动感（房室波或者大炮波）或者咽喉部搏动感时，应考虑房室结折返性心动过速。在持续性心悸患者中出现间歇性大炮 A 波，且房室分离，应考虑室速可能。房速、窦房折返性心动过速和房室折返性心动过速往往倾向于快速而规律的心悸，颈部无异常感觉。短暂、规律的心悸可能是非持续性室速或者非持续性室上速引起的。持续性或非持续性的不规则心悸通常发生在伴有变异性房室传导的房颤或者房扑患者中。上述几种心律失常的患者在临床上容易识别。

在临床上需要意识到心悸可以发生在既往患有心律失常的患者中，但是真正引起病因的可能不是心律失常，它们的相关性很难确定。这对于患有多种心律失常（比如房颤、室上速以及房早）的患者至关重要。房颤和室上速可以通过消融治愈，但是房早不能。如果心悸不是心律失常引起的，心悸症状会一直伴随。

评估方法

病史可以为我们提供存在心律失常与否的重要线索，并且得出初步诊断。偶发的心悸可能是早搏。长时间快频率且突发及因 Valsalva 动作、咳嗽或者刺激迷走神经的其他动作突止的心动过速可能是室上性折返性心动过速。房颤患者通常是突发的不规则的快速心率。缓慢的冲击感可能是加速性交界区心动过速、室性节律或者室早二联律，这种冲击感是由于其后的早搏引起的。

如有相应的医疗条件，应仔细分析心悸病因。在某些情况下，心悸与急性呼吸困难或胸部不适相关，这些可以为诊断心力衰竭或者心肌缺血提供重要线索。

对心悸患者的评估主要取决于心悸引起的症状程度以及

降低生活质量的程度、心律失常的类型（如导致快速而不规则心悸的房颤）以及潜在的心血管疾病。

心电图检查是必需的。尽管心电图可能显示正常，但心电图检查仍是一种既经济又有效的检查方法，可以用来发现心肌缺血、陈旧性心肌梗死（室速发生的基质）、心室和心房肥大、长 QT 间期、Brugada 综合征、预激综合征、室性心律失常、房室分离以及其他导致心悸的潜在心律失常或者缺血等疾病。

评估心悸病因的方法取决于发作频率。对于每天都有心悸症状发作的患者，24 h 或者 48 h 动态心电图是最有意义的。对于隔几天发作的患者，事件监测仪或者记忆循环事件监测仪可有效记录心悸发作时的心律失常事件。对于心悸伴严重症状的患者，如晕厥患者，可通过 ILR 进行长期记录，该记录仪可以自动触发或可由患者触发记录严重的心律失常事件。ILR 使用年限可超过 1.5 年，可以有效诊断低频率或由仅戴几周的事件监测仪无法捕获的心悸事件。存储在记录仪中的数据可以通过类似起搏器询问方式下载。

老年患者或者心电图检查有异常的患者若体格检查符合潜在结构性心脏病且心悸与室性心律失常相关，应行超声心动图检查。

在老年患者中，特别是有潜在结构性心脏病的患者，心悸可能是心脏性猝死的先兆。如果是新发的症状，应进行仔细全面的评估。如果有新发的室早，尽管它们可能是良性的，且心室功能正常，仍应仔细评估患者有无潜在进行性加重的心脏病如冠心病或心脏瓣膜疾病。

处理方法

在某些情况下，心悸是由非持续性室速或者房性心动过速引起的。对这些病因的治疗会减少心律失常的复发或缩短持续时间，从而减少心悸症状。虽然抗心律失常药物可以有效改善心悸症状，但是要考虑其潜在的致心律失常作用。

虽然室早、室早二联律以及室早三联律是导致无心脏病患者心悸的良性病因，但是长期的室早二联律或者频繁发作的室早，特别是右心室起源的，可能会导致功能性左束支传导阻滞或者心动过速性心肌病。抗心律失常药物或者导管消融可以有效治疗难治性室性心律失常，从而改善心室功能。

总结

心悸是一种常见的、可导致乏力的症状，可能与心律失常或者潜在的严重疾病有关。导管消融可以治疗许多室上速和部分室速。同样也可以用于治疗房颤（不规则心悸的常见病因）。心悸有时不是由心律失常引起的，心律失常和心悸并不总存在明确关系。

晕厥

晕厥是在有或没有前驱症状下发生的一种短暂的意识丧失，通常可以快速完全恢复。这是一种非特异性且可以引起乏力的症状，其病因较多。一般人群中晕厥的累积发病率高达35%，特别多见于青少年（特别是女性青少年）以及老年人（特别是80岁以上老年人）。心血管疾病引起的晕厥可能是心脏性猝死的先兆或可以预测心血管因素或心脏疾病的总死亡率。

晕厥的症状具有迷惑性。有些患者为神经心源性发作，但不是完全昏倒。晕厥可以与其他一些非特性症状相关，例如头晕、眩晕、黑矇、疲劳、恶心和出汗等。同时，有些患者平躺于地面，意识模糊，但他们并没有晕厥。晕厥是一种短暂的现象。易与持续时间较长的意识丧失混淆。意识丧失可由多种中毒、代谢性因素以及头部创伤引起。低血糖和其他异常的代谢状态可以使意识不清，但不一定会引起晕厥。卒中往往表现为短暂的或者持续的神经系统异常，不单独出现短暂的意识丧失。癫痫发作往往会伴随运动障碍和发作后状态。

病因

晕厥的病因多种多样。最常见的病因是神经心源性的，但同时要考虑到直立性低血压、心律失常和精神相关的晕厥。在老年患者中，直立性低血压、药物源性和多因素造成的晕厥较为常见。

在神经心源性晕厥中，通常有心动过缓或者低血压。神经心源性晕厥往往是良性的，尽管有些患者可能会引起严重的残疾。导致晕厥的危及生命的原因往往与恶性心律失常有关。有些情况若出现晕厥应引起高度重视，这些情况包括运动、心力衰竭以及潜在结构性心脏病、陈旧性心肌梗死或者束支传导阻滞。

在老年患者中，神经介导的晕厥从某种意义上讲与具有特定触发因素的神经心源性因素相关。在老年人群中，引起晕厥的常见反射包括排便、排尿、吞咽和其他迷走神经介导的反射。患有心脏疾病的老年患者在院外经常会因昏倒而摔伤，通常需要住院治疗以及相关的护理。

在年轻人中，情绪、疼痛或者焦虑可引起神经介导的晕厥。尽管大多数年轻人的晕厥是由神经心源性或者情境因素引起的，但是意识到精神病也可以引起晕厥是至关重要的。咳嗽、急性下壁心肌梗死和肺栓塞是潜在的引起晕厥的神经介导性诱因。50% 晕厥患者会遗忘既往发作的情节，大多数发作也无目击者，这会干扰我们对晕厥病因和诱因的评估。

晕厥的病因也包括各种潜在的危及生命的心律失常。比如长 QT 综合征、Brugada 综合征、致心律失常性右心室心肌病、肥厚型心肌病和预激综合征等。

评估和处理方法

对晕厥患者初步的诊断方法是仔细完整地询问病史，并进行全面的体格检查。从患者或者目击者那里获得既往病历和病史是至关重要的。重要的病史包括年龄，前驱症状的描述，症状恢复的时间，发生晕厥时的状态（比如吃饭或者运动），晕厥症状的类型、频率和时间，可能存在的心血管疾病或者其他疾病、药物、晕厥和猝死家族史，外伤史等。在体格检查中，常常使用直立倾斜试验和颈动脉窦按摩，特别是针对既往有直立性低血压或者颈动脉窦超敏反应病史的患者。

晕厥的诊断性评估目前尚不规范。虽然有指南的颁布，但是晕厥评估的准确性主要依赖于对疾病描述的准确性、评估的地点（急诊室、诊室以及住院部）、合并症的存在与否、患者的年龄、晕厥发作的次数、存在的心血管疾病以及目前服用的药物等。针对晕厥的诊断目前尚无一套有效的检查方法。可能有用的检查方法包括心电图、超声心动图、用于诊断导致晕厥的心律失常的不同类型的监测系统、运动平板试验（特别是运动诱发的晕厥患者）、倾斜试验和电生理检查。对怀疑有神经性或者心肺源性晕厥的患者应常规给予头颅 CT 或 MRI 扫描、脑电图、颈动脉超声、神经系统方面的问诊、心肌梗死和肺栓塞的评估等检查，虽然没有太大的帮助。除非有与典型晕厥直接相关的心律失常事件，否则所有的病因诊断都被认定为推断性的。在高达 1/3 的患者中晕厥的病因诊断尚未明确，这些患者中的 85% 仍然未被确诊。ILR 可用于偶发的复发性晕厥的诊断；循环记录仪的使用使病因不明的晕厥患者人数减少了 25%。ILR 最适用于心室功能相对正常且猝死风险低的患者。

即使对晕厥病因已做出推断性的诊断，仍应对患者持续进行药物治疗的随访，以确定晕厥的复发和治疗的有效性。有些患者的晕厥病史不确定，似乎是零星发作（无论病因如何）。晕厥的治疗是复杂的，且有多重目标。例如，植入 ICD 通常用于治疗伴有左心室射血分数低下的左心衰竭的晕厥患者。另一方面，ICD 减少晕厥复发风险的程度不能像降低心脏性猝死风险那样大。事实上，虽然由左心室功能不全、心力衰竭和室性心律失常引起的复发性晕厥患者已植入 ICD，但是仍会有晕厥复发，主要取决于潜在的病因和 ICD 放电的时间。

第十二章
心律失常的治疗

（黄尚玮　译　凌天佑　校）

心律失常的药物治疗

抗心律失常药物

腺苷

腺苷为内源性嘌呤核苷，静脉给药后，立即与腺苷 A1 受体结合，激活心房钾电流（I_{KAdo}），产生类似副交感神经兴奋的效应，可抑制窦房结自律性，减慢房室结的传导，缩短心房不应期。

适应证

可用于终止房室结和窦房结相关的心动过速，如房室结折返性心动过速（AVNRT），房室折返性心动过速及窦房结折返性心动过速。亦可用于终止房速（AT）和特发性室速（VT），尤其是源于右心室流出道的特发性室速。

用法用量

由于腺苷的半衰期非常短，大约只有 10 s 左右，所以，使用时需快速静推，初始剂量为 6 mg，后用生理盐水冲管。若病情需要，可在 1 ～ 2 min 后再次静推 12 ～ 18 mg，再次间隔 1 ～ 2 min，若病情仍未控制，可再次静推 12 ～ 18 mg，同样，每次静推后需用约 20 ml 的生理盐水进行冲管。

禁忌证

禁用于药物引起的心动过速、未知起源的宽 QRS 波心动过速，以及心脏移植患者和服用双嘧达莫的患者（可引起长时间的心脏停搏），亦禁用于可能诱发严重支气管痉挛的患者。此外，茶碱和咖啡因对腺苷有拮抗作用，因此若患者正在服用茶碱类药物，或刚刚摄入大量的含咖啡因的物质，使用腺苷时，疗效可能会受到严重影响甚至失效。

注意事项

腺苷无法终止房颤、房扑和多源性室速等一类房室结未参与的心动过速，但应用腺苷引发房室传导阻滞，可易于此类心动过速的诊断。腺苷起效时可产生一过性的面部潮红、胸痛、呼吸困难、支气管痉挛、短暂的心脏停搏、心动过缓和室性期前收缩（PVC），因而使用前需告知患者可能会发生这些明显的不适，但不适感会在数秒后消失。心动过速转为窦性心律后常可出现一过性窦性心动过缓（SB）和 PVC。大剂量腺苷可诱发房颤。在使用腺苷诊断房扑时，若引发低血压（罕见），可促进房室传导从而产生 1∶1 的房室传导，需警惕。

胺碘酮

胺碘酮可表现出Ⅰ～Ⅳ类抗心律失常药物的所有药理作用，为广谱抗心律失常药物，与 β 受体阻滞剂一样，胺碘酮是非竞争性的。它的药代动力学的特点是吸收慢、半衰期长。

适应证

目前美国食品和药物监督管理局（FDA）仅批准胺碘酮用于可能危及生命的室性心律失常，但实际上胺碘酮对多种心律失常均存在适应证，是目前使用最多的抗心律失常药物，可用于治疗几乎所有的房速和室速。尽管 FDA 批准胺碘酮用于可能危及生命的室性心律失常，但胺碘酮未被证明可以降低心血管疾病或心律失常患者死亡或心脏性猝死的风险，尽管静注胺碘酮可提高由难治性室速或室颤引起的院外心脏停搏患者恢复自主循环并存活至入院的概率。胺碘酮还可显著减少房颤和室速的发生。但需注意的是，静注胺碘酮与口服胺碘酮可产生不同的电生理效应。静注胺碘酮虽可达到较高的血药浓度，但仍需要一段时间才能起效，目前具体原因尚未明确。相较于口服胺碘酮，静注胺碘酮对房室结传导的影响更大，而对不应期的影响相对较小。此外，静注胺碘酮可引起血管舒张和反射性交感神经兴奋效应。静注胺碘酮的适应证包括由室颤或无脉性室速引起的心脏停搏、血流动力学稳定且具有正常 QT 间期的单形性或多形性室速（非尖端扭转型室速）、有症状的非持续性室速、可致 ICD 放电的室速以及房性心律失常，包括房速、房颤和房扑，亦可用于防止恢复窦性心律后发生房性心律失常及预防心内直视术后出现房颤。

用法用量

静脉给药

治疗心脏停搏时，推荐静脉推注初始剂量为 300 mg，后可根据需要重复给予 150 ～ 300 mg，24 h 内最大剂量为 2.1 g。若恢复窦性心律，大剂量静注胺碘酮可引起低血压和心动过缓。

对于复发性或难治性室速或室颤、血流动力学不稳定的室速或未知来源的稳定性宽 QRS 波心动过速，首次负荷剂量为 150 mg，10 min 内推注完毕，后以 1 mg/min 维持 6 h，后再以 0.5 mg/min 维持 18 h 或直至转为口服胺碘酮为止。对于进展性心律失常，首剂用药后如仍不见转复，可重复追加 150 mg 静脉注射，用法同前。

对于房颤急性发作（如术后）的患者以及不能口服用药者，静注胺碘酮可有效且快速控制心室率。此时静注胺碘酮的半衰期一般为 24 ～ 48 h，短于患者完成胺碘酮负荷量时的半衰期。

治疗房扑和房颤时，静注胺碘酮可使血药浓度快速达到临床有效水平，并有效控制心室率。但若无法恢复正常心律，需注意静注胺碘酮与长期口服用药的电生理作用并不完全相同。静注胺碘酮可减慢房室传导，从而减慢房扑和房颤时的心室率。静注胺碘酮还可用于治疗围术期发生的房扑和房颤，以及血流动力学失代偿且快心率的阵发性心律失常患者，如肥厚型心肌病患者。

胺碘酮也可阻滞旁路和房室结的传导，静脉给药剂量与治疗室速时相同，但可适当减慢静脉给药速度，因为患者对室上速的耐受性通常高于室速，其发生低血压的风险也较低。

口服给药

口服给药治疗复发性室颤或血流动力学不稳定的室速以及用于预防ICD电击时，负荷剂量为每日800～1600 mg，维持5～7天（必要时可维持更长时间），直至有效控制心律失常或发生严重的副作用。建议在医院进行大剂量负荷给药，后可将剂量减至400～800 mg/d，维持1个月，最终减至200～400 mg/d，维持剂量建议每日1次口服（或分次用餐时口服，每日总剂量可减至100 mg）。但需注意的是，由于血药浓度并不直接反映组织中药物浓度，因此口服最低临床有效剂量通常并无疗效。口服胺碘酮的半衰期约为40～45天。

如前所述，大剂量负荷给药时建议在医院进行，最高可达1200 mg/d，维持3～5天，后减至800 mg/d，维持1周，再口服600 mg/d维持1周，再减至400 mg/d维持数周，最后减至100～200 mg/d维持。若门诊开始口服胺碘酮治疗，可从600 mg/d或400 mg/d开始持续3～4周，再逐渐减量。用药时需注意，胺碘酮难以在短时间内将房扑和房颤转为窦性心律，故不可口服胺碘酮用以房扑和房颤的转复治疗。

禁忌证

严重的窦房结功能障碍导致的窦性心动过缓、二度或三度房室传导阻滞（AVB）和症状性缓慢性心律失常患者在未植入起搏器前禁用。慢性阻塞性肺疾病（COPD）患者亦需慎用胺碘酮，间质性肺疾病患者禁用胺碘酮。单独使用胺碘酮致心律失常作用的发生率较低，但当与延长QT间期的药物联用时，可增加心律失常发生率。肝功能不全患者禁用。胺碘酮可致早产、胎儿甲状腺功能减退、心动过缓和先天畸形，因此孕妇禁用胺碘酮。此外，同时服用他汀类药物时，他汀类药物需适当减量。

注意事项

静注胺碘酮最常见的严重副作用包括低血压、心动过缓、房室传导阻滞、尖端扭转型室速（TdP）（＜2%）、肺间质纤维化、急性呼吸窘迫综合征（ARDS）样症状（急性2%）、肝毒性。静注胺碘酮还可引起甲状腺功能不全和中枢神经系统（CNS）的副作用。

口服胺碘酮的副作用包括甲状腺功能减退或亢进、光敏反应、皮肤蓝色变、角膜沉积物、光晕、肝功能异常、恶心、震颤、神经病变或由于神经毒性引发的步态不稳、肺间质纤维化和心动过缓。口服胺碘酮可延长QT间期，但较少引发TdP，视神经炎也少见报道。

当使用胺碘酮治疗高危室性心律失常或控制不佳的房性心律失常时，需停用其他抗心律失常药物后在医院开始胺碘酮治疗。胺碘酮治疗前后需定期评估肝、肺［必须行胸部X线检查，部分患者需行包括一氧化碳弥散量（DLCO）在内的肺功能检查］和甲状腺功能。胺碘酮血浆浓度（正常值，1～2.5 μg/ml）有助于评估胺碘酮的反应性或意料之外的严重毒性，但无法反映药物在组织中的浓度水平。由于胺碘酮半衰期长，调整剂量后需严密观察患者的反应。胺碘酮可增加地高辛、奎尼丁、普鲁卡因胺、氟卡胺、环孢素和华法林（严密监测凝血酶原时间，必要时华法林需减量）的血清水平。此外，胺碘酮与他汀类药物合用时，可增加横纹肌溶解发生的风险，因此辛伐他汀的用量需小于 20 mg。苯妥英和考来烯胺可以降低胺碘酮的血清水平。胺碘酮通常不升高起搏器植入患者的起搏阈值，但会提高 ICD 的除颤阈值。室速时，胺碘酮可降低心室率，使得心室率低于 ICD 设定的诊断频率间期，影响 ICD 对室速的诊断。

阿托品

阿托品是一种静脉用抗毒蕈碱药。

适应证和用法用量

心室停搏、无脉性电活动、低血压伴心动过缓：1 mg 阿托品静推（可重复使用）。

有症状的窦性心动过缓或二度Ⅰ型房室传导阻滞、吗啡引起的恶心呕吐：0.5 ～ 1.0 mg，可重复使用，总剂量最大为 3 mg。气管给药剂量：1 ～ 2.5 mg 阿托品溶于 10 ～ 25 ml 生理盐水。

禁忌证

急性冠脉综合征患者慎用，可致心率增快引发心肌缺血、急性心肌梗死，有时可引发 VT 或 VF，但较罕见。禁用于心脏去神经的患者（如心脏移植患者）和服用双嘧达莫的患者。阿托品可引发抗毒蕈碱样不良反应，包括便秘和视物模糊，可致前列腺疾病患者发生尿潴留，青光眼患者慎用。

注意事项

阿托品可增加窦性频率，同时加快房室结传导，使得心房激动易落入希氏束系统的不应期，从而加重二度Ⅱ型房室传导阻滞。

β 受体阻滞剂

此类药物（Ⅱ类抗心律失常药）可在受体水平阻断 β-交感神经系统作用。

心律失常用药适应证

β 受体阻滞剂可急性用于快心室率房扑和房颤，但心率控制效果通常不尽如人意。β 受体阻滞剂可长期服用，用于控制房扑和房颤的心室率，同时可在一定程度上预防房颤的复发。β 受体阻滞剂也可用于预防儿茶酚胺相关性室速。β 受体阻滞剂还可降低冠心病（CAD）患者，尤其是心肌梗死后患者的总死亡率和心脏性猝死的风险。β 受体阻滞剂亦可降低心肌病和左心室收缩功能障碍导致的充血性心力衰竭（CHF）患者的死亡风险。

目前尚不能确定单独使用 β 受体阻滞剂是否有助于转复窦性心律，但 β 受体阻滞剂可预防转复为窦性心律后 AT 和其他室上性心动过速（SVT）的复发。β 受体阻滞剂也可用于治疗室速和室颤电风暴，及预防儿茶酚胺依赖性室速的复发。

可用于治疗心律失常的 β 受体阻滞剂包括美托洛尔、艾司洛尔（急性用药）、卡维地洛和醋丁洛尔。选择性 β 受体阻滞剂美托洛尔比艾司洛尔（半衰期约为 9 min）作用时间长。普萘洛尔的抗心律失常作用与其他 β 受体阻滞剂相比较无明显优势，但普萘洛尔及其长效制剂可透过血脑屏障，对神经心源性晕厥有一定疗效，但目前尚无临床证据证实 β 受体阻滞剂可用于治疗该种疾病。纳多洛尔为非选择性 β 受体阻滞剂，半衰期较长，特别适用于长 QT 综合征和某些心律失常。醋丁洛尔和吲哚洛尔具有拟交感神经效应。心悸和 SVT 的年轻患者对醋丁洛尔有较好的耐受性。

急性用药

适应证和用法用量

一般从口服给药开始，除非必须经静脉给药如室性心律失常或严重高血压等情况。美托洛尔：首剂为 12.5 mg/12 h 或 25 mg/12 h 口服 1 天，后 50 mg/12 h 口服 2 天，若耐受，可加至 100 mg/12 h。如需静脉给药，则在 1 ～ 2 min 内静推

2.5 ～ 5 mg，每 5 min 可重复 1 次，最大总剂量为 15 mg，之后可转为口服治疗。也可以 1 ～ 2 mg 的初始剂量进行保守治疗方案。

艾司洛尔半衰期短，可优先考虑使用该药：起始以 0.1 mg/（kg · min） 静 滴， 每 5 ～ 15 min 可 增 加 0.05 mg/（kg · min）（在血压耐受的范围内），直至达到预期疗效、控制症状或增加至 0.25 mg/（kg · min）。若要更快起效，可在 2 ～ 5 min 内静推 0.5 mg/kg 的负荷剂量，后维持剂量静滴。

治疗心肌梗死后左心室射血分数（LVEF）≤ 40% 的患者，建议使用卡维地洛，起始剂量为 3.125 ～ 6.25 mg 每日 2 次，若患者耐受，4 ～ 6 周后可增加至 25 mg 每日 2 次。对于不能耐受 β 受体阻滞剂的住院患者，建议病情稳定 1 ～ 2 周后重新开始 β 受体阻滞剂的治疗。

阿替洛尔因为其半衰期相对较短，并不特别适用于治疗心律失常，起始剂量为 25 mg 每日 2 次，后可逐渐增至 100 mg 每日 2 次。使用阿替洛尔治疗心律失常时，应采取每日 2 次的给药方案。

相对禁忌证

相对禁忌证包括收缩压＜ 90 mmHg、窦性频率＜ 50 次 / 分、严重失代偿性心力衰竭初始治疗（若已用 β 受体阻滞剂治疗的患者可继续使用）、PR 间期＞ 0.24 s、高度房室传导阻滞、未安装永久起搏器的窦房结功能障碍、有严重支气管痉挛病史。与维拉帕米或地尔硫䓬合用可导致严重的低血压、心力衰竭，甚至心脏停搏。

注意事项

使用时需监测心率、血压、心电图，评估是否存在肺部啰音及哮鸣音。肺部存在轻度哮鸣音或 COPD 的患者，可口服低剂量的选择性 β_1 受体阻滞剂，如美托洛尔。入院初始 24 h 内经评估有 β 受体阻滞剂使用禁忌证的患者，可在住院期间再次进行评估，若排除禁忌证，可考虑用药。

慢性用药

适应证

可用于控制室上速、房扑和房颤心室率的长期治疗，预防室速复发及症状明显的室性早搏，必要时可用于治疗不适当的窦性心动过速和心悸。亦适用于任何儿茶酚胺依赖性心律失常。

用法用量

美托洛尔：50～200 mg/12 h，口服。

醋丁洛尔：200～800 mg/d。

卡维地洛：3.125～25 mg 每日 2 次。

阿替洛尔：50～200 mg/12 h，口服。

短效普萘洛尔：40～80 mg 每日 4 次，或与长效相当的剂量。

纳多洛尔：是治疗 LQTS 的首选，10～80 mg/d；高剂量 240～320 mg 可用于治疗心绞痛或高血压。

心脏选择性 β 受体阻滞剂阿替洛尔通常不推荐用于治疗心律失常，孕妇禁用。目前尚无孕妇使用醋丁洛尔和吲哚洛尔相关风险的证据，对胎儿的影响也较小。其他 β 受体阻滞剂用于孕妇可能是安全的，但尚不能排除会对胎儿产生影响。

钙通道阻滞剂

此类药物（Ⅳ类抗心律失常药）包括地尔硫䓬和维拉帕米，可抑制异位灶的触发活动、减缓或阻断房室结传导、减慢窦性频率。

适应证

钙通道阻滞剂可用于治疗室性早搏，控制室上速如房扑、房颤和阵发性折返性室上速（尤其是房室结参与折返的室上速）的心室率。此类药物不可用于治疗房颤合并心室预激，因为阻断房室结传导可促进旁路传导。静注维拉帕米常用于治疗腺苷治疗后复发或对腺苷无反应的房室结折返性心动过速及顺向型房室折返性心动过速。静注地尔硫䓬可用于控制房扑和房颤的心室率。

用法用量

维拉帕米：可单次或分次给药，120 ～ 480 mg/d。地尔硫䓬：起始时，可在 2 min 内静推 0.25 mg/kg（约 20 mg）。若效果不佳，15 min 后可再次给予 0.35 mg/kg（约 25 mg），若要持续降低心室率（超过 24 h），可在滴注至理想心率后立即开始 5 ～ 15 mg/h 静滴维持治疗（静滴速度不得超过 15 mg/h）。静注维拉帕米：起始时，可在 1 ～ 2 min 内静推 2.5 ～ 5.0 mg（老年患者需延长至 3 min），3 ～ 5 min 后药物浓度达峰。必要时，可在 15 ～ 30 min 后再次给药 5 ～ 10 mg 或每 15 min 可重复静推 5 mg，静注维拉帕米最大累积剂量为 30 mg。

对于终止血压及左心室功能正常的阵发性室上速，静注地尔硫䓬或维拉帕米可替代腺苷或当腺苷仅暂时起效时使用，剂量及用法如上所述。

禁忌证

心力衰竭、严重左心功能不全、病态窦房结综合征、高于一度房室传导阻滞且未安装心脏起搏器及已在使用 β 受体阻滞剂的患者需慎用地尔硫䓬和维拉帕米。预激综合征伴房颤或者房扑时，由于钙通道阻滞剂可加速旁路传导，从而致 1∶1 房室传导，甚至室颤，故禁用钙通道阻滞剂来控制心室率。室速时由于此类药物可致严重低血压，故亦禁用。

注意事项

目前不排除大多数钙通道阻滞剂可能对胎儿产生一定的影响，故孕妇需慎用。

地高辛

地高辛可兴奋心脏迷走神经，从而特异性地减慢房室结传导，它对窦房结的功能亦可产生一定影响。

适应证

主要用于控制房颤时的心室率。对预防房室结参与的室上速有一定的疗效。此外，亦可用于室速及房扑时心室率的控制。

用法用量

地高辛可口服和静脉使用，使用时需监测血钾水平，确保血钾水平正常。负荷剂量为 1 mg/24 h，需分次给药。除难以控制的快心室率房颤需负荷剂量外，其余情况是否需要负荷剂量治疗目前尚未明确。地高辛维持剂量通常为 0.125 ～ 0.25 mg。肾功能不全及老年患者需减量，肾衰竭患者需进一步减量，建议一周仅给药数次。普罗帕酮、维拉帕米、胺碘酮可增加地高辛的血药浓度，联用时需注意。洋地黄研究组试验［The Digitalis Investigation Group（DIG）trial］显示血清地高辛浓度低于 0.9 ng/ml 时患者死亡率显著低于高浓度的患者，因此，地高辛的剂量需严格控制在目标范围内。

注意事项

由于地高辛并不直接作用于房室结，而是通过兴奋迷走神经减慢心室率，故单独用于治疗年轻患者的快心室率房颤时，效果并不显著，但它对儿童及老年患者有较好的疗效。地高辛中毒的血药浓度与治疗浓度异常接近，故使用时发生中毒的风险较其他药物显著增高。此外，它与 β 受体阻滞剂和钙通道阻滞剂联用时可产生协同作用，故房颤时，地高辛与 β 受体阻滞剂联用可更有效地控制心室率。地高辛中毒时，可致心律失常（如 2∶1 房速或频发室早）并伴高度房室传导阻滞，甚至诱发严重的室速或室颤。地高辛的非心脏不良反应包括厌食、恶心、呕吐和色觉变化。地高辛中毒时可用抗地高辛特异性 Fab 抗体片段治疗，此抗体亦可用于治疗难治性心律失常。

丙吡胺

丙吡胺为ⅠA 类抗心律失常药，其药理作用与普鲁卡因胺及奎尼丁相似，但较之有更大的负性肌力和抗胆碱能作用。此药禁用于前列腺增生、有尿潴留风险及青光眼的患者。

适应证

适用于治疗迷走神经介导的房颤。目前主要用于治疗伴或不伴预激的房颤。因丙吡胺可使迷走神经兴奋性降低，增加房室结传导，故用于治疗房颤患者时，应与房室结阻滞剂联用。丙吡胺目前因其负性肌力作用亦用于治疗梗阻性肥厚型心肌病。早期数据表明它也可治疗神经心源性晕厥，但目前证实并无显著疗效。

用法用量

通常剂量为 400 ～ 600 mg/d，需分次给药，每日 3 ～ 4 次。若使用丙吡胺控释片，可每日 2 次给药。

注意事项

由于丙吡胺有严重的不良反应，包括诱发 TdP（较奎尼丁或普鲁卡因胺发生率低）、负性肌力作用引起充血性心力衰竭和抗胆碱能作用，因此它主要作为三线抗心律失常药，目前临床较少使用，但其可用于治疗迷走神经介导的房颤。

多非利特

多非利特为Ⅲ类抗心律失常药（I_{Kr} 阻滞剂）。

适应证

可用于治疗持续性房颤、房扑。在某些情况下多非利特可终止持续性房颤、房扑，其他情况下可预防房颤及房扑的复发。多非利特与胺碘酮一样可用于心功能不全患者，且不增加心功能不全及近期有心肌梗死患者的死亡风险。由于多非利特初始用药复杂，可能会减少其临床应用，建议在住院期间由有资质的医生应用此药。但是，尽管需在开始用药后严密观察3天，其仍是治疗AF最有效的抗心律失常药之一。

用法用量

需住院并在监护下开始用药，起始剂量为125～500 μg每日2次，肾功能正常者可使用较高剂量，当患者肌酐清除率（CrCl）＜60 ml/min时须调整初始剂量（若CrCl为40～60 ml/min，建议250 μg每日2次，若为20～40 ml/min，则起始剂量建议125 μg每日2次）。用药期间，需进行至少3天的心电监护，且必须在前5次用药后2～3 h行心电图检查。若患者QTc间期延长＞15%，或QTc间期＞500 ms（心室传导异常的患者＞550 ms），则应减量。应用此药需选择QTc间期＜500 ms且依从性较好的患者，因为一旦漏服1次或2次，需从头开始疗程。

禁忌证

禁用于长QT间期［QTc间期＞440 ms，室内传导异常（＞500 ms）］及严重的肾功能不全（CrCl＜20 ml/min）患者。

注意事项

维拉帕米、西咪替丁、甲氧苄啶和酮康唑可增加多非利特血药浓度，因此不可与多非利特联用。氢氯噻嗪也可增加多非利特的血药浓度，应避免联用。其他已知的肾阳离子转运系统抑制剂，如丙氯拉嗪和甲地孕酮，也不可与多非利特同时使用。多非利特有良好的耐受性，无负性肌力作用，不会加快房室结传导。用药时需确保钾离子水平正常，严格遵守使用指南可降低TdP的风险。

决奈达隆

决奈达隆是一种作用机制尚不明确的口服抗心律失常药，其成分与胺碘酮类似，但不含碘。它比胺碘酮毒性更小，但其疗效亦不显著。

对于维持窦性心律、控制房颤时心室率、减少阵发性或持续性房颤射频消融后患者的心血管事件，决奈达隆为Ⅰ级推荐用药。对纽约心功能分级Ⅳ级、近期发生失代偿性心力衰竭以及永久性房颤患者无显著疗效，为Ⅲ类推荐，且研究显示，此类患者运用决奈达隆后死亡率可增加。

适应证

该药物不仅可降低房颤的发生率，而且可控制心室率。长期使用，可降低已转复窦性心律或择期复律的房扑或房颤患者的住院率及其心血管疾病危险因素（年龄＞70岁、高血压、糖尿病、卒中史、左心房直径＞50 mm或LVEF＜40%）。

用法用量

400 mg每日2次，早餐和晚餐时服用。若QTc间期≥500 ms，需停药。

禁忌证

禁用于纽约心功能Ⅳ级或纽约心功能Ⅱ～Ⅲ级但近期出现失代偿需住院治疗或于心力衰竭门诊就诊的患者。二度或三度房室传导阻滞或病态窦房结综合征未安装心脏起搏器、心率＜50次/分、QTc间期≥500 ms及严重肝功能不全的患者亦禁用决奈达隆。

注意事项

决奈达隆能够抑制肾小管分泌肌酐，从而导致血肌酐水平升高约0.1 mg/dl，但不影响肾小球滤过率，因此并不具有肾毒性，且停药后血肌酐可恢复至正常水平。决奈达隆可在门诊开始服用，无肺毒性，致TdP VT的风险较低。最常见的不良反应（≥2%）为腹痛、腹泻、恶心、呕吐、乏力。决奈达隆可增加急性充血性心力衰竭或LVEF＜35%患者的死亡率。使用期间，应避免饮用葡萄柚汁，亦不可与强效细胞色素P450 3A（CYP3A）抑制剂（如酮康唑）、其他可延长QT间期的药物或中草药联用。决奈达隆可增加辛伐他汀的暴露量，故联用时需要调节他汀类药物的剂量。决奈达隆与地高辛联用时应考虑停用或减半地高辛剂量，与β受体阻滞剂和钙通道阻滞剂联用时，需定期监测心电图。使用期间，钾和镁离子水平需维持在正常范围内。肝损伤目前鲜有报道，但其可能很严重，故需监测肝酶，尤其是在治疗前6个月。若用药时出现心力衰竭进展或恶化，需停药。研究显示，严重心力衰竭近期需住院治疗或于心力衰竭专科门诊就诊的患者死亡率更高。决奈达隆可致胎儿畸形，故禁用于妊娠或哺乳期妇女，育龄期妇女用药期间应使用适当方法进行避孕。

屈昔多巴

屈昔多巴，L-苏式-二羟基苯基丝氨酸，是去甲肾上腺素的前体。最近在美国被列为“孤儿”药（指治疗影响少于200 000美国公民的疾病的药物、诊断试剂及疫苗），用于神经源性直立性低血压患者的对症治疗，即由于多系统萎缩、帕金森病和单纯性自主神经衰竭导致的神经损伤从而引起的症状性直立性低血压。目前已被用于治疗多巴胺β-羟化酶缺乏症和非糖尿病自主神经病变的患者。它也可用于治疗与血压变化相关的眩晕、头晕、晕厥和跌倒。

适应证

适用于治疗神经源性直立性低血压。目前亦考虑用于治疗直立性心动过速综合征的年轻患者以及原因不明且不伴心率极快的暂时性血压下降患者，但此为超说明书用药。

用法用量

推荐初始剂量为 100 mg 口服每日 3 次，基于患者症状，每 24 ～ 48 h 可增加 100 mg 每日 3 次，但不得超过 600 mg 每日 3 次。

注意事项

目前屈昔多巴仅限于短期治疗使用，因而需密切监测患者有无症状的复发，虽有一些长期随访的数据，但仍不完全确定长期用药疗效是否与短期用药疗效相似。对于严重直立性低血压合并仰卧位高血压的患者，屈昔多巴可引起高血压并加重仰卧位高血压，且目前无特异性药物可与屈昔多巴联用同时降低患者的仰卧位高血压，若需与降压药物联用，建议使用血管紧张素转化酶抑制剂。尚无对缺血性心脏病或结构性心脏病及糖尿病患者使用该药的安全性检测数据。

肾上腺素

肾上腺素是一种儿茶酚胺类物质，为 α 受体和 β 受体的激动剂。

适应证

可用于治疗心脏停搏、无脉性电活动、室颤或电除颤无效的无脉性室速、严重低血压、过敏性休克、阿托品导致的症状性心动过缓。

用法用量

心脏停搏：1 mg（10 ml 1∶10000 溶液）静脉推注或 2 mg（稀释于 10 ml 生理盐水中）气管插管给药，每 3 ～ 5 min 可重复给药 1 次，静推后用 20 ml 生理盐水冲管。不推荐高剂量用药（即高达 0.2 mg/kg）。

严重心动过缓或低血压：2 ～ 10 μg/min 静注。

注意事项

低剂量的肾上腺素即可诱发心肌缺血，甚至心律失常。

溶于碳酸氢盐溶液可致肾上腺素失活。静注时若发生皮下外渗，可致组织坏死。肾上腺素过量使用时，可用酚妥拉明拮抗。亚硫酸盐过敏患者静注肾上腺素（含亚硫酸盐）治疗，若进一步加重呼吸困难，则应立即停用。

氟卡胺

氟卡胺是IC 类抗心律失常药物。

适应证

氟卡胺最常用于治疗阵发性房颤，它可有效抑制心房异位起搏，是治疗心律失常且无缺血性心脏病和结构性心脏病患者的有效药物。亦适用于治疗无结构性心脏病患者的室早、持续或非持续性室速。

用法用量

它被用作“口袋中的药丸”，即可作为房颤发作的急性用药，剂量为 100 ～ 300 mg，或慢性用药 50 ～ 200 mg 每日 2 次口服治疗房颤。临床可检测该药的血药浓度，以观察疗效。

注意事项

可门诊给药，但需监测心电图，若 QRS 波增宽 20%，可能提示存在氟卡胺中毒。慎用于有希浦系统疾病的患者。氟卡胺可诱发持续性单形性室速，可致房颤转为 1∶1 传导的慢房扑。该药还可提高起搏和除颤阈值，故若已植入起搏器或 ICD 患者使用氟卡胺，需重新检测起搏或除颤阈值。此外，氟卡胺有负性肌力作用，禁用于冠心病或有心肌梗死病史且左心室功能障碍的患者。该药心脏以外的副作用包括头痛、眩晕、视觉障碍，但通常患者可耐受。

氟氢可的松

氟氢可的松是一种盐皮质激素，可致直立性低血压（包括神经源性直立性低血压）患者发生水钠潴留。该药可用于治疗血管迷走神经性晕厥。对直立性心动过速综合征可能也有疗效，但目前尚无严格的临床试验证实，然而，目前其他有效药物较少，所以当其他药物无效时，可尝试氟氢可的松，甚至作为初始治疗。

适应证

适用于不是由体液丢失引发的直立性低血压（如神经源性直立性低血压）。氟氢可的松可单用或与屈昔多巴或米多君等其他药物联用，用于治疗直立性心动过速综合征、复发性和神经心源性晕厥。

用法用量

剂量通常从 0.1 mg/d 开始，可逐渐增至 0.4 mg/d，若仍无效，则目前暂不清楚增加剂量是否可提高疗效。

注意事项

大多数情况下，氟氢可的松的副作用较轻，除可引起水钠潴留及体重增加外，其他副作用包括入睡困难、眩晕或头晕、食欲增加、多汗、神经质、低钾血症，偶尔会引发低血糖，远期副作用目前未完全明确。氟氢可的松可能会增加糖尿病患者的血糖水平。甲氨蝶呤可与氟氢可的松产生协同作用，而苯妥英、巴比妥类、雌激素和利福平则可降低氟氢可的松的疗效。同时服用华法林和氟氢可的松时需调整华法林的剂量。

伊布利特

伊布利特是Ⅲ类抗心律失常药物，为静脉用药。

适应证

可用于终止房颤和房扑，尤其是发作时间相对较短的房颤。尽管伊布利特疗效不及直流心脏电复律，且 8% 的患者使用后可发生 TdP，但其亦可用于近期药物复律后复发需紧急复律的患者。伊布利特也可用于不愿接受体外电击的患者。左心室功能障碍的患者也可使用伊布利特，但若 LVEF

过低（＜ 20%），可能会增加心律失常的风险。

用法用量

10 min 内静注 1 mg 伊布利特，可每次 0.1 mg 分次给药，或 10 min 内 1 ml/min 静推，使用时需监测 QT 间期，若 QT 间期＞ 500 ms，需停止给药，给药时，床旁应备除颤器。若结束给药 20 min 后未转复为窦性心律，可重复给药，但总量不得超过 2 mg。有医生主张在使用伊布利特之前静滴镁剂（1 ～ 3 g）以预防 TdP，但是否有效仍存在争议，且静滴镁剂亦可能部分抵消伊布利特的抗心律失常作用。但是，在开始使用伊布利特前静注硫酸镁是有效的。

注意事项

急性心力衰竭或心肌缺血的患者须慎用伊布利特。禁用于长 QT 间期的患者。用药后，需在院内至少观察 4 h，以防发生 TdP，通常给药后即刻发生 TdP 的风险最高。该药对治疗房扑和房颤的作用较有限，但该药可用于电复律后早期或立即复发的房颤的复律。

伊伐布雷定

伊伐布雷定可阻断窦房结的超极化激活环核苷酸门控通道电流（I_f），从而减慢窦性频率。目前该药被批准的适应证仅为心力衰竭，但在几个小型研究中显示它对不适当窦性心动过速（IST）亦有一定的疗效。

适应证及用法用量

可减小以下患者心力衰竭加重住院的风险，包括症状稳定的慢性心力衰竭患者、LVEF ≤ 35%、静息心率＜ 70 次 / 分、超最大剂量使用 β 受体阻滞剂或对 β 受体阻滞剂不耐受的患者。它亦被用于治疗 IST，但此为超说明书用药。初始剂量为 2.5 ～ 5 mg 每日 2 次，2 ～ 4 周后可增加 2.5 mg，最大剂量为 7.5 mg 每日 2 次，使用时需监测心率并调整剂量。

注意事项

伊伐布雷定可引起心动过缓（包括传导阻滞）、胃肠道副作用、头痛或眩晕，还可影响视网膜光感受器细胞从而诱发光幻视。禁忌证包括治疗前静息心率＜60次/分、严重的肝损伤、窦房结功能障碍、窦房传导阻滞、二或三度房室传导阻滞未安装起搏器、急性失代偿性心力衰竭及低血压。CYP3A4抑制剂及诱导剂可分别增加或降低伊伐布雷定的血药浓度，故禁止与强效CYP3A4抑制剂（如唑类抗真菌药、大环内酯类抗生素、HIV蛋白酶抑制剂和萘法唑酮）联用，且尽量避免与中效CYP3A4抑制剂（如地尔硫䓬、维拉帕米、葡萄柚汁）联用。伊伐布雷定有胚胎毒性，故女性在用药期间应有效避孕。

利多卡因

利多卡因是ⅠB类抗心律失常药物，可减慢心室动作电位的0期上升速度，但不延长心室不应期，对心肌缺血效应更显著，但尚无证据显示可降低心肌梗死患者的死亡率。该药主要经肝代谢。

适应证及用法用量

用于治疗对除颤和肾上腺素无反应的室颤或无脉性室速、血流动力学稳定的室速、血流动力学不稳定的室早（如无灌注频发室早或二联律）。左心室功能及肝功能正常：5～10 min内可先静推负荷剂量75～100 mg（1～1.5 mg/kg），后静推50 mg（0.5～0.75 mg/kg），总剂量可达3 mg/kg，维持剂量为1～4 mg/min。对于室颤或除颤后为无脉性室速的患者，可在初始负荷剂量后每5～10 min重复给药0.5～0.75 mg，最多可重复3次。老年患者、慢性心力衰竭患者、休克或有肝脏疾病包括肝淤血的患者用药应减量。左心室功能轻度减低的患者，给予75 mg负荷剂量后，可在5 min后再次静推 50 mg（总剂量为 125 mg），后维持剂量为 1 mg/min。左心室功能严重减低或肝损害明显：静注负荷剂量为 50 ～ 75 mg，后 0.5 mg/min 维持。心脏停搏患者可直接静推 1.5 mg/kg。气管内给药，用量为 2 ～ 4 mg/kg。

注意事项

大剂量负荷利多卡因后 4 ～ 6 h 或维持剂量时，需每天监测利多卡因的血药浓度，观察患者有无毒副作用，包括意识混乱、急性精神症状、嗜睡、呼吸抑制、口周麻木、癫痫。此外，利多卡因亦可诱发窦性停搏或房室传导阻滞从而致心动过缓，故存在室性逸搏或为逸搏心律时禁用，否则可增加心脏停搏的风险。孕妇可应用利多卡因。

硫酸镁

硫酸镁可阻断心室触发活动，预防 TdP。

适应证及用法用量

TdP 引发心脏停搏：硫酸镁 1 ～ 2 g 稀释于 10 ml 5% 葡萄糖溶液（D_5W）中，1 ～ 2 min 静推；TdP 未引发心脏停搏：硫酸镁 1 ～ 2 g 稀释于 50 ～ 100 ml D_5W 中，5 ～ 60 min 静推。数小时后可追加 2 g 硫酸镁，亦可根据患者病情调整用药。

硫酸镁可缩短 QT 间期，降低 U 波的幅度。因血清镁含量无法反映全身镁的储存量，故使用期间无需监测血清镁含量。

注意事项

硫酸镁是冠状血管扩张药，具有抗血小板和抗心律失常作用，可预防心肌细胞再灌注的钙超载。急性心肌梗死时并不常规推荐补充血清镁，但若存在低血镁症，可给予硫酸镁。硫酸镁对利多卡因和胺碘酮治疗无效的难治性室速及由洋地黄中毒引发的致命性室性心律失常亦有一定的疗效。

美西律

美西律是口服ⅠB 类抗心律失常药物。

适应证

美西律可用于治疗室速和室性早搏等症状性室性心律失常，但治疗室速的成功率相对较低，通常用于治疗经过多次 ICD 电击且表现为对利多卡因治疗有反应的室速患者。美西律对 LQT3 综合征的患者亦有很好的疗效。

用法用量

150 ～ 300 mg 每日 3 次口服。随餐服用可减轻该药的胃肠道等副作用。若患者无 ICD 保护，建议住院进行起始用药。

注意事项

美西律的副作用包括共济失调、眩晕、震颤、言语不清、腹部不适、厌食、恶心呕吐和腹泻。该药不增加 TdP 或房性心律失常的风险，但有致其他心律失常以及充血性心力衰竭、低血压和心动过缓的风险。以往认为美西律与奎尼丁联用可更为有效地治疗心律失常，但亦会带来联用相关的副作用及致心律失常作用。目前常采用美西律与胺碘酮联用，用于治疗胺碘酮单独治疗无效且已植入 ICD 患者的复发性室速。美西律对窦房结、房室结、希浦系统无明显影响，也不影响心房不应期，美西律可提高 ICD 除颤阈值，但不会显著减慢室速。

米多君（甲氧胺福林）

米多君是一种前体药物，其活性代谢产物为脱苷氨酸米多君，为 α_1 受体激动剂，可用于治疗低血压，尤其是直立性低血压。通过调节小动脉和静脉张力发挥作用，通常服用 10 mg 米多君 1 h 后可使血压升高约 15 ～ 30 mmHg。米多君不可通过血脑屏障。

适应证

米多君可用于治疗症状性直立性低血压、神经心源性晕厥和直立性心动过速综合征。

用法用量

米多君的常用剂量为 2.5 mg 每日 3 次，后可逐渐增至 10 mg 每日 4 次。

注意事项

米多君的半衰期相对较短，约 3 ～ 4 h。服用米多君可致患者出现“鸡皮疙瘩”感觉，并可引起高血压，可能导致严重的仰卧位高血压，但该药不可与降压药联用。米多君可作用于膀胱颈的 α 受体从而致尿潴留。米多君亦可增加眼内压并可能引起青光眼，故糖尿病患者和服用氟氢可的松的患者需慎用。若与地高辛联用，可能会引起心动过缓或房室传导阻滞。α 受体阻滞剂如特拉唑嗪，可拮抗米多君的作用。

普鲁卡因胺

普鲁卡因胺是ⅠA 类抗心律失常药物，其活性代谢产物包括 N- 乙酰普鲁卡因胺，其为Ⅲ类抗心律失常药物。普鲁卡因胺可延长心肌细胞不应期，从而延长 QT 间期，减缓心房和心室传导。该药经肝代谢由肾排出。

适应证及用法用量

可用于治疗难治性室颤或室速，尤其是缺血导致的室颤或室速，可每 5 min 重复静推 100 mg 普鲁卡因胺。负荷剂量一般为 10 ～ 15 mg/kg，静注速度 50 mg/min，若发生低血压，可减慢静推速率。普鲁卡因胺对治疗房扑和房颤也有很好的疗效。治疗房颤，或稳定的宽 QRS 波心动过速，腺苷和迷走神经刺激无效的折返性室上性心动过速，或房颤合并 WPW 综合征（由旁路传导阻滞引起）时控制心室率：20 ～ 50 mg/min 静推至恢复窦性心律，或出现低血压、QRS 波增宽 50%，或总剂量达 15 mg/kg，后维持剂量为 1 ～ 4 mg/min。口服给药剂量为 500 ～ 1000 mg，每日 4 次（目前已很少口服给药）。

禁忌证

长 QT 间期或 TdP 患者、CrCl ＜ 20 ml/min 的患者禁用。使用其他延长 QT 间期药物的患者慎用。

注意事项

普鲁卡因胺可引起 TdP，尤其是肾功能不全、低钾血症或低镁血症的患者。心力衰竭或肾功能不全的患者，负荷剂量应减至 10 ～ 12 mg/kg，维持剂量减至 1 ～ 2 mg/min。由于快速输注可致血压迅速下降，尤其是左心室功能障碍的患者，故静脉给药期间需持续监测血压和心电图。肾衰竭及长时间静注的患者需监测普鲁卡因胺及 N- 乙酰普鲁卡因胺的血清浓度和肾功能。普鲁卡因胺可诱发病态窦房结综合征患者出现窦性心动过缓或窦性停搏，可致传导系统本身存在问题（如室内传导延迟）的患者出现房室传导阻滞。普鲁卡因胺可产生狼疮样综合征的表现，及 CNS 毒副作用和粒细胞缺乏症等严重但较少见的副作用。此外，孕妇需慎用。

多数情况下，静注胺碘酮可替代普鲁卡因胺。目前长效口服制剂已停产。

普罗帕酮

普罗帕酮是ⅠC 类抗心律失常药物，具有一定的 β 受体阻滞作用。

适应证

主要用于治疗阵发性房颤。普罗帕酮可抑制室早，但若患者存在心室功能不全或 CAD，则可致心律失常，需慎用。亦可用于治疗室速，如非持续性特发性室速。对房扑疗效并不显著，因为普罗帕酮可减慢房扑的频率，从而允许 1∶1 房室传导。

用法用量

150 ～ 300 mg，每日 3 次，若为长效制剂，则每日 2 次给药。

注意事项

普罗帕酮目前已被用作终止房颤急性发作的“口袋中的药丸”，可从门诊开始给药，单次剂量为 150 ～ 450 mg。此药作用与氟卡胺相似，但代谢较其更为复杂，有 7% 为慢代谢产物，并有显著的 β 受体阻滞活性。普罗帕酮的致心律失常作用亦与氟卡胺相似，用药期间也需定期检查心电图，因为其毒性作用可致 QRS 波时限延长＞ 20%。希浦系统传导异常的患者需慎用。此外，普罗帕酮还可引起持续性单形性室速，亦可将房颤转为 1∶1 房室传导的慢房扑。使用该药还可提高起搏阈值，但临床无相关表现。普罗帕酮还具有负性肌力作用。该药的非心脏副作用主要包括金属异味、中性粒细胞减少症和其他非特异性症状，如恶心、呕吐、便秘及眩晕，但通常患者可耐受。

吡斯的明

吡斯的明是一种乙酰胆碱酯酶抑制剂，可通过增加突触后运动终板上的乙酰胆碱来治疗重症肌无力，它也可以通过影响神经节的神经递质，从而增强站立姿势下交感神经的兴奋性，因此，可有效改善直立性低血压，且对仰卧位高血压的影响较米多君或屈昔多巴明显减低。该药亦被用于治疗直立性心动过速综合征，但此为超说明书用药。本药可与其他治疗联合使用。

适应证

吡斯的明主要用于治疗重症肌无力。目前亦与米多君和氟氢可的松联用治疗直立性低血压和直立性心动过速综合征，但此为超说明书用药。

用法用量

一般建议低剂量治疗直立性低血压和直立性心动过速综合征，通常为 60 mg 每日 2 次，口服。

注意事项

常见副作用包括胃肠道副作用，如腹泻和腹部绞痛。与奎尼丁联用可降低吡斯的明的疗效。

奎尼丁

奎尼丁是ⅠA 类抗心律失常药，具有与普鲁卡因胺类似的电生理作用，但较普鲁卡因胺有更强的迷走神经阻滞作用。

适应证

奎尼丁用药历史悠久，为广谱抗心律失常药物。适用于治疗房早、室早、非持续性房速和室速、房颤和房扑、持续性室速和 WPW 综合征。该药疗效不及现有的抗心律失常药，且副作用多。由于其致心律失常（TdP）、发生胃肠道副作用及中毒的风险较大，目前已较少使用，为三线抗心律失常药物。

奎尼丁的副作用包括血小板减少症、腹泻、抗胆碱能作用及可能致 TdP。

用法用量

硫酸奎尼丁口服给药剂量为 200 ～ 400 mg 每日 4 次，但目前已很少使用。长效奎尼丁制剂（缓慢吸收）可每 8 h 甚至每 12 h 给药 1 次。静脉用药最高剂量为 1 g，但静脉用药可产生明显的低血压，故临床亦已很少使用。

注意事项

与地高辛联用时，可增加地高辛血清浓度。静脉用药时由于奎尼丁的 α 受体阻滞作用，可产生明显的低血压。奎尼丁可引起心绞痛、精神病、抑郁症和粒细胞缺乏症，还可延长 QT 间期，可能致 TdP。房颤时使用奎尼丁，可加快心室率。奎尼丁的起始用药需在医院进行。奎尼丁还可阻断 I_{to} 电流，故它可能对 Brugada 综合征和特发性室颤存在一定的疗效。

索他洛尔

索他洛尔是兼有Ⅲ类和Ⅱ类药物作用的广谱抗心律失常药物。它有两种立体异构体，即左旋和右旋索他洛尔，可制成外消旋混合物。左旋异构体是不具有选择性和水溶性的 β 受体阻滞剂，右旋异构体则具有Ⅲ类抗心律失常药物的特性。

适应证

可用于治疗伴或不伴有结构性心脏病的持续性和阵发性房颤。也可用于治疗特发性室速患者的非持续性室速、结构性心脏病（包括致心律失常性右心室心肌病）患者的持续性室速、左心室功能正常的 ICD 植入患者的室颤等。

用法用量

若起始剂量为 80 mg 每日 2 次，该药主要表现为 β 受体阻滞作用，故推荐起始剂量为 120 mg 每日 2 次。建议未植入 ICD 的患者，尤其是合并结构性心脏病的患者、老年女性、轻度肾功能不全的患者或房颤患者，在医院进行起始用药，并观察至患者病情稳定。此外，用药期间需监测 QTc 间期，使其不得超过 500 ms。

注意事项

若要发挥Ⅲ类抗心律失常作用，对于肾功能正常的患者，剂量至少达到 120 mg 每日 2 次。轻度肾功能不全患者慎用，中度肾功能不全患者禁用。心室功能不全患者慎用。因此，索他洛尔适用于 LVEF ≥ 30% 和（或）纽约心功能分级Ⅰ或Ⅱ级的患者，急性血流动力学失代偿或血流动力学不稳定的患者禁用。索他洛尔可影响窦房结功能，加重窦房结功能障碍，部分患者可发生严重的心动过缓。索他洛尔无活性代谢产物，与其他药物亦无严重的相互作用。该药不会提高起搏阈值，甚至可能降低除颤阈值。当索他洛尔剂量超过 320 mg 每日 2 次时，TdP 的风险最大。

维纳卡兰

维纳卡兰是一种新型 I_{KUR} 阻滞剂。

适应证

维纳卡兰是一种新型的口服Ⅳ类抗心律失常药物，是 I_{KUR} 阻滞剂。可用于房颤的复律并可预防房颤复发。此药亦可静注使用且致 TdP 的风险较伊布利特或普鲁卡因胺明显降低。静脉用药终止房颤后，需改口服继续用药。但目前该药尚未被批准应用于临床。

用法用量

目前临床试验所用的口服剂量包括 150 mg、300 mg 或 500 mg 每日 2 次。静脉给药剂量为 2 ～ 5 mg/kg。

禁忌证

目前尚未明确。

注意事项

对于治疗房颤，维纳卡兰可能较伊布利特更加安全有效，但目前尚未完全明确，亦不明确应用此药是否可致 TdP。

抗心律失常药物的致心律失常作用

自研究者发现抗心律失常药物不仅可以治疗心律失常，在某些情况下，还可增加发生某些心律失常的风险，甚至可能致心脏性猝死，因而提出致心律失常作用这一概念。急性病、心力衰竭急性加重、近期心肌缺血或心肌梗死、年龄较大且肝肾功能异常的患者使用抗心律失常药物时发生致心律失常作用的风险最大。致心律失常作用有多种形式，包括使心房或心室过早去极化、加快房颤或房扑时的心室率、减慢心动过速的频率使其慢于设定的 ICD 诊断频率间期、增加单形性和多形性室速及 TdP 的风险、将非持续性心动过速转变为持续性心动过速。

近来，多种抗心律失常药物因其致心律失常作用已在美国禁用，包括妥卡胺、溴苄胺、莫雷西嗪及部分普鲁卡因胺的长效制剂。

口服抗凝药物

房颤或房扑患者有血栓栓塞（包括卒中）风险者，推荐长期抗凝治疗（详见第五章）。

华法林

华法林是维生素 K 拮抗剂，可抑制维生素 K 依赖性凝血因子（Ⅱ、Ⅶ、Ⅸ、Ⅹ）和蛋白 C 及 S 的合成。

适应证

用于预防和治疗血栓栓塞性疾病及相关疾病的并发症（如房颤、瓣膜置换、左心室血栓、长期制动、低心排血量）。

用法用量

初始剂量为 2 ～ 10 mg/d 口服，2 ～ 4 天后根据凝血酶原时间或国际标准化比值（PT、INR）调整用量，如房颤需维持 INR 2.0 ～ 3.0。

有创检查或围术期的抗凝治疗

通常根据患者血栓栓塞与出血的风险，术前 4 ～ 5 天停用华法林，启用桥接抗凝，术后 12 ～ 24 h，可再次开始华法林抗凝。

禁忌证

活动性出血、出血风险大于抗凝获益时、妊娠、中枢神经系统或眼科手术、恶性高血压、患者依从性差者禁用。肝肾功能不全者慎用。

拮抗剂

维生素 K 可拮抗华法林的抗凝作用，此外当华法林过量时，亦可输注新鲜全血、新鲜冰冻血浆（200 ～ 2000 ml）或凝血酶原复合物（PCC）加以纠正。

注意事项

华法林无直接溶栓作用，仅可预防栓塞，阻止栓子的进一步扩大。华法林是机械瓣膜患者或终末期肾病（CrCl ＜ 15 ml/min）患者的首选抗凝剂，其优点为疗效显著且可通过 PT 或 INR 来监测抗凝疗效，一旦过量，可用拮抗剂（维生素 K、新鲜冰冻血浆）纠正。许多因素包括药物和含维生素 K 的食物，尤其是绿叶蔬菜，都可影响华法林的疗效。研究表明，门诊随访可提高患者的依从性，更好地控制华法林的用量。药物基因组学对患者的剂量预测和调整也有一定的作用，研究发现 CYP2C9 和 VKORC1 基因特异性遗传变异的患者出血风险增加，华法林需减量。华法林的缺点包括起效较慢且停药后药物疗效持续时间长、需调整剂量及监测 PT 或 INR、与含维生素 K 的食物有交互作用。

非维生素 K 口服抗凝剂

由于维生素 K 拮抗剂如华法林存在一定的局限性，故而目前已研究出通过直接抑制凝血酶或抑制 Xa 因子抗凝的新型口服抗凝剂。目前在美国已获批的四种新型口服抗凝剂已完成随机对照试验，试验中分别用不同的剂量与华法林进行了直接比较（表 12.1）。新型口服抗凝剂的优点为可不用定期监测 PT 或 INR，亦不受含维生素 K 的食物的影响。四种

表 12.1

不同新型口服抗凝剂的比较

	达比加群	利伐沙班	阿哌沙班	依度沙班
抗凝机制	直接凝血酶抑制剂	Xa 因子抑制剂	Xa 因子抑制剂	Xa 因子抑制剂
代谢途径	肾（～ 80%）[†]	肝（～ 60%）[*] 肾（～ 30%）[†]	肝（～ 25%）[*] 胆道 & 肾（～ 75%）[†]	肾（～ 50%）
半衰期	12 ～ 17 h	5 ～ 9 h（老年人为 11 ～ 13 h）	9 ～ 14 h	10 ～ 14 h
房颤患者用药剂量	150 mg 每日 2 次（CrCl ＞ 30 ml/min） 75 mg 每日 2 次（CrCl 15 ～ 30 ml/min） CrCl ＜ 15 ml/min 或透析患者不推荐使用	20 mg 每日 1 次，随晚餐服用（CrCl ＞ 50 ml/min） 15 mg 每日 1 次，随晚餐服用（CrCl 15 ～ 50 ml/min） CrCl ＜ 15 ml/min 或透析的房颤患者及 CrCl ＜ 15 ml/min 的 DVT 或 PE 患者不推荐使用	5 mg 每日 2 次，若患者存在以下任意两项：Cr 1.5 mg/dl、年龄 ≥ 80 岁、体重 ＜ 60 kg，则剂量减为 2.5 mg 每日 2 次	60 mg 每日 1 次（CrCl 50 ～ 95 ml/min） 30 mg 每日 1 次（CrCl 15 ～ 50 ml/min，体重 ≤ 60 kg） CrCl ＞ 95 ml/min 的患者不推荐使用
关键临床试验	RE-LY	ROCKET-AF	ARISTOTLE	ENGAGE AF-TIMI 48

表 12.1

不同新型口服抗凝剂的比较（续表）

	达比加群	利伐沙班	阿哌沙班	依度沙班
临床试验剂量	达比加群剂量为 150 mg、110 mg 每日 2 次口服（盲法使用达比加群与开放标签的华法林比较）	20 mg 每日 1 次口服，若为慢性肾脏病患者则为 15 mg（双盲）	5 mg 每日 2 次口服；若患者存在以下任意两项：Cr 1.5 mg/dl、年龄 ≥ 80 岁、体重 < 60 kg，则剂量减为 2.5 mg 每日 2 次（双盲）	60 mg、30 mg 每日 1 次，若 CrCl 30 ~ 50 ml/min，体重 ≤ 60 kg 或与糖蛋白（P-gp）抑制剂（维拉帕米、奎尼丁或决奈达隆）联用，则剂量减半
$CHADS_2$ 评分	2.1	3.5	2.1	2.8
TTR	64%	55%	62%	65%
卒中或全身性栓塞的相对危险度（95% CI）	150 mg：0.65（0.52 ~ 0.81）， *P*（非劣效性）< 0.001 *P*（优效性）< 0.001	0.88（0.74 ~ 1.03）， *P*（非劣效性）< 0.001 *P*（优效性）= 0.12	0.79（0.66 ~ 0.95）， *P*（非劣效性）< 0.001 *P*（优效性）= 0.01	高剂量：0.79（97.5% CI 0.63 ~ 0.99）， *P*（非劣效性）< 0.001 *P*（优效性）= 0.02 意向性治疗分析（ITT）0.87（0.73 ~ 1.04） *P*（优效性）= 0.08 低剂量：1.07（97.5% CI 0.87 ~ 1.31）， *P*（非劣效性）= 0.005 *P*（优效性）= 0.44 ITT 1.13（0.96 ~ 1.34） *P*（优效性）= 0.10

表 12.1

不同新型口服抗凝剂的比较（续表）

	达比加群	利伐沙班	阿哌沙班	依度沙班
死亡的相对危险度	150 mg：0.88 $P = 0.051$ 110 mg：0.91 $P = 0.13$	0.85 $P = 0.07$	0.89 $P = 0.047$	高剂量：0.92（0.83 ~ 1.01）$P = 0.08$ 低剂量：0.87（0.79 ~ 0.96）$P = 0.006$
不良反应	消化不良，消化道出血，心肌梗死风险可疑增加，150 mg：RR 1.38 $P = 0.048$	消化道出血，停用可能增加血栓栓塞风险		低剂量抗凝增加缺血性脑卒中风险（HR 1.41 $P < 0.001$）
优点	• 60% 可经透析滤过 • 不经细胞色素 P450 系统代谢 • 与华法林相比： 　• 降低卒中和全身性栓塞风险（150 mg） 　• 降低缺血性卒中风险 　• 有降低死亡率倾向 • 减少颅内出血 　• 减少出血事件	• 每日单次给药 • 与华法林相比： 　• 有降低死亡率倾向 　• 减少颅内出血及致命性出血事件	• 与华法林相比： 　• 降低卒中和全身性栓塞风险 　• 降低死亡率 　• 减少颅内出血、大出血及临床相关的出血事件	• 每日单次给药 • 与华法林相比： 　• 降低卒中和全身性栓塞风险（高剂量组）； 　• 降低心血管相关死亡事件；低剂量组降低总死亡率，高剂量组有降低死亡率趋势 　• 降低颅内出血及大出血风险，但高剂量组消化道出血率高于华法林组

表 12.1

不同新型口服抗凝剂的比较（续表）

	达比加群	利伐沙班	阿哌沙班	依度沙班
缺点	• 需每日 2 次给药 • 致消化不良 • 150 mg 剂量可增加消化道出血风险 • 心肌梗死风险可疑增加 • 无特异性拮抗剂，但可经透析滤过 60% 的药物以纠正抗凝作用	• 停用可能增加血栓栓塞风险 • 无特异性拮抗剂，可用凝血酶原复合物纠正其抗凝作用	• 需每日 2 次给药 • 停用可能增加血栓栓塞风险 • 无特异性拮抗剂，可用凝血酶原复合物及活化凝血酶原复合物纠正其抗凝作用	• 停用可能增加血栓栓塞风险（从依度沙班转为华法林抗凝时不增加血栓栓塞风险） • 对 CrCl > 95 ml/min 患者疗效降低 • 低剂量组缺血性卒中风险增加 • 无特异性拮抗剂，可用凝血酶原复合物纠正其抗凝作用

CI，置信区间；CrCl，肌酐清除率；DVT，深静脉血栓形成；HR，风险比；PE，肺栓塞；RR，相对风险，TTR，治疗窗内时间［国际标准化比值（INR）≥ 2］占比

新型口服抗凝剂均可有效降低患者卒中、全身性栓塞或死亡的风险，且四种药物颅内出血发生率均低于华法林。新型口服抗凝剂的缺点为除达比加群已研制出一种解毒剂外，其余尚无有效的拮抗剂或解毒剂，近年来正在研究非特异性止血剂，包括重组Ⅶa 因子和凝血酶原复合物、Ⅹa 因子抑制剂的特异性解毒剂，如 andexanet alfa 亦正在研究当中。达比加群过量时可采用血液透析进行治疗。此外，根据从利伐沙班和阿哌沙班转换为华法林抗凝的试验数据，有研究者担心新型口服抗凝剂在停用时可能会增加血栓栓塞风险，但依度沙班转为华法林抗凝未显示增加栓塞风险，依度沙班存在另一个缺点，即与华法林相比，剂量为 60 mg/d 用于治疗 CrCl ＞ 95 ml/min 的缺血性卒中患者时抗凝疗效减弱，这可能与依度沙班的血药浓度低相关。表 12.2 详细列出了新型口服抗凝剂的拮抗剂、监测和围术期管理，与非维生素 K 口服抗凝剂（NOAC）存在相互作用的药物见表 12.3。

达比加群

甲磺酸达比加群是竞争性直接凝血酶抑制剂。凝血酶能使纤维蛋白原转化为纤维蛋白，激活Ⅴ、Ⅷ、Ⅺ和ⅩⅢ因子，致血栓形成，而达比加群可直接抑制游离凝血酶、与纤维蛋白结合的凝血酶及凝血酶诱导的血小板聚集，从而抑制血栓的发展。

适应证

适用于降低非瓣膜性房颤患者卒中和全身性栓塞的风险，及深静脉血栓形成（DVT）和肺栓塞（PE）患者用静脉或皮下注射剂抗凝治疗后的维持治疗并降低其复发风险。加拿大目前已批准该药用于全髋关节或膝关节置换术后的抗凝治疗。

表 12.2

抗凝药物的围术期管理、拮抗剂和监测指标

	华法林	达比加群	利伐沙班	阿哌沙班	依度沙班
围术期的抗凝治疗	• 术前至少停用 4～5 天 • 若需紧急逆转华法林的抗凝作用，可低剂量静注或口服维生素 K • 权衡 TE 和出血风险，决定是否需要桥接抗凝 • 根据患者栓塞风险，术后 12～24 h 可再次服用华法林	• CrCl ≥ 50 ml/min，术前停用 1～2 天 • CrCl < 50 ml/min，术前停用 3～5 天 • 大手术或脊髓 / 硬膜外手术：术前至少停用 5 天	• 术前至少停用 24 h • CrCl ≥ 50 ml/min，术前停用 3 天 • CrCl < 50 ml/min，术前停用 5 天	• 低出血风险手术：术前至少停用 24 h • 中高度出血风险手术：术前至少停用 48 h	• 术前至少停用 24 h

表 12.2

抗凝药物的围术期管理、拮抗剂和监测指标（续表）

	华法林	达比加群	利伐沙班	阿哌沙班	依度沙班
拮抗剂	• 维生素 K • FFP • PCC	• 特异性解毒剂：依达赛珠单抗 • 60% 可经透析滤过 • PCC、重组Ⅶa 因子 • 若刚服用药物，可考虑使用活性炭	• 无特异性解毒剂 • PCC、活化 PCC、重组Ⅶa 因子 • 若刚服用药物，可考虑使用活性炭	• 无特异性解毒剂 • PCC、重组Ⅶa 因子 • 若刚服用药物，可考虑使用活性炭	• 无特异性解毒剂 • PCC、重组Ⅶa 因子 • 若刚服用药物，可考虑使用活性炭
监测指标	PT/INR	• 无需抗凝监测 • 若需观察抗凝效果，可测 aPTT、ECT、TT • 肾功能	• 无需抗凝监测 • 若需观察抗凝效果，可测 PT • 肾功能	• 无需抗凝监测 • 若需观察抗凝效果，可测 PT、INR、aPTT • 肾功能	• 无需抗凝监测 • 肾功能

aPTT，活化部分凝血活酶时间；CrCl，肌酐清除率；ECT，蛇静脉酶凝血时间；FFP，新鲜冰冻血浆；INR，国际标准化比值；PCC，凝血酶原复合物；PT，凝血酶原时间；TE，血栓栓塞；TT，凝血酶时间

表 12.3

与新型口服抗凝剂相互作用的药物

A. 与达比加群酯相互作用的药物

相互作用的机制	代表药物	对血药浓度的影响	建议
P-gp 诱导剂	利福平	↓达比加群	避免联用
P-gp 抑制剂合并 CrCl 30 ～ 50 ml/min	酮康唑、决奈达隆	↑达比加群	建议剂量减至 75 mg 每日 2 次，或改用其他抗凝药物
P-gp 抑制剂合并 CrCl 15 ～ 30 ml/min	酮康唑、决奈达隆、胺碘酮、维拉帕米、地尔硫䓬、克拉霉素	↑达比加群	避免联用

B. 与利伐沙班相互作用的药物

相互作用的机制	代表药物	对血药浓度的影响	建议
强效 CYP3A4 及 P-gp 双重诱导剂	利福平、卡马西平、苯妥英、圣约翰草	↓利伐沙班	避免联用
强效 CYP3A4 及 P-gp 双重抑制剂	酮康唑、伊曲康唑、HIV 蛋白酶抑制剂、考尼伐坦	↑利伐沙班	避免联用
弱效或中效 CYP3A4 及 P-gp 双重抑制剂合并 CrCl 15 ～ 50 ml/min	胺碘酮、维拉帕米、地尔硫䓬、红霉素、氯霉素、西咪替丁	↑利伐沙班	建议改用其他抗凝药物

表 12.3

与新型口服抗凝剂相互作用的药物（续表）

C. 与阿哌沙班相互作用的药物			
相互作用的机制	代表药物	对血药浓度的影响	建议
强效 CYP3A4 及 P-gp 双重诱导剂	利福平、卡马西平、苯妥英、圣约翰草	↓阿哌沙班	避免联用
强效 CYP3A4 及 P-gp 双重抑制剂	酮康唑、伊曲康唑、HIV 蛋白酶抑制剂、克拉霉素、利托那韦	↑阿哌沙班	若患者原剂量＞ 2.5 mg 每日 2 次（如 5 mg 每日 2 次），建议剂量减半（如至 2.5 mg），若患者原剂量为 2.5 mg 每日 2 次，则避免联用或改用其他抗凝药物

D. 与依度沙班相互作用的药物			
相互作用的机制	代表药物	对血药浓度的影响	建议
P-gp 诱导剂	利福平	↓依度沙班	避免联用，建议改用其他抗凝药物
P-gp 抑制剂	维拉帕米、奎尼丁、决奈达隆 酮康唑、伊曲康唑、HIV 蛋白酶抑制剂、克拉霉素	↑依度沙班	在 ENGAGE AF-TIMI 48 试验中，低剂量依度沙班与 P-gp 抑制剂联用，血药浓度降低，故房颤患者不推荐减少剂量抗凝。DVT/PE 患者建议减至 30 mg

CrCl：肌酐清除率；CYP3A4：细胞色素 P450 3A4；DVT，深静脉血栓形成；HIV，人类免疫缺陷病毒；NOAC，非维生素 K 口服抗凝剂；PE，肺栓塞；P-gp：P- 糖蛋白

引自 Tanaka-Esposito C and Chung MK. Selection of antithrombotic therapy for risk management of thromboembolism in patients with atrial fibrillation. Cleve Clin J Med 2015；82：49-63. 经作者 Tanaka-Esposito C 和 Chung MK 许可，版权为 2015 克利夫兰诊所基金会所有

用法用量

CrCl ＞ 30 ml/min 的房颤患者，推荐剂量为 150 mg 每日 2 次。CrCl 为 15 ～ 30 ml/min 的患者，推荐剂量为 75 mg 每日 2 次。对于 CrCl ＜ 15 ml/min 或透析的患者，不建议使用达比加群。出血高危患者且 CrCl ＞ 30 ml/min，可考虑使用 110 mg 每日 2 次。达比加群可随餐口服，给药后 1 ～ 3 h 达峰。

从华法林、静脉或皮下注射剂转为达比加群抗凝

从华法林转为达比加群抗凝时，停用华法林，并监测 INR，当 INR ＜ 2.0 时，开始口服达比加群抗凝。从静脉或皮下注射剂转为达比加群抗凝时，应于下次注射前 0 ～ 2 h 开始口服达比加群治疗，或者若为连续静注抗凝，则停用的同时开始口服达比加群抗凝。

从达比加群转为华法林、静脉或皮下注射剂抗凝

从达比加群转为华法林抗凝时，若患者 CrCl ＞ 50 ml/min，则在停用达比加群前 3 天，开始口服华法林抗凝，若 CrCl 为 31 ～ 50 ml/min，则停药前 2 天开始，若 CrCl 为 15 ～ 30 ml/min，则停药前 1 天开始华法林治疗。口服达比加群抗凝时，INR 无明显评估价值，从达比加群转为华法林抗凝后，在停用达比加群后至少 2 天内所测 INR 亦无法用于评估抗凝疗效。

从达比加群转为静脉或皮下注射剂抗凝治疗时，在最后一次达比加群给药后 12 h（CrCl ≥ 30 ml/min）或 24 h（CrCl ＜ 30 ml/min）开始。

药物的相互作用（表 12.3A）

达比加群不经 CYP450 系统代谢。P- 糖蛋白诱导剂（如利福平）可降低达比加群的血药浓度，故应尽量避免与其联用。若患者肾功能不全，同时与 P- 糖蛋白抑制剂联用，则可增加达比加群血药浓度，故 CrCl ＜ 30 ml/min 的患者，应避免达比加群与 P- 糖蛋白抑制剂（如胺碘酮、克拉霉素、决

奈达隆、奎尼丁、维拉帕米等）联用，若患者 CrCl 为 30 ～ 50 ml/min，与决奈达隆或酮康唑联用时，需将剂量调整为 75 mg 每日 2 次或改用其他抗凝药物。

有创检查或围术期的抗凝治疗

若患者 CrCl ≥ 50 ml/min，则术前 1 ～ 2 天停用达比加群，若 CrCl < 50 ml/min，则术前 3 ～ 5 天开始停药。大手术、脊髓或硬膜外手术根据需要可停用更长时间。

禁忌证

活动性病理性出血、对达比加群或其成分有严重过敏反应史及机械瓣膜患者禁用。

优点

在 RE-LY 研究中，达比加群组缺血性卒中、颅内出血的发生率及死亡率显著低于华法林组。达比加群不经 CYP450 系统代谢。

缺点

主要副作用包括消化不良，150 mg 每日 2 次给药时，消化道出血风险较高。前期研究显示，达比加群可能增加心肌梗死风险，但后续研究未明确报道。目前尚无特异性拮抗剂，若过量，可通过血液透析除去体内 60% 的药物，亦可用活化凝血酶原复合物［aPCCs，如Ⅷ因子抑制物旁路激活剂（FEIBA）］，重组Ⅶa 因子或凝血因子Ⅱ、Ⅸ或Ⅹ复合物纠正。

注意事项

严重肾损害（CrCl 15 ～ 30 ml/min）的患者用药需减量。目前尚无 CrCl < 15 ml/min 患者使用的相关数据，故不推荐该类患者使用。口服药物期间，可用蛇静脉酶凝血时间（ECT）来评估患者出血风险，若无法进行 ECT 检测，可通过监测活化部分凝血活酶时间（aPTT）评估抗凝活性。透

析治疗 2 ～ 3 h 可滤过体内 60% 的药物。该药的不良反应主要包括出血和胃肠道副作用（消化不良和胃炎样症状）。达比加群可用瓶装或吸塑包装，但不得存放在药盒中，若为瓶装，打开后仍需密封保存，并在开封后 4 个月内使用。

拮抗剂

依达赛珠单抗（Idarucizumab）为人源化单克隆抗体片段（Fab），是首个获批的达比加群拮抗剂，可在患者进行急诊手术或存在无法控制的危及生命的出血急需逆转达比加群的抗凝作用时使用。每瓶依达赛珠单抗为 2.5 g/50 ml，推荐使用剂量为 2 瓶，即 5 g，可两瓶连续静滴输注或静脉推注给药。

利伐沙班

利伐沙班为Ⅹa 因子抑制剂，可阻断凝血酶原转化为凝血酶，进而影响凝血酶对血小板的激活作用及对纤维蛋白原转化为纤维蛋白的催化作用。利伐沙班的优点为每日只需一次给药即可。

适应证

适用于预防非瓣膜性房颤患者发生卒中和全身性栓塞、膝关节或髋关节置换术后发生 DVT，也可用于治疗 DVT 或 PE，以及 DVT 或 PE 抗凝治疗 6 个月后复发的二级预防。

用法用量

用于房颤患者抗凝治疗时，推荐每日单次给药，随晚餐服用（当随餐服用时，口服生物利用度大于 80%，不随餐服用为 66%），2 ～ 4 h 后达峰。CrCl ＞ 50 ml/min 的患者，推荐剂量为 20 mg 每日 1 次，CrCl 为 15 ～ 50 ml/min 时，15 mg 每日 1 次，当 CrCl ＜ 15 ml/min 时，禁用。

从华法林、静脉或皮下注射剂转为利伐沙班抗凝

从华法林转为利伐沙班抗凝时，停用华法林，并监测INR，当INR＜3.0时，开始口服利伐沙班抗凝。从静脉或皮下注射剂转为阿哌沙班抗凝时，静滴普通肝素（UFH）抗凝者，停止静滴后即刻开始口服利伐沙班。从低分子量肝素（LMWH）转为利伐沙班抗凝时，可在停用低分子量肝素后于下一次注射时间开始口服利伐沙班。

从利伐沙班转为华法林、静脉或皮下注射剂抗凝

从利伐沙班转为华法林抗凝时，需重叠使用两个药物，直至INR达标后停用利伐沙班。从利伐沙班转为静脉或皮下注射剂抗凝时，应于下次利伐沙班给药时改为静脉或皮下注射剂抗凝。

药物相互作用（表12.3B）

利伐沙班是CYP3A4/5、CYP2J2及P-糖蛋白和ATP结合盒G2（ABCG2）转运蛋白的底物。强效CYP3A4和P-糖蛋白双重诱导剂（利福平、卡马西平、苯妥英、圣约翰草）可降低利伐沙班血药浓度，应避免与其联用或改用其他抗凝药物，而强效CYP3A4和P-糖蛋白双重抑制剂（酮康唑、伊曲康唑、HIV蛋白酶抑制剂、考尼伐坦）则可增强利伐沙班的抗凝作用，同样应避免与利伐沙班联用或使用其他抗凝药物，当患者需使用中效或低效的CYP3A4和P-糖蛋白双重抑制剂（胺碘酮、维拉帕米、地尔硫䓬、红霉素、氯霉素、西咪替丁），且CrCl为15～80 ml/min时，亦需改用其他抗凝药物。

有创检查或围术期的抗凝治疗

术前至少24 h停用利伐沙班。有些医师建议，若患者CrCl≥50 ml/min，则术前需停药3天，若CrCl＜50 ml/min，则术前需停药5天。

禁忌证

活动性病理性出血、对利伐沙班或其成分有严重过敏反应史的患者禁用。

优点

每日仅需单次给药。在 ROCKET-AF 试验中，利伐沙班组患者颅内出血的发生率及死亡率明显低于华法林组。

缺点

临床试验发现，从利伐沙班转换为华法林抗凝时血栓栓塞风险可能增加，且目前无利伐沙班特异性拮抗剂，若有必要可使用凝血酶原复合物纠正。

注意事项

该药 2/3 经 CYP450 依赖性（CYP3A4、212）或非 CYP 依赖性途径代谢，后通过肾和粪便排泄无活性代谢产物，1/3 经 P- 糖蛋白转运蛋白转运至肾排出。

在针对房颤患者的临床试验中发现，从利伐沙班转换为华法林抗凝时血栓栓塞（包括卒中）风险可能增加，若出于某种原因必须停用利伐沙班（除病理性出血或完成治疗），则建议转换为其他抗凝药物继续抗凝治疗。

阿哌沙班

阿哌沙班是选择性Xa 因子抑制剂，其抗凝活性不依赖抗凝血酶Ⅲ。阿哌沙班可抑制游离及与血栓结合的Xa 因子，并抑制凝血酶原酶活性，阻断凝血酶原转化为凝血酶，从而抑制血栓形成。阿哌沙班可间接抑制凝血酶诱导的血小板聚集。

适应证

适用于预防非瓣膜性房颤患者发生卒中和全身性栓塞、

髋关节或膝关节置换术后发生 DVT，也可用于 DVT 或 PE 的治疗及复发的预防。

用法用量

口服生物利用度为 50%，3 ～ 4 h 血药浓度达峰。房颤患者推荐剂量为 5 mg 每日 2 次，但若患者具有以下 3 个因素中的任意 2 个：≥ 80 岁、体重≤ 60 kg、SCr ≥ 1.5 mg/dl，需减量为 2.5 mg 每日 2 次。终末期肾病（ESRD）或血液透析患者用药的疗效和安全性目前尚无研究，但根据阿哌沙班的药代动力学和药效动力学数据，血液透析的 ESRD 患者的剂量可为 5 mg 每日 2 次，若患者≥ 80 岁或体重≤ 60 kg，需减量为 2.5 mg 每日 2 次。

从华法林、静脉或皮下注射剂转为阿哌沙班抗凝

从华法林转为阿哌沙班抗凝时，停用华法林，并监测 INR，当 INR ＜ 2.0 时，开始口服阿哌沙班抗凝。从静脉或皮下注射剂转为阿哌沙班抗凝时，若为静注肝素，则停药即刻开始阿哌沙班抗凝，若为低分子量肝素，则停用后在下次注射的时间开始口服阿哌沙班。

从阿哌沙班转为华法林、静脉或皮下注射剂抗凝

从阿哌沙班转为华法林抗凝时，需重叠使用两个药物，直至 INR 达标后停用阿哌沙班。从利伐沙班转为静脉或皮下注射剂抗凝时，应于下次阿哌沙班给药时改为静脉或皮下注射剂抗凝。

药物的相互作用

阿哌沙班是 CYP3A4 和 P- 糖蛋白的底物，此药的 1/4 经 CYP3A4 代谢，其余由肾、胆道和肠道系统经 P- 糖蛋白转运蛋白排出。CYP3A4 和 P- 糖蛋白的抑制剂可增加阿哌沙班血药浓度，因而可增加出血风险。CYP3A4 和 P- 糖蛋白的诱导剂则可降低阿哌沙班血药浓度，从而降低疗效，增加卒中和

血栓栓塞的风险。因此，强效 CYP3A4 和 P- 糖蛋白双重抑制剂（如酮康唑、伊曲康唑、克拉霉素、HIV 蛋白酶抑制剂、利托那韦）及阿哌沙班联用时，若阿哌沙班剂量＞ 2.5 mg 每日 2 次（如 5 mg 每日 2 次），建议剂量减半，若阿哌沙班剂量已为 2.5 mg 每日 2 次，建议避免联用或改用其他抗凝药物治疗；使用强效 CYP3A4 和 P- 糖蛋白双重诱导剂（利福平、卡马西平、苯妥英、圣约翰草）的患者，亦建议避免联用或改用其他抗凝药物治疗。

有创检查或围术期的抗凝治疗

严重出血风险较高的手术需在术前至少 48 h 停用阿哌沙班，出血风险低且出血易控制的非关键部位手术则在术前至少 24 h 停药。停药期间无需桥接抗凝。术后充分止血后可再次给药。

禁忌证

活动性病理性出血或对阿哌沙班及其成分有严重过敏反应史的患者禁用。

优点

在 ARISTOTLE 试验中，阿哌沙班组卒中和全身性栓塞、颅内出血事件及死亡率均显著低于华法林组。

缺点

临床试验发现，阿哌沙班转换为华法林抗凝时，可能增加血栓栓塞风险。此外，阿哌沙班尚无特异性拮抗剂，必要时可用凝血酶原复合物纠正其抗凝作用。

注意事项

在针对房颤患者的临床试验中，阿哌沙班转换为华法林抗凝时可能增加血栓栓塞（包括卒中）的风险。若出于某种原因必须停用阿哌沙班（除病理性出血或完成治疗），则建议转换为其他抗凝药物继续抗凝治疗。

依度沙班

依度沙班是选择性Ⅹa 因子抑制剂，其抗凝活性不依赖抗凝血酶Ⅲ。依度沙班可抑制游离的Ⅹa 因子及凝血酶原酶活性，并抑制凝血酶诱导的血小板聚集，减少凝血酶的产生和血栓形成。

适应证

用于预防非瓣膜性房颤患者发生卒中和全身性栓塞，也可作为 DVT 或 PE 经静脉或皮下注射剂抗凝 5 ～ 10 天后的口服抗凝药物。由于 CrCl ＞ 95 ml/min 的非瓣膜性房颤患者使用依度沙班抗凝时发生缺血性卒中的风险高于使用 60 mg 的华法林，故不推荐用于此类患者。

用法用量

口服生物利用度为 62%，1.5 h 血药浓度达峰。约 50% 的药物经肾代谢，余经胆道及肠道系统代谢。若房颤患者 CrCl 为 50 ～ 95 ml/min，推荐剂量为 60 mg 每日 1 次，若患者 CrCl 为 15 ～ 50 ml/min，推荐剂量为 30 mg 每日 1 次，由于疗效降低，故不推荐用于 CrCl ＞ 95 ml/min 的房颤患者，CrCl ＜ 15 ml/min 的患者使用依度沙班的数据目前尚不足，因而不建议使用。若用于 DVT 或 PE 患者的抗凝治疗，剂量需调整。

从华法林、静脉或皮下注射剂转为依度沙班抗凝

从华法林转为依度沙班抗凝时，停用华法林后监测 INR，当 INR ≤ 2.5 时开始口服依度沙班抗凝。从静脉或皮下注射剂转为依度沙班抗凝时，若为静注肝素，则停用肝素 4 h 后给药，若为低分子量肝素，则停药后在下次注射的时间开始口服依度沙班。

从依度沙班转为华法林、静脉或皮下注射剂抗凝

从依度沙班转为华法林抗凝时，开始华法林抗凝后依度沙班剂量减半，同时监测 INR，至 INR ≥ 2.0 后停用依度沙班，或用静脉或皮下注射剂进行桥接抗凝，即于下次给药时间停用依度沙班，同时开始使用静脉或皮下注射剂桥接抗凝，口服华法林，监测 INR，至 INR ≥ 2.0 后停用静脉或皮下注射剂。从依度沙班转为静脉或皮下注射剂抗凝时，停用依度沙班后于下次给药时间改为静脉或皮下注射剂抗凝。

药物的相互作用

依度沙班不抑制主要的 CYP450 酶，也不诱导 CYP1A2、CYP3A4 或 P- 糖蛋白转运蛋白。依度沙班是 P- 糖蛋白转运蛋白的底物，应避免与 P- 糖蛋白诱导剂（利福平）联用。与 P- 糖蛋白抑制剂联用时，不推荐减量，因为降低剂量后血药浓度会降低。

有创检查或围术期的抗凝治疗

有创检查或外科手术前需至少停药 24 h，术后无出血后可再次给药，通常口服 1 ～ 2 h 后起效。脊髓或硬膜外麻醉、穿刺或手术需至少停药 12 h，拔除硬膜外或鞘内导管至少 2 h 后方可给药。

禁忌证

活动性病理性出血患者禁用。

优点

每日仅需给药 1 次。在 ENGAGE AF-TIMI 48 试验中，高剂量依度沙班组卒中和全身性栓塞发生率及总死亡率显著低于华法林组。各剂量组颅内出血、大出血（除高剂量组消化道出血风险相对较高外）及心血管死亡事件的发生率均显著低于华法林组。

缺点

依度沙班尚无特异性拮抗剂，必要时可用凝血酶原复合物纠正其抗凝作用。

相比于华法林，肾功能正常（CrCl ＞ 95 ml/min）的非瓣膜性房颤患者使用依度沙班抗凝时缺血性卒中的发生率较高且疗效较差，故而不推荐该类患者口服依度沙班抗凝。此外，低剂量依度沙班组发生缺血性卒中的风险较高。

注意事项

若依度沙班未足疗程使用，可增加血栓栓塞或缺血事件的风险，但在 ENGAGE AF-TIMI 48 试验中依度沙班转换为华法林抗凝，华法林与半剂量依度沙班联用时，并不增加血栓栓塞的风险。若出于某种原因必须停用依度沙班（除病理性出血或完成治疗），则建议转换为其他抗凝药物进行抗凝。目前尚无机械瓣膜或中重度二尖瓣狭窄患者使用依度沙班抗凝的研究，故不推荐用于此类患者。中重度肝损伤的患者可能存在凝血异常，且尚无严重肝损伤患者使用依度沙班抗凝的临床经验，亦不推荐使用。

心律失常的非药物治疗

心脏复律

心脏复律可用于终止折返及触发机制的心律失常，包括房颤、房扑、房速、窦房折返性心动过速、室速、房室结折返性心动过速、房室折返性心动过速及房颤。心脏复律的方式包括药物复律和电复律，其中电复律较为常用。

电复律的效果受多种因素影响，包括能量的向量及强度、心律失常的类型、基础心血管疾病以及其他因素如患者的身体状态等。

房速、房扑和房颤电复律的成功率可达 90%。

心脏复律需在发生血栓栓塞风险较小时进行。血栓栓塞不仅可发生于复律时，复律数天至数周后心脏的机械重构致心房收缩增强也易致栓子脱落，发生血栓栓塞。因此，除新发房颤（< 48 h）复律前无需抗凝外，其余情况在复律前（除非为紧急复律）均需充分抗凝 3 ～ 4 周（华法林抗凝患者需维持 INR > 2.0 或达比加群抗凝 3 ～ 4 周）或充分抗凝后经食管超声心动图证实左心房无血栓，心脏复律后还需持续抗凝 4 ～ 6 周。

窦房折返性心动过速、房室结折返性心动过速及房室折返性心动过速可通过刺激迷走神经或静注腺苷终止，故一般不采用电复律治疗。

电复律亦可用于终止持续性室速，但若为引起血流动力学不稳定或心脏停搏的室速、多形性室速，甚至室颤，则需采用除颤治疗。

电复律时，需全身麻醉，以确保患者无法感知到电击和（或）出现逆行性遗忘，麻醉可由有深度镇静资质的医师用丙泊酚、美索比妥、依托咪酯或其他全身麻醉剂进行，同时需监测患者的生命体征，必要时可同时使用镇静剂，如咪达唑仑。

电复律能量由两块电极板或电极片输出，故需放置于准确的位置以确保电复律的效率，通常一块电极板置于心尖部，另一块置于右锁骨下方的右上肩胛区或前胸部，亦可采用前后位来进行房颤的复律，但电极板不同位置的有效性通常因人而异。

双相波除颤仪优于单相波除颤仪。通常，房颤电复律所需能量为 100 ～ 360 J，房扑电复律所需能量为 50 ～ 360 J。一般情况下，可从低能量开始电复律如 100 J 或 200 J，若无效，则可逐渐增加至 360 J 或调整电极板或电极片的位置，若使用电极片电复律无效，可改用电极板再次尝试，因为电极板与人体接触更加紧密，从而降低电阻，提高效率。电极板或电极片不可放置于无效位置，如脾及以下部位。

植入心脏起搏器和（或）除颤器患者电复律时，需确保能量向量垂直于脉冲发生器与电极的轴线，以避免干扰或损坏植入的心脏起搏器或除颤器。现在所有的心脏起搏器或除颤器屏蔽部分可做到不受心脏复律的影响，不会对设备造成永久性损害或进行不必要的程控，但电复律后仍建议再次对植入装置进行程控，以确保其正常工作。

电复律后短期内心律失常可复发，尤其是持续时间较长的房颤，即所谓的早期复发性房颤（ERAF）或即刻复发性房颤（IRAF）。静注维拉帕米或伊布利特可预防其发生，也可在抗心律失常药物治疗后再次进行电复律。

消融

消融也是治疗心律失常的重要方法，大多数消融使用射频能量和加热导管，近年来，冷冻消融亦被广泛应用于临床。

射频消融为侵入性操作但通常安全且有效。射频消融时，采用 50 ～ 370 kHz 的交流电使组织加热温度达 45 ～ 100 ℃，导管一次消融通常可造成直径为 5 ～ 6 mm、深度为 2 ～ 3 mm 的热损伤。消融特定心律失常，如室速或房颤时，需使用灌注导管或大头导管，使消融面积更深更广。目前，消融已经可与高科技技术（如三维电解剖标测系统）结合。

导管消融时，根据评估及治疗的心律失常类型，需插入 3 ～ 5 根经静脉导管或经中隔导管进行清醒镇静，诱发出心律失常，再进行标测，确定消融靶点后进行消融，消融后需再次诱发，以确定消融是否成功。

因消融可彻底治愈某些心律失常，故已取代这些心律失常的药物治疗，如典型的房室结折返性心动过速，通过消融房室结慢径，可使得房室结折返性心动过速不再复发，经验丰富的医师手术成功率可达95%，而并发症发生率低于1%，手术主要风险为消融慢径时易损伤其邻近的快径，致房室传导阻滞。不同心律失常的手术成功率及并发症发生率均不同，且与术者的经验和操作存在一定的相关性，成功率及治愈率较高的心律失常包括典型房颤、房室结折返性心动过速、WPW综合征、特发性右心室流出道室速、特发性左心室室速、束支折返性室速，但由先天性心脏病引起的房性心律失常、非典型房扑、房颤、伴结构性心脏病的室速、心房及心室早期去极化的消融效果并不十分理想，不适当的窦性心动过速、自主性交界区心动过速的成功率更低。射频消融很少用于多形性室速或室颤，因为标测和靶点的确定非常困难，然而，近期的研究表明，消融希浦系统中特定触发灶可能有助于治疗某些由室早触发的室颤。

对于房室结阻滞剂或其他治疗控制不佳的快心室率房速患者，消融可致完全性房室传导阻滞，从而消除房室传导。房室结消融后患者需植入心脏起搏器，对于慢性房颤且心室率控制不佳的患者，房室结消融和永久起搏器植入可改善其血流动力学并使其获益。然而，进行房室结消融后，患者均呈起搏依赖，部分患者可由于长期的左右心室收缩不同步导致心功能异常，对于此类患者，改用双心室起搏（心脏再同步化治疗）可能对心室功能有所改善，近期研究表明，房室结消融后立即行双心室起搏可使患者获益。

射频消融的并发症较少，主要包括死亡（约0.1%）、心脏压塞、房室传导阻滞、心包炎、血栓栓塞事件、血肿和房室瘘。房颤消融需隔离肺静脉，故此类手术并发症还包括肺静脉狭窄或闭塞，其治疗主要为球囊扩张或支架置入，亦有少数患者可能出现心房食管瘘及膈神经麻痹，心房食管瘘严重时可致命，膈神经麻痹通常可逆。

目前室上速为最适合行射频消融的心律失常，尤其是伴随严重症状或药物治疗无效的室上速。典型房扑的射频消融疗效亦非常显著，非典型房扑消融则较具挑战性。对于房颤，虽然部分患者的房颤与房扑机制相关，然而房扑消融后对房颤并无显著影响，房颤仍可发作。导管消融对有症状的特发性室速，抗心律失常药物治疗无效的有症状的房颤也有一定的疗效。

最近的美国指南更新已将导管消融提升为抗心律失常药物治疗无效的症状性阵发性房颤患者的 I 类治疗，证据等级为 A 类。此外，左心房扩大的症状性持续性房颤或阵发性房颤患者亦可采用导管消融治疗。

导管消融是治疗心律失常的经济有效的治疗手段，可明显减轻症状，减少心律失常的发生，从而改善生活质量，但房颤除外，目前房颤消融的长期疗效和获益尚未完全明确。

术前应充分告知患者消融的操作过程、风险和获益。

第十三章
妊娠期心律失常的治疗

（黄尚玮 译 凌天佑 校）

妊娠可致患者妊娠前即存在的心律失常进展，亦可因为血流动力学的变化，尤其是在妊娠晚期，而诱发新的心律失常。心悸是其中较为普遍的一种症状，通常由高血容量或早搏引发，但往往属于良性心律失常；如果持续性心悸或是有症状的快速性心律失常，可考虑进行无创性的动态心律监测。此外，妊娠时，对腹部动静脉血管的压迫亦可出现相关症状，导致仰卧位低血压，加重神经心源性晕厥等。妊娠期心律失常的治疗主要为非药物治疗，如保证充足的水分、穿弹力袜、避免仰卧位，以及增加盐的摄入量等。部分类型的长 QT 综合征（LQTS），尤其是 2 型 LQTS，与妊娠期或产后期室性心律失常的高风险相关，可使用 β 受体阻滞剂治疗。对于出现心肌病或存在致命性室性心律失常风险的妊娠患者，亦可考虑使用穿戴式心律转复除颤器。

妊娠期抗心律失常药物及抗凝药物的使用

妊娠期患者使用抗心律失常药物时，需考虑药物对产妇和胎儿的影响。若药物可通过胎盘，则可能影响胎儿的发育和健康。也正因如此，胎儿心律失常需使用可通过胎盘的抗心律失常药物进行治疗。用药可导致高血容量、肝肾血流加快、血浆蛋白质浓度降低及激素水平的变化等，这些因素均可影响药物的血药浓度及疗效。在妊娠期间使用抗心律失常药物时还需考虑哺乳期间药物的使用对婴幼儿的安全性问题。

表 13.1 总结了美国食品药品监督管理局（FDA）对常见的妊娠期抗心律失常药物和抗凝药物的分类。但在 2015 年 6 月 30 日以后，FDA 并未对批准的妊娠期使用药物进行分类，因为 FDA 从“医师标识规则”（此规则旨在使处方药标识信息便于医疗从业者访问、读取和使用并做出医疗决策）中删除了常见的妊娠期抗心律失常药物和抗凝药物标识，要求在给妊娠期或哺乳期患者用药，或是使用对生殖系统产生影响的药物前需进行相关的咨询。

表 13.2 总结了治疗妊娠期心律失常常用药物的分级。B 类药物较少，其主要为无明确证据显示对人体存在危害，且

表 13.1

美国食品药品监督管理局妊娠期药物分类

A 类	人体对照试验显示无风险：在充分的人体对照试验中，无证据显示药物对妊娠初期的胎儿存在危险性（同时也无证据显示对妊娠中晚期的胎儿存在危险性）
B 类	其他试验显示无风险：动物生殖试验中无证据显示药物对胎儿存在危险性，但缺乏充分的临床人体对照试验或动物实验显示药物对胎儿的不良反应，但是临床人体对照试验中无证据显示对妊娠期的胎儿存在危险性
C 类	不能排除风险：动物生殖试验显示药物对胎儿存在不良反应，并且缺乏充分的临床人体对照试验，但妊娠妇女使用药物后获益仍大于风险
D 类	存在证明风险的直接证据：市场调查的不良反应数据或是人体试验有证据显示对胎儿存在危险性，但妊娠妇女使用药物可获益
X 类	妊娠期禁用：动物实验或人体试验显示会造成畸胎，且（或）市场调查的不良反应数据显示对人体胎儿存在危险性，且使用药物所产生的风险明显高于获益
N 类	FDA 尚未分类的药物

表 13.2

妊娠期及哺乳期常用抗心律失常药物及其安全性

分类	药物	FDA 药物分类	能否通过胎盘	妊娠期风险	能否渗透至母乳	哺乳期风险
ⅠA 类						
	奎尼丁	C	是	对胎儿风险相对较低。可致新生儿血小板减少症。已被用于治疗胎儿心律失常	是	相关数据有限。低风险可能
	普鲁卡因胺	C	是	相关数据有限。已被用于治疗胎儿心律失常	是	相关数据有限。低风险可能
	丙吡胺	C	是	妊娠晚期使用存在风险。可有催产素作用从而引起子宫收缩。动物实验显示高剂量可引起不良反应	是	相关数据有限。低风险可能
ⅠB 类						
	美西律	C	可能	相关数据有限。动物实验证据显示低风险	是	相关数据有限。低风险可能
	利多卡因	B	是	临床使用经验表明低风险	是	相关数据有限。低风险可能

表 13.2

妊娠期及哺乳期常用抗心律失常药物及其安全性（续表）

分类	药物	FDA 药物分类	能否通过胎盘	妊娠期风险	能否渗透至母乳	哺乳期风险
	苯妥英	D	是	避免用于治疗妊娠期心律失常。可致先天性畸形、胎儿乙内酰脲综合征、恶性肿瘤、新生儿出血	是	预计风险较低
I C 类						
	氟卡胺	C	是	相关数据有限。动物实验表明高剂量使用可能存在风险。已被用于治疗胎儿心律失常	是	相关数据有限。低风险可能
	普罗帕酮	C	是	相关数据有限。动物实验表明高剂量使用可能存在风险。其他药物无效时可考虑使用	是	相关数据有限。低风险可能
	普萘洛尔	C	是	妊娠中晚期使用存在风险	是	相关数据有限。重大风险可能。不推荐用于哺乳期

表 13.2

妊娠期及哺乳期常用抗心律失常药物及其安全性（续表）

分类	药物	FDA 药物分类	能否通过胎盘	妊娠期风险	能否渗透至母乳	哺乳期风险
	阿替洛尔	D	是	妊娠中晚期使用存在风险	是	相关数据有限。重大风险可能。不推荐用于哺乳期。在同时使用其他药物时，避免使用经肾排泄的 β 受体阻滞剂，如阿替洛尔
	美托洛尔	C	是	妊娠中晚期使用存在风险。妊娠早期患者使用经验亦有限	是	相关数据有限。重大风险可能。不推荐用于哺乳期
	卡维地洛	C	是	妊娠中晚期使用存在风险	未知 / 可能	无相关数据。低风险可能
	吲哚洛尔	B	是	妊娠中晚期使用存在风险	是	无相关数据。重大风险可能。不推荐用于哺乳期
	醋丁洛尔	B	是	相关数据有限。动物实验显示存在低风险	是	相关数据有限。重大风险可能。不推荐用于哺乳期
	比索洛尔	C	可能	妊娠中晚期使用存在风险	未知 / 可能	无相关数据。重大风险可能。不推荐用于哺乳期

表 13.2

妊娠期及哺乳期常用抗心律失常药物及其安全性（续表）

分类	药物	FDA 药物分类	能否通过胎盘	妊娠期风险	能否渗透至母乳	哺乳期风险
Ⅲ类						
	伊布利特	C	未知 / 可能	相关数据有限。动物实验表明高剂量使用可能存在风险	未知	无相关数据。低风险可能。可能可用于哺乳期
	胺碘酮	D	是	人体试验和动物实验均显示存在重大风险。应尽可能避免使用	是	禁忌证
	索他洛尔	B	是	妊娠中晚期使用存在风险	是	相关数据有限。重大风险可能。不推荐用于哺乳期
	多非利特	C	未知 / 可能	无相关数据。动物实验表明在较高剂量下可能具有毒性及致畸作用	未知 / 可能	无相关数据。重大风险可能。不推荐用于哺乳期
	决奈达隆	X	未知 / 可能	无相关数据。动物实验表明高剂量使用可能存在风险。妊娠期禁用，尤其是妊娠早期，目前暂无妊娠中晚期使用相关数据；动物实验显示可致胎儿畸形	未知 / 可能	无相关数据。重大风险可能。不推荐用于哺乳期

表 13.2

妊娠期及哺乳期常用抗心律失常药物及其安全性（续表）

分类	药物	FDA 药物分类	能否通过胎盘	妊娠期风险	能否渗透至母乳	哺乳期风险
Ⅳ类：钙通道阻滞剂						
	地尔硫䓬	C	是	有限的使用经验提示风险较低	是	有限的相关数据提示风险较低。可能可用于哺乳期
	维拉帕米	C	是	临床使用经验提示低风险。可用于治疗妊娠期心律失常	是	有限的相关数据提示风险较低。可能可用于哺乳期
其他						
	腺苷	C	未知	临床使用经验提示低风险。可在妊娠期妇女获益远大于胎儿风险时使用	未知	无相关数据。低风险可能。可能可用于哺乳期
	地高辛	C	是	临床使用经验提示低风险。可用于治疗妊娠期心律失常	是	不会引起严重的胎儿毒性。可用于哺乳期
	伊伐布雷定	N	未知	动物实验显示具有胎儿毒性和致畸作用	未知 / 可能	不推荐用于哺乳期

表 13.2

妊娠期及哺乳期常用抗心律失常药物及其安全性（续表）

分类	药物	FDA 药物分类	能否通过胎盘	妊娠期风险	能否渗透至母乳	哺乳期风险
	氟氢可的松	C	未知	动物实验显示联用皮质类固醇时出现不良反应	是	—
	米多君	C	未知 / 可能	资料有限。在动物实验中出现不良反应	未知 / 可能	—
抗凝药物						
	华法林	D（机械瓣膜） X（其他适应证）	是	禁用于妊娠早期患者。在妊娠早期使用可引起香豆素胚胎变性；妊娠期使用可致中枢神经系统异常、自然流产、胎儿出血、死胎 禁用于妊娠期患者，除植入机械瓣膜且存在血栓栓塞高风险的患者	否	对婴儿的风险较低。可能可用于哺乳期

表 13.2

妊娠期及哺乳期常用抗心律失常药物及其安全性（续表）

分类	药物	FDA 药物分类	能否通过胎盘	妊娠期风险	能否渗透至母乳	哺乳期风险
	阿哌沙班	B	可通过动物胎盘	无相关数据。动物实验提示低风险。因数据有限，尽量避免用于妊娠期	未知 / 可能	无相关数据。重大风险可能。不推荐用于哺乳期，建议用其他抗凝药物替代
	达比加群	C	是	无相关数据。动物实验表明高剂量使用可存在风险。避免用于妊娠期	未知	无相关数据。重大风险可能。不推荐用于哺乳期，建议用其他抗凝药物替代。加拿大妊娠期药物分级中禁用于哺乳期
	依度沙班	C	未知	避免用于妊娠期	未知 / 可能	建议用其他抗凝药物替代治疗
	利伐沙班	C	是	无相关数据。动物实验表明高剂量使用可存在风险。避免用于妊娠期	未知	无相关数据。重大风险可能。不推荐用于哺乳期，建议用其他抗凝药物替代。加拿大妊娠期药物分级中禁用于哺乳期

Ⅱ类 β 受体阻滞剂：存在胎儿宫内生长受限（IUGR），胎盘灌注减少，小胎盘，胎儿 / 新生儿心动过缓，低血糖，呼吸抑制，早产的风险；以上风险主要见于妊娠中晚期

罕见使用后对胎儿存在风险的药物。这类药物主要包括利多卡因、吲哚洛尔和索他洛尔。最常见的类别是 C 类，即目前缺乏足够的研究证明药物对妊娠期患者及胎儿存在明确的危害。使用 C 类药物时，建议使用已经有较多使用经验的传统药物，它们相较使用经验相对较少的新型药物可能更安全。同时，我们应避免使用 D 类及 X 类药物，即有明确证据表明存在风险及禁忌的药物。这些药物主要包括苯妥英（可致胎儿乙内酰脲综合征和出血风险）、胺碘酮（可致胎儿甲状腺功能异常）、决奈达隆（致畸性）、华法林（见下文）和阿替洛尔（明确证据显示对胎儿存在风险）。应详细告知患者妊娠前、妊娠期间和妊娠后使用抗心律失常药物的风险及获益。

妊娠期患者使用抗凝药物存在出血的风险，但可能因妊娠时患者血容量增加，从而致血药浓度降低，因此药效相对降低。若妊娠期患者需要进行持续的抗凝治疗，首选可监控药效的抗凝药物。此外，目前尚未明确所有抗凝药物能否通过胎盘，故胎儿亦可能存在出血风险。

华法林可通过胎盘，导致先天性畸形、自然流产、胎儿出血甚至死亡，故而除因植入机械瓣膜而存在血栓栓塞高风险的患者（如植入传统机械二尖瓣患者或有血栓栓塞史的患者）外，妊娠早期患者均禁用华法林抗凝。在植入机械瓣膜且存在血栓栓塞高风险的妊娠患者中，可用低分子量肝素（LMWH）在妊娠早期进行桥接抗凝，但应监测药物的抗凝作用。长期服用华法林抗凝同时已在备孕的患者，需在受孕前完成 LMWH 的桥接。虽然妊娠中晚期可恢复使用华法林抗凝，但依然可以使用 LMWH 或肝素抗凝。华法林在理想情况下不会渗透入母乳，因此可用于哺乳期患者的抗凝治疗。非维生素 K 口服抗凝剂（NOAC）应避免用于妊娠期患者。

达比加群和利伐沙班可能可通过胎盘，但是阿哌沙班和依度沙班能否通过胎盘目前尚未可知。NOAC 的抗凝作用难以监测，且抗凝作用不易逆转，尤其是对胎儿的抗凝作用更加难以管理和控制。因此，使用这些药物时应慎重权衡风险和获益，包括产妇血栓栓塞的风险、出血风险以及药物对产妇和胎儿的不良反应等。

心脏停搏、除颤和心脏复律

发生心脏停搏并需进行心肺复苏（CPR）抢救的妊娠患者较少见。在妊娠晚期，当子宫位于脐部或脐部以上时，行 CPR 时，可行手动左侧子宫转位（LUD），以减少其对主动脉及腔静脉的压迫。LUD 的手法为，使用一只或两只手来推动或抬起腹部，将子宫向上并向左移开。施行 LUD，可使得患者在仰卧位进行 CPR。

除颤是治疗妊娠和非妊娠患者室颤或无脉性室速的一种非常重要的抢救手段，一旦诊断明确，需立即施行除颤治疗。除颤本身对胎儿的影响较低，关键在于母体血液循环的恢复。心脏复律对胎儿的风险亦较小。对于择期心脏复律治疗，应在心脏复律期间及复律之后对胎儿进行严密的监测。

紧急剖宫产术仅可用于危重症或心脏停搏的妊娠患者，在某些情况下可能会提高产妇的生存率。紧急剖宫产术需由妊娠患者家属及医疗团队（包括儿科医生或新生儿专家及产科医生）共同商讨后决定。

射频消融和起搏器及除颤器的植入

由于射频消融和起搏器及除颤器的植入过程中均有射线辐射，故一般情况下，手术需在怀孕前或生产之后进行。如紧急手术不可避免，建议尽量延至怀孕 3 个月之后，以减少对胎儿的影响。

若患者有发生危及生命的室性心律失常的风险，但无起搏需要，可予以穿戴式心脏复律除颤器预防。近年来，运用一种特制的腹部挡板，以及在超声心动图、心电图的联合辅助下，起搏器及除颤器的植入过程可将射线辐射量减至最低，甚至做到零辐射。同样，射频消融使用电解剖标测亦可尽量减少甚至避免辐射。

胎儿心律失常

胎儿心律失常包括室上速、房扑及较为罕见的室速。一般超声心动图及胎儿心电图可诊断。治疗药物包括地高辛、普萘洛尔、美托洛尔、维拉帕米、普鲁卡因、索他洛尔及胺碘酮，可经由母体静脉给药，给药期间需予以母体心电监护。